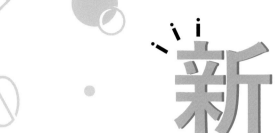

新 違いがわかる！

同種・同効薬

編集 黒山 政一／大谷 道輝

上 巻

南江堂

編集者・執筆者

■編　集

黒山　政一　くろやま　まさかず　元 北里大学東病院薬剤部長
大谷　道輝　おおたに　みちてる　杏雲堂病院診療技術部長

■編集協力

牛田　　誠　うしだ　まこと　名城大学薬学部実践薬学Ⅱ准教授

■執筆者 (執筆順)

大谷　道輝　おおたに　みちてる　杏雲堂病院診療技術部長
徳留　雄太　とくどめ　ゆうた　等潤病院薬剤科
牛田　　誠　うしだ　まこと　名城大学薬学部実践薬学Ⅱ准教授
鈴木　大吾　すずき　だいご　春日井市民病院薬剤科
佐藤　祐司　さとう　ゆうじ　東北大学病院薬剤部
村井ユリ子　むらい　ゆりこ　東北医科薬科大学薬学部臨床薬剤学教室教授
松元　美香　まつもと　みか　杏雲堂病院薬剤科長
信澤　弘美　のぶさわ　ひろみ　杏雲堂病院薬剤科
眞部　遥香　まなべ　はるか　東京逓信病院薬剤部
赤嶺ちか江　あかみね　ちかえ　元 北里大学病院薬剤部
厚田幸一郎　あつだ　こういちろう　北里大学薬学部薬物治療学Ⅰ教授／
　　　　　　　　　　　　　　　　　北里大学病院薬剤部長
竹内　尚子　たけうち　ひさこ　湘南医療大学薬学部医療薬学科准教授
飛田　夕紀　とびた　ゆき　北里大学薬学部薬物治療学Ⅲ／
　　　　　　　　　　　　　北里大学北里研究所病院薬剤部
黒山　政一　くろやま　まさかず　元 北里大学東病院薬剤部長
香取　祐介　かとり　ゆうすけ　北里大学病院薬剤部
平山　武司　ひらやま　たけし　北里大学薬学部薬物治療学Ⅲ教授／
　　　　　　　　　　　　　　　北里大学北里研究所病院薬剤部長
矢島　　領　やじま　りょう　日本医科大学付属病院薬剤部
伊勢　雄也　いせ　ゆうや　日本医科大学付属病院薬剤部長
柴田ゆうか　しばた　ゆうか　広島大学病院薬剤部副薬剤部長

序　文

　　1990年代から2000年代にかけて，薬剤師は日常業務に加え，医薬分業への対応に追われていました．その後，情報提供，チーム医療，そしてジェネリック医薬品への対応など，薬剤師の職務は拡充を続け，本来の調剤や患者指導などにかける時間が制限されました．添付文書さえ熟読する時間は限られ，ましてやインタビューフォームや関連した文献など調べる時間はあまりない状態だったと思います．一方，新薬の開発は進み，毎年承認される薬が増えてきました．最近では，「実務実習」，「かかりつけ薬剤師」，および「連携充実加算」など，次々に新たな対応が迫られています．

　　このような背景のなかで，薬局で勤務している薬剤師の先生方を主な対象として，各薬効群において同種・同効薬の違いを簡単に理解できることを目的に書籍を編纂することにしました．そうして，2010年に上梓したのが『違いがわかる！同種・同効薬』です．執筆に際しては，各専門分野でご活躍中の著名な先生方にお願いをしました．この本は，多くの薬局の薬剤師の先生方に支持され，2013年には『続 違いがわかる！同種・同効薬』，2016年には『続々 違いがわかる！同種・同効薬』を上梓しました．その後，適宜改訂を行ってきましたが，この度，参考にしたガイドラインの見直しや新薬の追加などを中心に，大幅な改訂を行うことにしました．

　　改訂に際しては，本書がより現場での即戦力となるように，同種・同効薬の違いを理解するうえで重要な「違いの着眼点」や，服薬指導に役立つ「服薬指導の会話例」などを新たに加えています．前書と同様に，各薬効群の薬の分類と特徴を一覧にまとめて最初に記し，「適応症」，「投与方法」，「薬物動態」，「相互作用」，「禁忌」，「副作用」などの表も，より比較しやすいように作成しました．薬剤師としてぜひ知っておいて欲しい化学構造の違いなどもできる限り触れています．さらに，随所に「コラム」を設け，個々の薬の違いについて理解を深めるために解説を加えました．

　　本書がチーム医療や患者への服薬説明など日常診療で役立ち，同種・同効薬の適正使用のための必携書として，広く活用されることを願っています．

2021年6月

大谷　道輝

黒山　政一

目　次

Chapter 04　抗不整脈薬　　　　　　　　　　　　　　　　　佐藤祐司，村井ユリ子●51

Chapter 10 　抗うつ薬 飛田夕紀，黒山政一●137

Chapter 11 　統合失調症治療薬 香取祐介，平山武司●151

Chapter 12　非ステロイド抗炎症薬（NSAIDs）

矢島　領，伊勢雄也●167

■カルボン酸系　●サリチル酸系：アスピリン，アスピリン・ダイアルミネート配合，サリチル
アミド・アセトアミノフェン配合　●アントラニル酸系：メフェナム酸，フルフェナム酸アル
ミニウム

■アリール酢酸系　●フェニル酢酸系：ジクロフェナクナトリウム，フェルビナク　●インドー
ル酢酸系：スリンダク，インドメタシン，インドメタシンファルネシル，プログルメタシン，
アセメタシン　●ナフタレン系：ナブメトン　●ピラノ酢酸系：エトドラク　●イソキサゾール
酢酸系：モフェゾラク

■プロピオン酸系：イブプロフェン，ケトプロフェン，フルルビプロフェン，エスフルルビプロ
フェン，オキサプロジン，チアプロフェン酸，ナプロキセン，プラノプロフェン，ロキソプロ
フェン，ザルトプロフェン

■ピリミジン系：ブコローム

■オキシカム系：ピロキシカム，アンピロキシカム，メロキシカム，ロルノキシカム

■コキシブ系：セレコキシブ

■チアラミド

■アセトアミノフェン

Chapter 13　オピオイド鎮痛薬（麻薬性鎮痛薬）

平山武司，黒山政一●179

■弱オピオイド：トラマドール，コデインリン酸塩，モルヒネ硫酸塩

■強オピオイド：モルヒネ塩酸塩，オキシコドン，フェンタニル，タペンタドール，ヒドロモル
フォン，メサドン

Chapter 14　抗ヒスタミン薬

大谷道輝●191

【第1世代薬】

■エタノールアミン系：ジフェンヒドラミン，クレマスチン

■プロピルアミン系：*dl-* クロルフェニラミン，*d-* クロルフェニラミン

■フェノチアジン系：プロメタジン，アリメマジン

■ピペラジン系：ヒドロキシジン，ホモクロルシクリジン

Chapter 15　抗リウマチ薬

新・違いがわかる！ 同種・同効薬（下巻）目次

01 脂質異常症治療薬

- 『動脈硬化性疾患予防ガイドライン2017』の脂質管理目標では，LDL-コレステロール（LDL-C）が最も重要であることから，スタチン系薬が第一選択薬である．
- スタチン系薬は，作用の強さでストロングスタチンとスタンダードスタチンに分けられる．
- スタチン系薬で目標値に達しない場合は，小腸コレステロールトランスポーター阻害薬あるいはフィブラート系薬を併用する．
- 高トリグリセライド（TG）血症にはフィブラート系薬が最も効果が強い．
- 陰イオン交換樹脂（レジン）は，妊娠中でも使用できる．

I 同効薬の違いについて知ろう！

表1 脂質異常症治療薬の全体像

分類		おもな一般名（先発品の商品名）	血中脂質の低下効果				特徴と作用機序
			LDL-C	TG	HDL-C	non-HDL-C	
おもにLDL-Cを低下させる作用	HMG-CoA還元酵素阻害薬（スタチン系薬）	プラバスタチン（メバロチン），シンバスタチン（リポバス），フルバスタチン（ローコール），アトルバスタチン（リピトール），ピタバスタチン（リバロ），ロスバスタチン（クレストール）	⬇⬇~⬇⬇⬇	⬇	ー~⬆	⬇⬇~⬇⬇⬇	・転写因子SREBP-2の活性化，LDL受容体の合成促進
	小腸コレステロールトランスポーター阻害薬	エゼチミブ（ゼチーア）	⬇⬇	⬇	⬆	⬇⬇	・シトステロール血症にも有効・コレステロール吸収阻害，LDL受容体合成亢進
	陰イオン交換樹脂（レジン）	コレスチミド（コレバイン），コレスチラミン（クエストラン）	⬇⬇	⬆	⬆	⬇⬇	・胆汁酸の糞中排泄を増大，脂肪ミセルの吸収阻害，LDL受容体合成亢進
	プロブコール	プロブコール（シンレスタール，ロレルコ）	⬇	ー	⬇⬇	⬇	・強力な抗酸化作用，黄色腫退縮に効果あり・CETP合成促進，コレステロールの胆汁中への異化は異化排泄促進が主
	PCSK9阻害薬	エボロクマブ（レパーサ），アリロクマブ（プラルエント）*	⬇⬇⬇⬇	⬇~⬇⬇	ー~⬆	⬇⬇⬇⬇	・強力なLDL-C低下＋リポ蛋白（a）30～40%低下・LDL受容体分解に関わるPCSK9に対する単クローン抗体
	MTP阻害薬	ロミタピド（ジャクスタピッド）	⬇⬇⬇	⬇⬇⬇	⬇	⬇⬇⬇	・ホモ接合体家族性高コレステロール血症に効果が期待できる唯一の薬剤・カイロミクロン，VLDLの形成障害で血中脂質を低下
おもにTGを低下させる作用	フィブラート系薬	ベザフィブラート（ベザトールSR），フェノフィブラート（リピディル，トライコア）ペマフィブラート（パルモディア），クリノフィブラート（リポクリン），クロフィブラート（クロフィブラート）	⬇	⬇⬇⬇	⬆⬆	⬇	・血中TG低下，HDL-C増加作用，リポクリン以外は腎排泄型・脂肪酸分解の亢進，核内受容体PPARαのリガンド，リポ蛋白リパーゼ（LPL），アポ蛋白A-I合成亢進
	多価不飽和脂肪酸	イコサペント酸エチル（エパデール）オメガ-3脂肪酸エチル（ロトリガ）	ー	⬇	ー	ー	・イコサペント酸エチルはわが国の動脈硬化予防試験のエビデンスあり・転写因子SREBP-1の抑制，PPARαの活性化，血小板機能抑制
	ニコチン酸誘導体	ニセリトロール（ペリシット），ニコモール（コレキサミン），ニコチン酸トコフェロール（ユベラN）	⬇	⬇⬇	⬆	⬇	・リポ蛋白（a）低下作用あり・アポ蛋白A-I合成亢進，微小循環系賦活

⬇⬇⬇⬇：-50%以上，⬇⬇⬇：-50～-30%，⬇⬇：-20～-30%，⬇：-10～-20%
⬆：10～20%，⬆⬆：20～30%，ー：-10～10%
＊：販売中止

1 脂質異常症治療薬の基本的な選びかた

❶ LDL-C 値のみが高い場合

スタチン系薬の効果が強いです．リスクが低い場合はレジン，小腸コレステロールトランスポーター阻害薬，ニコチン酸誘導体，プロブコールのいずれも使用可能です．

❷ TG 値のみが高い場合

フィブラート系薬の効果が強いです．リスクが低い場合はニコチン酸誘導体，イコサペント酸エチルおよびオメガ-3 脂肪酸エチルのいずれも使用可能です．

❸ LDL-C 値と TG 値がともに高い場合

スタチン系薬と小腸コレステロールトランスポーター阻害薬，あるいはフィブラート系薬の併用の効果が高いです．ただし，スタチン系薬とフィブラート系薬の併用は腎機能障害患者，小腸コレステロールトランスポーター阻害薬との併用は重篤な肝機能障害のある患者で禁忌となっています．

❹ 家族性 II 型脂質異常症

厳格な脂肪制限で効果不十分な場合は，フィブラート系薬を第一選択薬（スタチン系薬も有効）とします[1]．MTP（ミクロソームトリグリセリド転送蛋白）阻害薬ロミタピドは，家族性高コレステロール血症（FH）ホモ接合体患者にのみの適応となっており，他剤無効例でも 50% 程度 LDL-C を低下させます．

❺ HDL-C 値が低い場合

フィブラート系薬，ニコチン酸誘導体，イコサペント酸エチルおよびオメガ-3 脂肪酸エチルのいずれかを単独で開始します．HDL-C 値が低い場合は TG 高値を伴い，高 TG 血症の治療により HDL が上昇することから，TG 値が高い場合の治療に準じて薬剤を選択します．現時点で低 HDL-C 血症単独には確立した薬物療法はありません[1]．

2 脂質異常症治療薬のガイドラインによる選びかた

『動脈硬化性疾患予防ガイドライン 2017』[2]では，一次予防（心筋梗塞や狭心症などの動脈硬化性疾患を起こさないための治療）は非薬物療法が基本です．二次予防は冠動脈疾患などの動脈硬化性疾患を再発させないための治療です．いずれも，まずは LDL-C の管理目標値の達成を目指し，その後 non-HDL-C の管理目標の達成を目指します．

ガイドラインでは，まずはストロングスタチンを使用することが推奨されています．LDL-C を下げる効果はスタチン系薬が強く，そのため第一選択となります．

スタチン系薬で LDL-C が目標値まで下がらない場合は，小腸コレステロールトランスポーター阻害薬のエゼチミブを併用します．これでも不十分な場合は PCSK9 阻害薬のエボロクマブを使用します．

高 TG 血症ではフィブラート系薬が最も効果が強いです．近年では，PPAR α に対する選択性を高めたペマフィブラートも注目されています．

同種薬の違いについて知ろう！

A HMG-CoA 還元酵素阻害薬（スタチン系薬）の違いがわかる！

表2 おもなスタチン系薬の種類と特徴

分類	一般名（先発品の商品名）	剤 形	GE の有無	特 徴
スタンダードスタチン	プラバスタチン	細粒，錠	○	水溶性
	シンバスタチン	錠	○	脂溶性
	フルバスタチン	錠	○	脂溶性
ストロングスタチン	アトルバスタチン	錠	○	脂溶性
	ピタバスタチン	錠，OD 錠	○	脂溶性
	ロスバスタチン	錠，OD 錠	○	水溶性／脂溶性
	アトルバスタチン・アムロジピン配合（カデュエット）	配合錠 1 ～ 4 番	○	脂溶性
	アトルバスタチン・エゼチミブ配合（アトーゼット）	配合錠 LD，HD	×	脂溶性
	ロスバスタチン・エゼチミブ配合（ロスーゼット）	配合錠 LD，HD	×	水溶性／脂溶性

違いの着眼点 1 作用の強さに着目しよう！

Key Point

- ストロングスタチンは約 30％，スタンダードスタチンは約 15％LDL-C を低下させる．
- 低・中リスクの一次予防患者にはスタンダードスタチンを選択する．
- 動脈硬化性疾患のリスクが高い場合は，ストロングスタチンを選択する．

1 ストロングスタチンとスタンダードスタチンがある

　　スタチン系薬は作用の強さによりストロングスタチンとスタンダードスタチンに分けられ，LDL-C 値低下作用はストロングスタチンが30％程度，スタンダードスタチンが15％程度です[3,4]．プラバスタチン，シンバスタチン，フルバスタチンがスタンダードスタチン，アトルバスタチン，アトルバスタチン・アムロジピン配合剤（カデュエット），アトルバスタチン・エゼチミブ配合剤（アトーゼット），ピタバスタチン，ロスバスタチン，ロスバスタチン・エゼチミブ配合剤（ロスーゼット）がストロングスタチンです．

コラム　冠動脈疾患発症のリスクを予測する方法

　　日本のガイドラインでは，リスクは吹田スコアにより 10 年以内の冠動脈疾患の発生率で低・中・高に分類されます．海外でも 10 年以内のアテローム性動脈硬化症（ASCVD）のリスクを予測して治療を行います．下記のサイトでは検査値の Tch，HDL，収縮期血圧を入力することで予測できます．

https://clincalc.com/cardiology/ascvd/pooledcohort.aspx

Pooled Cohort Risk Assessment Equations（AHA/ACA）

海外では，ロスバスタチンとアトルバスタチンがストロングで，ピタバスタチンはスタンダードに分類されています．

2 副作用や禁忌，相互作用の違いにも注意する

スタチン系薬は重大な副作用として，横紋筋融解症，ミオパチー，肝機能障害，末梢神経障害などがありますが，薬剤により異なります．特に，**横紋筋融解症や肝機能障害は高齢者や腎機能障害患者に起こりやすいので注意しましょう**．横紋筋融解症は，フィブラート系薬やエリスロマイシン，シクロスポリンなどとの併用時により注意が必要です．

スタチン系薬は妊娠初期に使用した際に催奇形性を疑う報告[5]があり，**妊娠中の女性への投与は禁忌です**．授乳婦にも禁忌です．それ以外の禁忌は薬剤によって異なるので，違いを理解しましょう．

服薬指導の会話例 話題の副作用（マスコミの影響）

患者
> テレビで，コレステロールの薬で肝臓が悪くなると聞きました．
> 私の薬は大丈夫でしょうか？

薬剤師
> 多くの薬は肝臓に影響を与えます．確かに，あなたが服用している「スタチン系」といわれる薬は，肝臓で代謝されるため注意が必要です．ただし，これまでの報告では，そのほとんどが軽度なものであり，改善しています．医師も定期的な血液検査で確認してくれていると思います．もし，採血結果をお持ちでしたら一緒に確認させていただきます．

日本肝臓学会，日本神経学会，日本動脈硬化学会，日本薬物動態学会による「スタチン不耐に関する診療指針 2018」の付録 3 に「スタチンによる肝障害の概略について」の記載があり，アトルバスタチン，エゼチミブ，フルバスタチン，ピタバスタチン，プラバスタチン，ロスバスタチンおよびシンバスタチンについて個々に記載されています．いずれも肝酵素の上昇などの頻度は低く，重篤な肝障害はほとんどありませんが，ALT 正常上限値の 10 倍あるいは 5 倍以上の値が継続する場合は服薬を中止することを勧めています．

服薬指導の会話例 どうやって説明する？　横紋筋融解症

薬剤師
> 「横紋筋融解症」という副作用は聞いたことありませんか？　怖い副作用の代表例として，雑誌やテレビで取り上げられています．コレステロールの薬で多く報告されている副作用ですが，発生頻度は 1,000 人に 1 人以下です．しかも，腎機能が悪いなど発生しやすい条件もわかってきており，過剰な心配は不要です．病院でも定期的な血液検査で確認しているはずです．もし，全身のだるさや筋肉の痛み，コーラのような尿の色に気が付いたらすぐにご連絡ください．副作用のサインかもしれません．

患者
> 週刊誌を読んでいる夫から「その薬は大丈夫か？」といわれ心配していたところです．
> 先月の血液検査も異常がなかったので安心しました．

スタチン系薬の服用により横紋筋融解症が 0.001％の割合で発症します．初期症状は，筋肉痛，手足のしびれから始まり，筋壊死の結果として，脱力や赤褐色尿（ミオグロビン尿，コーラ尿とも呼ばれる）が生じます．腎不全になる可能性が高く，その際には，無尿になったり浮腫も生じます．多くの場合，はじめに筋肉痛が発生するので，その時期に受診することが重要です．筋肉痛は大腿部に多発します．数日間のうちに症状が進行し，適切な処置が行われないと死亡する場合もあります．横紋筋融解症では，血清 CK 値が正常値上限 40 倍の 10,000 IU/L 以上になります．

違いの着眼点 2 水溶性か脂溶性か？ に着目しよう！

Key Point
- 水溶性スタチン（であるプラバスタチン）は薬物相互作用が少ない．

水溶性のプラバスタチンは，CYP による代謝を受けにくいことから**薬物間相互作用**は少ないとされています．一方，脂溶性のスタチンであり CYP3A4 で代謝されるアトルバスタチン，シンバスタチン，および CYP2C9 で代謝されるフルバスタチンには相互作用が多いので，使用時に注意が必要です．

化学構造におけるハロゲン導入

「ストロングスタチン」と「スタンダードスタチン」の効果の違いは，化学構造からも説明することができます．図の化学構造のようにロスバスタチン，ピタバスタチンおよびアトルバスタチンなどの「ストロングスタチン」は，プラバスタチンやシンバスタチンなどの「スタンダードスタチン」と異なり，ハロゲンのフッ素原子が導入されています．

スタンダードスタチン	ストロングスタチン
プラバスタチン	ロスバスタチン　ピタバスタチン

ハロゲンの導入により効果が高まった薬の代表がコルチコステロイドです．コルチコステロイドは 1936 年にウシの副腎から結晶状に単離されました．その後，化学構造を改変することで，抗炎症作用を強めることができました．化学構造の改変の 1 つとして，ヒドロコルチゾンの C9 α位にハロゲンを導入すると I<Br<Cl<F の順で抗炎症作用が強まることが発見されたのです．なかでもフッ素原子の導入が特に作用増強が強かったことから，多くのコルチコステロイドにフッ素原子が導入されています．

このようにハロゲンを導入すると効果が高まることが多くの薬で認められます．HMG-CoA 還元酵素阻害薬のほかにもベンゾジアゼピン系催眠鎮静薬でも，フルニトラゼパムやフルジアゼパムなどはフッ素原子が導入されています．

B 陰イオン交換樹脂（レジン）の違いがわかる！

表3 おもなレジンの特徴

一般名			コレスチラミン	コレスチミド
剤　形			粉末	顆粒，錠
GEの有無			×	×
特徴	適応症・用法	高コレステロール血症	1回9g（無水物4g）を水約100mLに懸濁し，1日2〜3回	1回1.5gを1日2回朝夕食前（食後可），最高1日4g
		レフルノミドの活性代謝物の体内からの除去	1回9g（無水物4g）を水約100mLに懸濁し，1日3回（17日間を目安）．レフルノミドによる重篤な副作用発現時には1回18g（無水物8g）を水約200mLに懸濁し1日3回（11日間を目安）	—
		家族性高コレステロール血症	—	1回1.5gを1日2回朝夕食前（食後可），最高1日4g
	禁忌		完全胆道閉塞により胆汁が腸管に排泄されない患者	胆道完全閉塞，腸閉塞
	薬物相互作用	併用禁忌	なし	なし
		併用注意	テトラサイクリン，フェノバルビタール，甲状腺ホルモン製剤，ケノデオキシコール酸，ジギタリス，ワルファリン	酸性薬物（フェニルブタゾン，クロロチアジドなど）
			抗リウマチ薬，NSAIDs，ステロイド，免疫抑制薬，サイアザイド系降圧薬，メチクラン，メフルシド，バンコマイシン，ラロキシフェン，ベザフィブラート，フェノフィブラート，フルバスタチン，アカルボース，スピロノラクトン	

違いの着眼点 1 適応症の違いに着目しよう！

Key Point

● コレスチミドには家族性高コレステロール血症（FH）の適応がある．

　　レジンは安全性が高く，基本的にスタチン系薬に忍容性がない患者，および妊娠中の女性で薬物療法が必要な場合に使用されます．

　　コレスチラミンの適応症には家族性高コレステロール血症がなく，代わりにレフルノミドの活性代謝物の体内からの除去があります．

　　コレスチラミンは適応症により用法・用量が異なっていますが，いずれも投与量が多く，水に不溶で特異臭があるため服薬アドヒアランスが悪く，高コレステロール血症治療の第一選択薬ではありません．

違いの着眼点2 禁忌や相互作用，副作用の違いにも着目しよう！

Key Point

- コレスチラミンは相互作用が多い．
- コレスチミドでは腸閉塞に加えて腸管穿孔や横紋筋融解症の副作用にも注意する．

　　　コレスチラミンは吸着する作用が強いことから，相互作用（併用注意）が多い薬剤です．併用注意であっても，併用薬をコレスチラミン服用の1時間以上前か，あるいは服用4〜6時間以上経過してから服用してもらうようにします．

　　　レジンに共通した副作用として腸閉塞があります．コレスチミドでは，さらに腸管穿孔や横紋筋融解症にも注意が必要です．

服薬アドヒアランスが悪いほど死亡率が上がる

　　薬物治療では，服薬アドヒアランスを上げることが良好な治療につながることがわかっています．たとえば，海外のスタチン治療の研究では，アドヒアランスが90％以上の群は10％未満の群に比べ5年後の死亡率が45％低かったことが報告されています[A]．

　　アドヒアランスは性別，年齢，収入，疾患の有無，副作用および用法に影響されます．女性が男性に比べ低く，50歳未満および70歳以上で低く，さらに収入が低くてもアドヒアランスは低いことがわかっています[B]．また心血管疾患の患者では，二次予防患者は一次予防患者よりアドヒアランスが高いこと，糖尿病や高血圧などメタボリックシンドロームを治療中の患者もアドヒアランスは高いこと，などもわかっています．

　　副作用や服用回数が多い薬ではアドヒアランスが低下するため，1日の服用回数の多い陰イオン交換樹脂は特に注意する必要があります．配合剤を使用して服薬回数を減らすことはアドヒアランス改善に有用でしょう．

　　アドヒアランスの維持や向上には，薬剤師の定期的な説明も有用です．定期的に説明した群に比べ，説明しなかった群は中断率が高かったことが報告されているからです．さらに治療を開始してから2年間で中断が多発することから，この期間の徹底的な説明が重要といえるでしょう[C]．

文献

A) Shalev V et al : Continuation of statin treatment and all-cause mortality : a populaiton-based cohort study. Arch Inter Med **169** : 260-268, 2009

B) Mann DM et al : Predictors of nonadherence to statins : a systematic review and meta-analysis. Ann Pharmacother **44** : 1410-1421, 2010

C) Evans CD et al : The collaborative cardiovascular risk reduction in primary care study. Pharmacother **30** : 766-775, 2010

C フィブラート系薬の違いがわかる！

表 4　おもなフィブラート系薬の特徴

分類		第 1 世代		第 2 世代		次世代
一般名		クロフィブラート	クリノフィブラート	ベザフィブラート	フェノフィブラート	ペマフィブラート
剤形		カプセル	錠	徐放錠	錠	錠
GE の有無		なし	なし	○	○	×
排泄経路		腎	肝	腎	腎	肝
特徴 重大な副作用				横紋筋融解症		
		無顆粒球症	—	肝障害, 黄疸, アナフィラキシー, 皮膚粘膜眼症候群, 多形紅斑	肝障害, 膵炎	—
禁忌		胆石, 妊婦, 授乳婦	妊婦, 授乳婦	透析患者, 重篤な腎障害, 血清クレアチニン 2.0 mg/dL 以上, 妊婦	肝障害, 中等度以上の腎障害（血清クレアチニン 2.5 mg/dL 以上）, 胆嚢疾患, 妊婦, 授乳婦	重篤な肝障害, Child-Pugh 分類 B または C の肝硬変, 胆道閉塞, 中等度以上の腎障害（血清クレアチニン 2.5 mg/dL 以上）, 胆石, 妊婦
薬物相互作用 併用禁忌				—		シクロスポリン, リファンピシン
併用注意				スタチン系薬		
		ワルファリン, 経口糖尿病薬, リファンピシン	ワルファリン	ワルファリン, SU 類, ナテグリニド, インスリン, シクロスポリン, コレスチラミン	ワルファリン, SU 類, コレスチラミン, シクロスポリン	クロピドグレル, クラリスロマイシン, HIV プロテアーゼ阻害薬, フルコナゾール, 陰イオン交換樹脂, 強い CYP3A 誘導薬

　フィブラート系薬は高 TG 血症に対して最も効果的な薬で，レムナントリポ蛋白の異化も亢進するためⅢ型高脂血症に著効します．HDL-C を増加させる効果も大きいです．

　ペマフィブラートは選択的 PPAR α モジュレーター（SPPARM α）であり，TG 低下だけでなく，small dense LDL の減少も認めます．

違いの着眼点 1　排泄経路に着目しよう！

Key Point

- ベザフィブラートとフェノフィブラートは第 2 世代フィブラートと呼ばれ，フィブラート系薬のなかでは第一選択となることが多い．ただし，腎機能障害のある患者には用いない．

　フィブラート系薬は腎排泄型と肝排泄型に分かれます．クリノフィブラートやペマフィブラートは肝排泄型であり，クロフィブラート，ベザフィブラート，フェノフィブラートはおもに腎排泄型です．そのため，腎機能障害のある患者にはクリノフィブラートやペマフィブラートが使いやすいです．

Key Point

- ●禁忌や相互作用は薬剤により大きく異なる．

　　重大な副作用として，すべてのフィブラート系薬に横紋筋融解症があります．その他の重大な副作用は薬剤により異なります．

　　クロフィブラートは無顆粒球症，ベザフィブラートはアナフィラキシー様症状，肝機能障害，皮膚粘膜眼症候群，多形紅斑，フェノフィブラートは肝機能障害，膵炎があります．

　　妊娠初期にフィブラート系薬を使用した際に，催奇形性を疑う報告があり，妊娠中の女性への投与は禁忌です．また，授乳婦にも禁忌ですが，それ以外の禁忌は薬剤により異なります．

　　横紋筋融解症は腎機能が低下した症例に発症しやすく，ベザフィブラートは血清クレアチニン（Cr）値 2.0 mg/dL 以上，フェノフィブラートでは血清 Cr 値 2.5 mg/dL 以上の症例には投与禁忌となっています．併用注意も各薬剤で大きく異なる点に注意しましょう．

　　スタチン系薬との併用により横紋筋融解症の頻度が増加することから慎重投与であり，腎機能低下がある場合には原則併用禁忌です[1]．

　　胆汁中へコレステロール排泄を促進するため胆石症を起こす可能性があり，投与開始時，投与中にはモニタリングが必要です[6]．

D　多価不飽和脂肪酸の違いがわかる！

違いの着眼点　服用方法の違いに着目しよう！

Key Point

- ●オメガ-3 脂肪酸エチルは 1 日 1 回でよいが，イコサペント酸エチルは 1 日 2 〜 3 回服用する．
- ●イコサペント酸エチルとオメガ-3 脂肪酸エチルの TG 低下作用はほぼ同等である．

コラム　小腸コレステロールトランスポーター阻害薬について

　　エゼチミブはコレステロール吸収を選択的に阻害し，脂溶性ビタミンの吸収に影響を与えないことが特徴であり，高コレステロール血症，家族性高コレステロール血症に加えて，ホモ接合体性シトステロール血症に適応があります．

　　『動脈硬化性疾患予防ガイドライン 2017』[A] では，スタチン系薬と小腸コレステロールトランスポーター阻害薬との併用の有用性が「推奨レベル B」となっています．

文献

A）日本動脈硬化学会（編）：動脈硬化性疾患予防ガイドライン 2017 年版，日本動脈硬化学会，東京，2017

イコサペント酸エチルは通常1日3回服用しますが，オメガ-3脂肪酸エチルは1日1回でよい薬剤です．イコサペント酸エチル，オメガ-3脂肪酸エチルともに**食直後の服用でないと吸収されない**（吸収に胆汁酸，食物中の成分が必要であり，空腹時に服用すると AUC や C_{max} が低下する）ことを考えると，忙しい人や飲み忘れを防ぐにはオメガ-3脂肪酸エチルが有効かもしれません．一方，薬価に関しては，最大量で比較した場合イコサペント酸エチルがオメガ-3脂肪酸エチルの半額程度となります．

MEMO | 不飽和脂肪酸の含有成分

イコサペント酸エチルは1日量1.8g中EPA 1,800mg，オメガ-3脂肪酸エチルは1日量2g中EPA 930mg，DHA 750mgを含有します．イコサペント酸エチルとオメガ-3脂肪酸エチルのTG低下作用は大きな差はありませんが，オメガ-3脂肪酸エチルはDHAを含むため認知機能低下抑制が期待できる可能性もあるでしょう．

E PCSK9阻害薬(ヒト抗PCSK9モノクローナル抗体薬)の違いがわかる！

違いの着眼点 服用方法の違いに着目しよう！

Key Point

- 投与間隔はエボロクマブは2週に1回または4週に1回，アリロクマブは2週に1回．
- エボロクマブは家族性高コレステロール血症ホモ接合体について用法用量が設定されている（アリロクマブは現時点で有効性・安全性が確立していない）．

PCSK9阻害薬はLDL-C低下作用が最も強力で，リポ蛋白(a)も減少します．FHや心

 コラム | 食事指導：どのような食生活がよいのか？

　高脂血症ではライフスタイルの改善はすべての年齢で推奨されますが，その具体的な方法はJAMAのガイドライン[A] では触れられていません．近年，欧米で高血圧，糖尿病に推奨されている食生活として地中海食（Mediterranean diet）があります．地中海食の主なポイントは以下のとおりです．

①全粒穀物（玄米），全粒粉（茶色のパン）を食べる

　果物，野菜，ナッツ，豆，オリーブ油，鶏肉，魚，食塩制限6g以下

②赤い肉（豚，牛）を食べる

　加工肉（ソーセージ，ベーコン，ハム）や砂糖入り飲料を避ける

③適量のアルコール（1日量男性22g，女性24gまで）を摂る．白ワインより赤ワインを

　アルコール20g：ビール500mL，日本酒180mL，ワイン180mL，ウイスキー60mL

文献

A) Alenghat FJ, Davis AM: JAMA Clinical Guidelines Synopsis: management of blood cholesterol. JAMA **321**: 800-801, 2019

血管イベント発症リスクが高く，最高用量のスタチンでも効果不十分な高コレステロール血症が適応です．肝臓 LDL 受容体の分解に関与する PCSK9 蛋白に本薬が特異的に結合し，阻害することで LDL-C を低下させます．おもな副作用は注射部位反応で，そのほか，鼻咽頭炎や胃腸炎などが報告されています．他剤との併用で，肝障害や横紋筋融解症の増加は認められません．

[大谷道輝]

■文献

1) 日本動脈硬化学会（編）：動脈硬化性疾患予防のための脂質異常症診療ガイド 2018 年版，日本動脈硬化学会，東京，2018
2) 日本動脈硬化学会（編）：動脈硬化性疾患予防ガイドライン 2017 年版，日本動脈硬化学会，東京，2017
3) Nakamura H et al：MEGA Study Group：Primary prevention of cardiovascular disease with pravastatin in Japan（MEGA Study）：a prospective randomised controlled trial. Lancet **368**：1155-1163, 2006
4) 佐々木淳ほか：低・中等度リスクの高 LDL-C 患者に対するスタチン療法の意義．Heart View **11**：284-289, 2007
5) Edison RJ, Muenke M：Central nervous system and limb anomalies in case reports of first-trimester statin exposure. N Engl J Med **350**：1579-1582, 2004
6) 佐々木英久ほか：PPAR 標的薬の薬学管理に必要な基礎知識─②フィブラート．薬局 **60**：265-287, 2009

コラム 脂質異常症治療薬の併用や配合剤はどのように使用するの？

　「動脈硬化性疾患予防ガイドライン 2017」[A] でスタチン系薬との併用により動脈硬化性疾患抑制のエビデンスが認められているのは，エゼチミブ，PCSK9 阻害薬，フィブラート系薬およびオメガ-3 脂肪酸エチルです．これらの併用療法はガイドラインで推奨レベル B（弱い推奨）です．併用する際は，副作用が増える可能性の少ないペマフィブラートやフェノフィブラート，およびアトルバスタチンなどを選択することが安全性の面で望ましいでしょう．スタチン系薬とエゼチミブの配合剤も 2019 年 5 月に販売が開始されました．

　スタチン系薬とフィブラート系薬の併用では，横紋筋融解症に注意する必要があります．日本におけるプラバスタチンとベザフィブラートの併用により横紋筋融解症を発現した症例の半数以上が腎障害を伴っていました．腎機能異常では，治療上やむを得ないと判断される場合のみ併用すべきです[2]．

　カデュエット配合錠は，アムロジピン（Ca 拮抗薬）とアトルバスタチンを組み合わせた，日本初の異なる適応症を有する薬剤です．脳・心血管疾患の危険因子である高血圧症と高コレステロール血症を 1 剤で同時に治療でき，冠動脈疾患発症のイベント低下に有用です[A, B]

文献

A) 日本動脈硬化学会（編）：動脈硬化性疾患予防ガイドライン 2017 年版，日本動脈硬化学会，東京，2017
B) Sever P et al：Potential synergy between lipid-lowering and blood-pressure-lowering in the Anglo-Scandinavian Cardiac Outcomes Trial. Eur Heart J **24**：2982-2988, 2006

骨粗鬆症治療薬

- 大腿骨近位部骨折，椎体骨折の予防効果が示されているビスホスホネート薬が第一選択薬に位置づけられる．
- 閉経後早期の骨粗鬆症では，選択的エストロゲン受容体モジュレーター（SERM）も第一選択に位置づけられる．
- 骨吸収薬や骨形成薬使用時には，材料となるカルシウム製剤・ビタミンD製剤の併用も考慮する．

I 同効薬の違いについて知ろう！

表1 骨粗鬆症治療薬の全体像

分類	一般名（先発品の商品名）	推奨度*				特徴
		骨密度	椎体骨折	非椎体骨折	大腿骨近位部骨折	
ビスホスホネート薬	エチドロン酸（ダイドロネル）	A	B	C	C	・強力な骨吸収抑制 ・剤形・投与方法が多い ・破骨細胞のアポトーシスを誘導し，骨吸収を抑制
	アレンドロン酸（フォサマック，ボナロン）	A	A	A	A	
	リセドロン酸（ベネット，アクトネル）					
	ミノドロン酸（リカルボン，ボノテオ）	A	A	C	C	
	イバンドロン酸（ボンビバ）	A	A	B	C	
女性ホルモン薬	エストリオール（ホーリン）	C	C	C	C	・エストロゲン欠乏による破骨細胞亢進抑制 ・閉経直後の女性への投与が推奨 ・心血管疾患や乳がん，子宮内膜がんの発症が上昇
	結合型エストロゲン（プレマリン）	A	A	A	A	
	エストラジオール（ジュリナ）	A	B	B	B	
SERM	ラロキシフェン（エビスタ）	A	A	B	C	・女性ホルモン製剤に比べて，乳房や子宮でのエストロゲン様作用が少ない
	バゼドキシフェン（ビビアント）	A	A	B	C	
副甲状腺ホルモン（PTH）薬	テリパラチド（遺伝子組換え）	A	A	A	C	・高度の骨折リスクを有する患者に使用される ・前駆細胞から骨芽細胞への分化を促進
	テリパラチド（酢酸塩）	A	A	C	C	
カルシウム薬	L-アスパラギン酸カルシウム（アスパラ-CA）	B	B	B	C	・単独で用いられることは少ない ・カルシウム摂取量増加による副甲状腺ホルモン分泌が抑制され骨吸収を抑制
	リン酸水素カルシウム（リン酸水素カルシウム）					
活性型ビタミンD₃薬	アルファカルシドール（ワンアルファ，アルファロール）	B	B	B	C	・小腸におけるカルシウム吸収の促進 ・腎臓でのカルシウム再吸収促進 ・副甲状腺ホルモンの合成・分泌抑制
	カルシトリオール（ロカルトロール）					
	エルデカルシトール（エディロール）	A	A	B	C	
ビタミンK₂	メナテトレノン（グラケー）	B	B	B	C	・オステオカルシンを活性化
イプリフラボン製剤	イプリフラボン（オステン）	C	C	C	C	・女性様ホルモン作用を有する

*推奨度は『骨粗鬆症の予防と治療ガイドライン2015年版』，p156より引用．

【骨密度上昇効果】
A：上昇効果がある
B：上昇するとの報告がある
C：上昇するとの報告はない

【骨折発生抑制効果】（椎体，非椎体，大腿骨近位部それぞれについて）
A：抑制する
B：抑制するとの報告がある
C：抑制するとの報告はない

1 骨粗鬆症治療薬の基本的な選びかた

❶ 閉経後早期での骨吸収亢進が考えられる場合

長期投薬の必要があるため，SERM が第一選択薬となります．女性ホルモン薬を使用する場合には，副作用を考慮し，患者に応じて最適な薬剤の使用（エストロゲンの種類，投与量，投与方法，投与開始時期，投与期間など）が必要です．

❷ 大腿骨近位部骨折のリスクを有する場合

アレンドロン酸，リセドロン酸が第一選択薬です．ミノドロン酸は骨吸収抑制効果がアレンドロン酸と比べて同等またはやや強いため，大腿骨骨折の抑制効果も期待されています．

❸ 骨折リスクが高い場合

直接比較した試験はありませんが，デノスマブ＞イバンドロン酸＞アレンドロン酸／リセドロン酸の順に骨折抑制効果が強いことが報告されています[1]．

2 骨粗鬆症治療薬のガイドラインによる選びかた

『骨粗鬆症の予防と治療ガイドライン 2015 年版』[2] では，骨粗鬆症の予防と治療の目的は，「骨折を予防し骨格の健康機能を保って，生活機能と QOL を維持する」ことが記載されています．目的の達成には薬物治療が中心となりますが，栄養・運動などを含め，骨密度を維持・増大させ，骨折を回避できる生活習慣を確立することも重要です．

薬剤選択の際は，患者の骨量減少機序と骨量低下部位の考慮が重要となります．閉経後早期で骨吸収が促進している症例では長期間にわたって服用を継続する必要があり，SERM が第一選択薬となります．カルシウムバランスの正常化が必要な症例では，活性型ビタミン D_3 製剤の使用を考慮します．大腿骨近位部骨折のリスクが高い患者には，アレンドロン酸，リセドロン酸が第一選択薬となります．椎体骨折の抑制効果はテリパラチドが現時点で最も強いと考えられています．

骨粗鬆症治療薬の併用による有効性は，活性型ビタミン D_3 製剤とアレンドロン酸で認められていますが，骨吸収抑制薬同士の場合は限定的です．

Ⅱ 同種薬の違いについて知ろう！

A ビスホスホネート薬の違いがわかる！

表2 ビスホスホネート薬の特徴

分 類	第1世代	第2世代		第3世代					
一般名	エチドロン酸	アレンドロン酸		イバンドロン酸	リセドロン酸			ミノドロン酸	
剤 形	錠	錠，経口ゼリー		錠	錠			錠	
規 格	200 mg	5 mg	35 mg	100 mg	2.5 mg	17.5 mg	75 mg	1 mg	50 mg
GE の有無	×	○	×	○	○	○	○	○	○
用 法	1日1回400 mg食間，2週間投与後10～12週間休薬を1クールとして周期間歇投与[1]	起床時，1日1回5 mgを連日服用	起床時，週1回35 mgを服用	起床時，1ヵ月に1回100 mgを服用	起床時，1日1回2.5 mgを連日服用	起床時，週1回17.5 mgを服用[1]	起床時，1ヵ月に1回75 mgを服用	起床時，1日1回1 mgを連日服用	起床時，4週に1回50 mgを服用
禁忌　過敏症	禁忌	禁忌		禁忌	禁忌			禁忌	
食道狭窄またはアカラシア	―	禁忌		禁忌	禁忌			禁忌	
低カルシウム血症	―	禁忌		禁忌	禁忌			禁忌	
妊婦またはその可能性	禁忌	―		禁忌	禁忌			禁忌	
高度な腎障害	禁忌	―		―	禁忌			―	
立位または坐位保持不可能時間	―	少なくとも30分以上		少なくとも60分以上	少なくとも30分以上			少なくとも30分以上	
小 児	禁忌	―		―	―			―	
骨軟化症	禁忌	―		―	―			―	
重大な副作用	消化管障害，顎骨壊死，外耳道骨壊死，非定型骨折								
	汎血球減少，無顆粒球症，肝機能障害	中毒性表皮壊死融解症，低カルシウム血症，肝機能障害		アナフィラキシーショック，低カルシウム血症	肝機能障害			肝機能障害，低カルシウム血症	

1）骨粗鬆症に対する用法

違いの着眼点 1 側鎖の違いと作用の強さに着目しよう！

Key Point

- 第1＜第2＜第3世代の順で骨吸収抑制作用は強くなる．
- 側鎖にアミノ基をもつ第2・第3世代と，アミノ基をもたない第1世代では，薬理作用の機序が異なる．

　　ビスホスホネート薬は基本構造（図1）の側鎖の違いにより，第1世代，第2世代および第3世代に分類されます．骨吸収抑制作用は第1世代のエチドロン酸を1としたとき，第2世代および第3世代は1,000～10,000倍高いことが知られています．経口ビスホスホネート薬のなかで，骨吸収抑制作用は第3世代のミノドロン酸が最も強いと報告されています[2]．

　　ビスホスホネート薬の基本的な薬理作用は破骨細胞機能抑制ですが，側鎖中のアミノ基

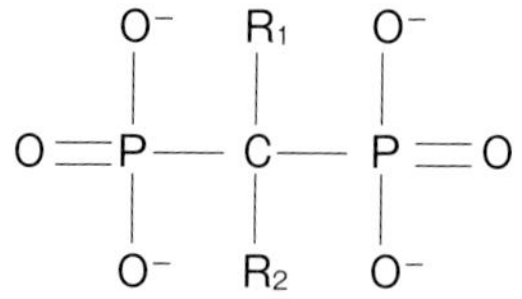

$$
\begin{array}{ccccc}
 & O^- & R_1 & O^- & \\
O= & P & -C- & P & =O \\
 & O^- & R_2 & O^- &
\end{array}
$$

	薬品名	側鎖 R1	側鎖 R2
第1世代	エチドロン酸	$-CH_3$	$-OH$
第2世代	アレンドロン酸	$-(CH_2)_3-NH_2$	$-OH$
	イバンドロン酸	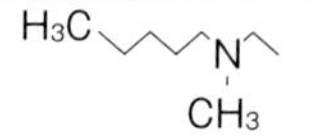 H_3C ～～ $\underset{CH_3}{N}$	$-OH$
第3世代	リセドロン酸	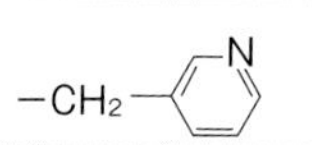 $-CH_2$ [ピリジン環]	$-OH$
	ミノドロン酸	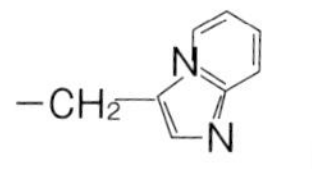 $-CH_2$ [イミダゾピリジン環]	$-OH$

図1　ビスホスホネート薬の化学構造

の有無により作用機序が異なります．アミノ基をもたないビスホスホネート薬は生体内でアデノシン三リン酸（ATP）の類似体となり，ATPと競合して破骨細胞内に取り込まれ，破骨細胞の機能を抑制します．一方，アミノ基をもつビスホスホネート薬は，メバロン酸代謝経路でファルネシルピロリン酸合成酵素（FPPS）の阻害により，破骨細胞の機能を抑制します．

　ビスホスホネート薬は，破骨細胞内でFPPSを阻害し，破骨細胞の骨吸収を抑制することにより，骨代謝回転を低下させると考えられています．

　FPPSに対する阻害作用は，エチドロン酸＜アレンドロン酸＜イバンドロン酸＜リセドロン酸＜ミノドロン酸の順に強くなります[3,4]．

違いの着眼点2　骨折予防効果に着目しよう！

Key Point

- アレドロン酸およびリセドロン酸には，大腿骨近位部骨折の発生率低下が認められます．
- エチドロン酸とミノドロン酸のみ，非椎体骨折の抑制効果が認められていません．

　『骨粗鬆症の予防と治療ガイドライン2015年版』[2]では，骨粗鬆症治療薬の骨折発生抑制効果についての有効性をA～Cで評価しています（A：抑制する，B：抑制するとの報告がある，C：抑制するとの報告はない）．

　椎体骨折の抑制効果はすべてのビスホスホネート薬で認められていますが，エチドロン酸のみがB評価であり，他剤のA評価に比べ低くなっています．

　非椎体骨折の抑制効果は，アレンドロン酸とリセドロン酸はA評価となっていますが，エチドロン酸およびミノドロン酸はいずれもC評価となっています．イバンドロン酸の

非椎体骨折の抑制効果を証明した報告はありませんが，さまざまな研究からアレンドロン酸と同様の非椎体骨折抑制効果があると推定され，Bの評価となっています（表1）.

MEMO ハイドロキシアパタイトに対する作用や骨ミネラルへの親和性に着目しよう

　ビスホスホネート薬の側鎖の違いは，FPPSの阻害作用のほかに，ハイドロキシアパタイトへの作用や骨ミネラルへの親和性にも影響があります[3].

●骨ミネラルへの親和性：

　エチドロン酸＜リセドロン酸＜イバンドロン酸＜アレンドロン酸

●ハイドロキシアパタイトに対する結合能：

　リセドロン酸＜エチドロン酸＜イバンドロン酸＜アレンドロン酸

　これらの違いにより，効果の発現の早さや部位が異なると考えられています.

コラム 知っておきたいビスホスホネート薬の服用リスク

　ビスホスホネート薬の重大な副作用として，上部消化管障害，顎骨壊死・顎骨骨髄炎，外耳道骨壊死，非定型骨折，肝機能障害などがあります．特に顎骨壊死・顎骨骨髄炎は，抜歯などの侵襲的処置や局所感染がある場合に発現しています．口腔内を清潔に保ち，定期的に歯科検診を行い，歯科医師にビスホスホネート薬を服用していることを伝えるよう説明する必要があります．侵襲的な治療を実施する際，ビスホスホネート薬の休薬や事前の感染予防が必要な場合があるためです．米国FDA諮問委員会は，4年以上ビスホスホネート薬を服用し，顎骨壊死の危険因子を有する骨粗鬆症患者に侵襲的歯科治療を行う場合には，骨折リスクを含め全身状態が許容できれば2ヵ月前後の休薬を主治医と協議・検討することを提唱しています[A].

　ビスホスホネート薬を長期間服用すると，大腿骨の非定型骨折のリスクが上昇します．カナダでの調査結果では5年以上服用した患者での2年以内の非定型大腿骨骨折発症リスクは0.22％と報告されています[B,C].欧米人に比べ，アジア人での発症率が高いことも知られています．骨折発症症例では，完全骨折が起こる前駆症状として，数週間〜数ヵ月前に骨折が起こる部位に痛みがあるため，長期服用患者では定期的に鼠径部または大腿骨の鈍痛，またはうずく痛みについて聴取することが重要です.

文献

A) Yoneda T et al : Antiresorptive agent-related osteonecrosisi of the jaw: Position Paper 2017 of the Japanese Allied Committee on Osteonecrosis of the Jaw. J Bone Miner Metab **35** : 6-19, 2017

B) Schicher J et al : bisphosphonate use and atypical fracture of the femoral shaft. N Engl J Med **364** :1728-1737, 2011

C) Laura Y et al : Bisphosphonate use and the risk of subrochanteric or femoral shaft fracture in older women. JAMA **305** : 783-789, 2010

違いの着眼点3 用法の違いに着目しよう！

Key Point

- 月1回投与製剤は服薬アドヒアランスの向上が期待できる.
- ゼリー製剤は嚥下困難な症例に適している.

　　　ビスホスホネート薬には周期的間歇，連日，週1回，月1回投与製剤があります．月1回製剤は，患者の好み・服薬アドヒアランスの面で他の服用方法よりも優れていることが報告されています[5,6]．エチドロン酸のみ骨の代謝回転を抑制し，骨形成の過程で類骨の石灰化遅延を起こすおそれがあるため，用法が周期的間歇投与となっています．

　　　また，剤形としてアレンドロン酸にはゼリー剤があり，嚥下機能が低下している症例でも服用しやすい製剤です．

服薬指導の会話例 患者の素朴な疑問

患者

医師に歯科受診を勧められました．なぜでしょうか？

薬剤師

この薬を服用している患者さんのなかで，ごくまれに顎の骨に副作用が出る患者さんがいます．抜歯などの歯の治療や口の中の不衛生などがあると起こりやすいため，服用中は定期的に歯の検査をすることが奨められています．ぜひかかりつけの歯科の先生を探してみてください．

B 女性ホルモン薬の違いがわかる！

表3　女性ホルモン薬の特徴

一般名	剤形	用　法	GEの有無	特　徴 おもな禁忌	特　徴 相互作用	特　徴 重大な副作用
エストリオール	錠	1回1.0mg，1日2回	○		血糖降下薬	
エストラジオール	錠	1日1回1.0mg	×	エストロゲン依存性腫瘍，乳がんの既往，未治療の子宮	HIV プロテアーゼ阻害薬，マクロライド系抗生物質，イミダゾール系抗真菌薬，トリアゾール系抗真菌薬，リファンピシン，フェノバルビタール，フェニトイン，カルバマゼピン，エファビレンツ，セイヨウオトギリソウ	静脈血栓症，血栓性静脈炎，アナフィラキシー
エストラジオール	テープ	2日ごとに1回0.72mgを下腹部または臀部	×			
結合型エストロゲン	錠	1日1～2錠	×	内膜増殖症，血栓性静脈炎，肺塞栓症 動脈性の血栓塞栓性疾患，重篤な肝障害，診断の確定していない異常性器出血，妊婦	イプリフラボン，血糖降下薬，副腎皮質ホルモン，ソマトロピン（遺伝子組み換え）	血栓症，血栓塞栓症

副作用に着目しよう！

Key Point
- 効果が弱く副作用も少ないエストリオール，効果が強いエストラジオール．

　女性ホルモン薬は，心血管疾患，子宮内膜がん，乳がん，深部静脈血栓症（DVT）の発症リスクを増加させることが報告され，骨粗鬆症治療の第一選択薬とはなっていませんでした．しかし近年，ホルモン療法の費用対効果・安全性および有効性が示されており，ホルモン療法の選択を症例ごとに考慮する必要が出てきています[7]．
　エストリオールはエストラジオールと比較して子宮内膜に対する作用が少ないため，副作用も少ないと考えられます．エストラジオールの超低用量の経皮吸収薬はラロキシフェンと同等の骨密度上昇効果を有することが無作為盲検比較試験で示されており，経口薬に比較して深部静脈血栓症の発症リスクを上昇させないことや，脂質代謝への影響が少なくなっています．

違いの着眼点 2　禁忌，相互作用の違いにも着目しよう！

Key Point
- エストリオールは糖尿病患者に禁忌．

　相互作用として，エストリオールは血糖降下薬の作用を減弱するため，血糖降下薬を服用している患者では血糖値の上昇に注意が必要です．一方，エストラジオールは，CYP3A4 により代謝されるため，CYP3A4 阻害薬や誘導薬との併用には注意が必要です．
　女性ホルモン薬は，エストロゲン依存性悪性腫瘍の既往がある場合禁忌となるため，既往歴の確認が重要です．

C　選択的エストロゲン受容体モジュレーター(SERM)の違いがわかる！

表 4　SERM の特徴

一般名	剤形	用法	GEの有無	特徴		
				禁忌	相互作用	重大な副作用
ラロキシフェン	錠	1日1回60 mg	○	深部静脈血栓症・肺塞栓症・その既往歴，長期不動状態，	陰イオン交換樹脂，クマリン系抗凝血薬，アンピシリン	静脈血栓塞栓症，肝機能障害
バゼドキシフェン	錠	1日1回20 mg	○	抗リン脂質抗体症候群，妊婦，過敏症	—	静脈血栓塞栓症

違いの着眼点　有効性に着目しよう！

Key Point
- バゼドキシフェンには非椎体骨折の予防効果あり．

ラロキシフェンとバゼドキシフェンの骨折予防効果は同等とされていますが，非椎体骨折の予防効果はバゼドキシフェンには認められ，ラロキシフェンには認められないとの報告があります．さらに，バゼドキシフェンはラロキシフェンと比較して費用対効果にも優れることが報告されています[8]．

1 副作用に注意する

重篤な副作用として，深部静脈血栓症，肺塞栓症，網膜静脈血栓症，表在性静脈血栓性静脈炎に注意が必要です．服薬指導の際には下肢の疼痛・浮腫や突然の呼吸困難，息切れ，胸痛，急性視力障害などの有無を定期的に観察するよう伝え，そのような症状がないかを聴取することが必要です．

服薬指導の会話例 どうやって説明する？ この副作用「静脈血栓症」

患者

この薬で静脈ナントカ……という副作用があると聞きました．どんな症状でしょうか？

薬剤師

「静脈血栓症」のことですね．500人に1人くらいの割合で起こる副作用です．よくみられる症状としては，足の痛み，足の色の変化や，痛みのある足のむくみなどです．そのような症状がありましたら，すぐに受診しましょう．

D 副甲状腺ホルモン(PTH)薬の違いがわかる！

表5 副甲状腺ホルモン薬の特徴

一般名	剤形	GEの有無	投与方法	禁忌
テリパラチド（遺伝子組換え）	皮下注	×	1日1回連日	高カルシウム血症，骨肉腫発生のリスクの高い患者，原発性の悪性骨腫瘍もしくは転移性の骨腫瘍，骨粗鬆症以外の代謝性骨疾患の患者，妊婦，過敏症
テリパラチド酢酸塩	皮下注28.2μg オートインジェクター	×	週に2回	

違いの着眼点 投与方法の違いに着目しよう！

Key Point

- テリパラチド（遺伝子組換え）は連日投与，テリパラチド酢酸塩には週1回投与と週2回投与の製剤がある．
- 自己注射可能な製剤と，医療従事者が投与する製剤がある．

PTH薬は，骨粗鬆症のなかでもきわめて骨折リスクの高い患者が適応となります．使用可能なPTHには，連日皮下注射薬のテリパラチド（遺伝子組み換え）と，週1回皮下注射薬のテリパラチド酢酸塩皮下注用56.5μg，週2回皮下注射薬のテリパラチド酢酸塩皮下注28.2μgオートインジェクターがあります．

テリパラチド（遺伝子組み換え），テリパラチド酢酸塩皮下注用 28.2 μg オートインジェクターは在宅自己注射が可能な薬剤です．両薬剤とも，製品の品質保持のために冷蔵庫で保管し，凍らせないようにすることを説明する必要があります．さらに持ち運び時にも，保冷剤を入れた保冷バッグなどを使用する必要があります．医療機関を受診し，処方してもらう際にも保冷剤と保冷バッグを持参するよう説明が必要です．

テリパラチド（遺伝子組み換え）は 1 キットで 28 日間使用することが可能です．開封後 28 日を超えて使用しないよう説明します．テリパラチド酢酸塩皮下注用 28.2 μg オートインジェクターは，使い捨てタイプの薬剤です．注射しやすい曜日，時間を決めて可能なかぎり同じ時間帯に注射するよう指導し，体調が悪かったり，予定が入ってしまった場合には無理に注射をせず，注射を 1 回休薬することや，注射を前後にずらすことなどを説明します．

■ 投与直後から数時間にかけての副作用に注意する

両薬剤とも，投与直後から数時間にかけて，ショック，一過性の急激な血圧低下に伴う意識消失，痙攣，転倒が現れることがあります．投与開始後数ヵ月以上を経てはじめて発現することもあるため，以下について患者に説明をすることが必要です．

- 投与後 30 分程度はできるかぎり安静にすること
- 投与後に血圧低下，めまい，立ちくらみ，動悸，気分不良，悪心，顔面蒼白，冷汗などが生じた場合には，症状がおさまるまで座るか，横になること

投与後約 4 ～ 6 時間を最大として，一過性の血清カルシウム値上昇がみられることがあります．事前に高カルシウム血症の症状（悪心，嘔吐，腹痛，食欲減退など）について説明し，高カルシウム血症の症状が翌日以降も継続している場合には，速やかに診察を受けるよう説明することが重要です．

服薬指導の会話例 注射後の血圧低下についての指導

患者

> この薬を注射した後は，30 分程度安静にと先生にいわれましたが，なぜですか？

薬剤師

> 注射後，一時的に血圧が大きく下がることがあります．その症状を観察するために，30 分程度はできるかぎり安静にする必要があります．また，注射の直後以外でもめまいや血圧が下がることがあります．そのようなときには，座るか，横になって様子をみてください．症状が治まった後で，必ず医師，薬剤師または看護師に連絡をください．

E　カルシウム薬の違いがわかる！

表6　カルシウム薬の特徴

分　類		無機化合物	有機化合物		
		リン酸水素カルシウム	L-アスパラギン酸カルシウム	乳酸カルシウム	グルコン酸カルシウム
一般名		リン酸水素カルシウム	L-アスパラギン酸カルシウム	乳酸カルシウム	グルコン酸カルシウム
剤　形		末	錠	原末，錠	末
カルシウム500mgあたりの必要量		1.68g	4.5g（22.5錠）	3.35g	5.06g
GEの有無		○	○	○	○
特　徴	骨粗鬆症に対する適応	○	○	×	×
	禁　忌	高カルシウム血症，腎結石，重篤な腎不全			
	併用禁忌	無			エストラムスチン
	併用注意	テトラサイクリン系抗生物質	ジギタリス製剤，テトラサイクリン系抗生物質，ニューキノロン系抗菌薬	テトラサイクリン系抗生物質	強心配糖体，テトラサイクリン系抗生物質，ニューキノロン系抗菌薬，ビスホスホネート薬，非脱分極性筋弛緩薬

違いの着眼点　カルシウムの含有量に着目しよう！

Key Point

- 薬剤ごとにカルシウム含有量が異なる点に注意する

　　カルシウム薬で骨粗鬆症の適応を有するのは，L-アスパラギン酸カルシウムとリン酸カルシウムのみです．骨粗鬆症の適応は有していませんが，乳酸カルシウムやグルコン酸カルシウムなども使用されます．乳酸カルシウムは吸収率がよく，汎用されています．

　　カルシウム薬は，薬剤によってカルシウム含有量が異なるため注意が必要です．摂取するカルシウムの量は，食事からの摂取量と薬からの総量で1日1,000mg程度がよいとされています．心血管合併症を予防するために，1回の内服量は500mg以下にすることが望ましいとされています．

ガイドラインを読もう

　　『骨粗鬆症の予防と治療のガイドライン2015年版』には，薬物療法だけではなく運動療法・食事療法などについての記載があり，健康サポート薬局の機能として必要な知識を得るために役に立つ情報が満載です．さらに，服薬アドヒアランスについて言及されている部分もあり，服薬指導を行う際に注意したほうがよいことについての発見があるかもしれません．他のガイドラインに関しても，できるだけ目を通し，最新の情報を入手するようにしてください．

MEMO 血清カルシウム値について

　血清カルシウム濃度の評価を行う際には，同時に血清アルブミン濃度も測定する必要があります．生体内のカルシウムには，カルシウムイオンと結合型のカルシウムが存在します．血液検査ではこの2つを区別することができないため，総カルシウム濃度として表記されます．低アルブミン血症のある患者では，総カルシウム値が低くなってしまうため，カルシウムイオンを過小評価してしまうおそれがあります．そこで，血清アルブミン濃度で補正をする必要あります．

　多く用いられている補正式はPayneの式です．

　　補正カルシウム濃度＝実測カルシウム濃度＋（4－アルブミン濃度）

　高カルシウム血症が副作用として発症していないか，禁忌に該当しないか評価する際には，血清アルブミン濃度にも着目する必要あります．

 コラム 食事療法

　骨粗鬆症の治療において，カルシウムは不可欠な栄養素です．ただし，カルシウムだけでは十分ではありません．ビタミンDの摂取もカルシウムの腸管からの吸収に重要な役割を担っているからです．ビタミンDは魚類やキノコ類に多く含まれる栄養素です．そのほかの栄養素としてビタミンKがあります．ビタミンKは緑の葉の野菜，納豆に多く含まれています．ただし，ワルファリンの服用の有無には注意が必要です．一方，骨粗鬆症治療中の患者で避けたほうがよい食事もあります．リンを多く含む食品やカフェインを多く含む食品・アルコールです．これらは避けるように指導しましょう．

　カルシウムサプリメントは，心血管疾患との関連が報告されており，適切な量を守るよう指導する必要あります．1回に500 mg以上摂取しないように説明します．食事からの同じ量のカルシウム摂取では，心血管疾患のリスクは上昇させないようです．

　表に，骨粗鬆症治療中に推奨される食品と避けたほうがよい食品を「骨粗鬆症の予防と治療ガイドライン2015」からあげます．

表　骨粗鬆症治療時に推奨される食品，過剰摂取を避けたほうがよい食品	
推奨される食品	過剰摂取を避けたほうがよい食品
• カルシウムを多く含む食品（牛乳・乳製品，小魚，緑黄色野菜，大豆・大豆製品） • ビタミンDを多く含む食品（魚類，キノコ類） • ビタミンKを多く含む食品（納豆，緑色野菜） • 果物と野菜 • 蛋白質（肉，魚，卵，豆，牛乳・乳製品など）	• リンを多く含む食品（加工食品，一部の清涼飲料水） • 食塩 • カフェインを多く含む食品（コーヒー，紅茶） • アルコール

[骨粗鬆症の予防と治療ガイドライン作成委員会（編）：骨粗鬆症の予防と治療ガイドライン2015年版，p79，2015より許諾を得て転載]

F 活性型ビタミンD_3薬の違いがわかる！

表7 活性型ビタミンD_3薬の特徴

一般名	アルファカルシドール			カルシトリオール	エルデカルシトール
剤　形	錠	散	内用液	注	カプセル
GEの有無	○	×	×	○	○
構造による分類	活性型ビタミンD_3のプロドラッグ			活性型ビタミンD_3	活性型ビタミンD_3誘導体
体内での代謝活性	必要			不要	不要
用法・用量	1回0.5〜1.0μgを経口投与 年齢症状により適宜増減			1日0.5μgを2回に分けて経口投与 年齢症状により適宜増減	1日1回0.75μgを経口投与 症状により1日1回0.5μgに減量
禁　忌	―			高カルシウム血症またはビタミンD_3中毒症状を伴う患者	妊婦または妊娠している可能性のある女性または授乳婦
使用上の注意	血清カルシウム値の定期的な測定が必要				

違いの着眼点 有効性に注目しよう！

Key Point

- エルデカルシトールは，同種薬と比べて骨吸収抑制作用が強い．

　　活性型ビタミンD_3薬には，カルシトリオール，アルファカルシドールおよびエルデカルシトールの3種類があります．カルシトリオールとアルファカルドールは，少数例での検討において，骨密度を維持，ないし上昇させることが示されています．ビタミンDを少なくとも1日700IU摂取することにより，高齢者の転倒のリスクを下げることが示されています[9]．天然型ビタミンDと比較すると，活性型ビタミンD_3薬は骨折予防効果と転倒予防効果があることが示されています[2]．

コラム 併用療法が有効な骨粗鬆症薬にも着目する

　　骨粗鬆症は多因子病であるため，骨粗鬆症治療薬の併用療法が理論上有効であると考えられます．しかし，現在有効性が報告されている併用療法は限られており，アレンドロン酸と活性型ビタミンD_3薬，テリパラチドとデノスマブ，テリパラチドとラロキシフェンです．また，どの併用療法においても骨折予防効果としてはエビデンスが少なく，さらに安全性についても検討されていないため，慎重に判断する必要があるようです．一方，アレンドロン酸とテリパラチドの併用療法は，テリパラチドの効果を弱めることから推奨されません．

　　併用療法として同時投与ではなく，逐次投与という方法もあります．逐次投与では，テリパラチド投与後のアレンドロン酸使用は費用対効果に優れることが報告されており，骨折高リスク症例では推奨されます．

　　2019年3月に発売されたロモソズマブ（イベニティ）は投与終了後に一過性に骨吸収が亢進することから，ロモソズマブによる治療を終了または中止後に骨吸収抑制薬を使用します．服薬指導時にロモソズマブの使用を把握している症例では，ロモソズマブの終了時期や中止になっていないかを確認し，骨吸収抑制薬を継続していることを確認することも重要です．

エルデカルシトールは，アルファカルシドールと比較して，骨密度増加効果の優越性および高い骨折予防効果を示し，安全性でも同等であることが報告されています[10].

◼ 副作用や禁忌，相互作用の違いにも注意する

エルデカルシトールは，妊婦・妊娠している可能性のある女性，授乳婦に禁忌です．その場合には，アルファカルシドールかカルシトリオールを選ぶとよいでしょう．なお，活性型ビタミン D_3 薬は，重篤な副作用として高カルシウム血症から腎不全を発症する場合があるため，**定期的な血清カルシウムのモニタリングが必要**です．服薬指導の際に，高カルシウム血症の初期症状である食欲不振，悪心・嘔吐，口渇，多尿，筋無力や意識混濁などについて伝えておくことも重要です．また，ジギタリス製剤との併用時は，高カルシウム血症に特に注意する必要があります．

[徳留雄大，大谷道輝]

◼文 献

1）Migliore A et al : Ranking antireabsorptive agents to prevent vertebral fractures in postmenopausal osteoporosis by mixed treatment comparison meta-analysis. Eur Rev Med Pharamacol Sci **17** : 658-667, 2013
2）骨粗鬆症の予防と治療ガイドライン作成委員会（編）:骨粗鬆症の予防と治療ガイドライン 2015 年版，ライフサイエンス出版，東京，2015
3）Rossell RGG et al : Mechanisms of action of bisphosphonates : similarities and differences and their potential influence on clinical efficacy. Osteopros Int **19** : 733-759, 2008
4）Ohishi T et al : Minodoronate for the treatment of osteoporosis. Thera Clin Risk Manag **14** : 729-739, 2018
5）Solomon DH et al : Compliance with osteoporosis medication. Arch Intern Med **165** : 2414-2419, 2005
6）Cotté FE et al : Adherence to monthly and weekly oral bisphosphonate in women with osteoporosis. Osteoporos Int **21** : 145-155, 2010
7）Levin VA et al : Estrogen therapy for osteoporosis in the modern era. Osteoporos Int **29** : 1049-1055, 2018
8）Peng L et al : Efficacy and safety of bazedoxifen in postmenopausal women with osteoporosis : a systematic review and meta-analysis. Medicine **96** : 49, 2017
9）Heike A et al : Relevance of vitamin D in fall prevention. Geriatr Psychol Neuropsychiatr Vieil **15** : E1-7, 2017
10）Xu Z et al : Treatment of osteoporosis with eldecalcitol, a new vitamin D analog : a comprehensive review and meta-analysis of randomized clinical trials. Drug Des Devel Ther **10** : 509-517, 2016

03 降圧薬

● 合併症のない高血圧治療には，Ca 拮抗薬，アンジオテンシン II 受容体拮抗薬（ARB），アンジオテンシン変換酵素（ACE）阻害薬，利尿薬，が第一選択薬となる．

● 効果が不十分なときは，第一選択薬から作用の異なるものを追加する．

● ARB，ACE 阻害薬は臓器保護作用に優れている．

● Ca 拮抗薬は確実な降圧作用を示す．

● β 遮断薬は心不全合併例に有効である．

I 同効薬の違いについて知ろう！

表 1　降圧薬の全体像

分類		おもな一般名（先発品の商品名）	特徴と作用機序
Ca 拮抗薬	ジヒドロピリジン系	アムロジピン（ノルバスク，アムロジン），エホニジピン（ランデル），シルニジピン（アテレック），ニカルジピン（ペルジピン），ニソルジピン（バイミカード），ニトレンジピン（バイロテンシン），ニフェジピン（アダラート），ニルバジピン（ニバジール），バルニジピン（ヒポカ），フェロジピン（スプレンジール），ベニジピン（コニール），マニジピン（カルスロット），アゼルニジピン（カルブロック），アラニジピン（サプレスタ，ベック）	おもに降圧薬として用いられる．ジヒドロピリジン系は①の作用が主であり，強力な降圧作用を示す． ①冠動脈，末梢血管拡張作用 ②心収縮力の抑制 ③刺激電動系の抑制
	ベンゾチアゼピン系	ジルチアゼム（ヘルベッサー）	降圧作用は緩徐．狭心症や頻脈に適応
	フェニルアルキルアミン系	ベラパミル（ワソラン）	
ACE 阻害薬		カプトプリル（カプトリル），エナラプリル（レニベース），アラセプリル（セタプリル），デラプリル（アデカット），シラザプリル（インヒベース），リシノプリル（ロンゲス，ゼストリル），ベナゼプリル（チバセン），イミダプリル（タナトリル），テモカプリル（エースコール），キナプリル（コナン），トランドラプリル（オドリック，プレラン），ペリンドプリル（コバシル）	・臓器保護作用に優れ，心疾患や糖尿病合併例に有効． ・咳の副作用 ・妊婦に禁忌 ・レニン - アンジオテンシン（RA）系の抑制とカリクレイン - キニジン - プロスタグランジン系の増強作用
ARB		ロサルタン（ニューロタン），カンデサルタン（ブロプレス），バルサルタン（ディオバン），テルミサルタン（ミカルディス），オルメサルタン（オルメテック），イルベサルタン（イルベタン，アバプロ），アジルサルタン（アジルバ）	・ACE 阻害薬同様，臓器保護作用に優れ，心疾患や糖尿病合併例に有効． ・ACE 阻害薬と異なり，咳の副作用はほとんどない．①血管収縮抑制②体液貯留抑制③交感神経活性の抑制
利尿薬	サイアザイド系薬	ヒドロクロロチアジド，トリクロルメチアジド（フルイトラン），ベンチルヒドロクロロチアジド（ベハイド）	・循環血液量の減少，長期的には末梢血管抵抗を低下させる ・遠位尿細管での Na 再吸収を抑制
	サイアザイド（類似）利尿薬	メチクラン（アレステン），インダパミド（ナトリックス，テナキシル），トリパミド（ノルモナール），メフルシド（バイカロン）	・サイアザイド系薬と同じ
	ループ利尿薬	フロセミド（ラシックス，オイテンシン）	サイアザイド系薬に比べ，利尿作用は強いが降圧作用は弱い．
	K 保持性利尿薬	スピロノラクトン（アルダクトン A），エプレレノン（セララ），トリアムテレン（トリテレン）	・アルドステロンに拮抗，Na の再吸収，K 排泄を抑制 ・高 K 血症，女性化乳房の副作用
配合剤	ARB + 利尿薬	プレミネント，コディオ，エカード，ミコンビ，イルトラ	・体液貯留傾向に働く，ARB と体内循環量を減らす利尿作用の配合剤
	ARB + Ca 拮抗薬	エックスフォージ，レザルタス，ユニシア，ミカムロ，アイミクス，アテディオ，ザクラス	・異なる作用で相乗効果
	ARB + Ca 拮抗薬＋利尿薬	ミカトリオ	・アドヒアランス向上 ・経済的メリットも
血管拡張薬		ヒドララジン（アプレゾリン）	
β 遮断薬		アテノロール（テノーミン），ビソプロロール（メインテート，ビソノテープ），ベタキソロール（ケルロング），メトプロロール（ロプレソール，セロケン），アセブトロール（アセタノール），セリプロロール（セレクトール），ニプラジロール（ハイパジール），プロプラノロール（インデラル），ナドロール（ナディック），カルテオロール（ミケラン），ピンドロール（カルビスケン）	・β 遮断作用以外に，α 遮断作用，β₁ 選択性，内因性交感神経刺激作用（ISA），など考慮し選択 ①心拍出量の低下 ②ISA（−）では心保護作用
α β 遮断薬		アモスラロール（ローガン），アロチノロール，カルベジロール（アーチスト），ラベタロール（トランデート），ベバントロール（カルバン）	・降圧効果は小さく，収縮機能の低下した心不全に使用
α 遮断薬		ウラピジル（エブランチル），テラゾシン（ハイトラジン，バソメット），ドキサゾシン（カルデナリン），ブナゾシン（デタントール），フェントラミン（レギチーン），プラゾシン（ミニプレス）	・高血圧　褐色細胞腫による高血圧症 ・α₁ 受容体を選択的に遮断
中枢性交感神経抑制薬		クロニジン（カタプレス），グアナベンズ（ワイテンス），メチルドパ（アルドメット）	・他の降圧剤でコントロール不可の場合に追加を考慮 ・メチルドパは妊娠高血圧症に使用可能
末梢性交感神経抑制薬		レセルピン（アポプロン）	・【警告】重篤なうつ状態があらわれることがある
レニン阻害薬		アリスキレン（ラジレス）	・レニンを直接的に阻害することで，血漿レニン活性を抑制し，アンジオテンシン I 以降のすべてのアンジオテンシンペプチドの産生を抑制．ARB と同等の降圧効果を示す． 【禁忌】ACE 阻害薬または ARB を投与中の糖尿病患者
硝酸薬		ニトロプルシドナトリウム（ニトプロ），ニトログリセリン（ミリスロール，ミオコール）	・高血圧緊急症に点滴静注

▌1 降圧薬の基本的な選びかた

❶ 合併症への影響を考慮し選択する

　第一選択薬となりうる降圧薬は，各々積極的に使用すべき適応や，禁忌となる病態があります．各薬効群の特徴を踏まえ，合併症を考慮して選択する必要があります．

❷ 効果不十分の場合は，作用の異なる降圧薬を追加する

　降圧目標値を達成するためには，同一薬の倍量投与よりも，作用機序の異なる降圧薬の併用のほうが，降圧効果が大きいことがメタアナリシスで示されています[1]．

❸ 併用療法における組み合わせにも注意する

　現在，第一選択薬とされている降圧薬の併用は，① ACE 阻害薬あるいは ARB と Ca 拮抗薬，② ACE 阻害薬あるいは ARB と利尿薬，③ Ca 拮抗薬と利尿薬の組み合わせが推奨されています．

❹ 1日1回投与を優先的に選択する

　目標血圧レベルを維持するために，24 時間安定した降圧作用と患者の QOL を考慮して1日1回投与の薬剤を優先して選択します．

▌2 降圧薬のガイドラインによる選びかた

　『高血圧治療ガイドライン 2019』（JSH2019）[2] では，成人（75 歳未満）の高血圧基準はこれまでどおり，140/90 mmHg 以上（診察室血圧）とされましたが，降圧目標は 130/80 mmHg 未満とより引き下げられました．降圧治療の最終目的は，心血管病発症の予防であり，すべての高血圧症に食事療法，運動等の非薬物療法とあわせた薬物療法が推奨されています．

　主要な降圧薬には，それぞれ積極的適応，禁忌や慎重投与が存在します（表2）．

表2　主要降圧薬の積極的適応				
	Ca 拮抗薬	ARB/ACE 阻害薬	サイアザイド系利尿薬	β遮断薬
左室肥大	●	●		
心不全		●[*1]	●	●[*1]
頻脈	●（非ヒドロピリジン系）			●
狭心症	●			●[*2]
心筋梗塞後		●		●
CKD[*3]（蛋白尿−）	●	●	●	
CKD[*3]（蛋白尿＋）		●		
脳血管障害慢性期[*3]	●	●	●	
糖尿病[*3]		●		
骨粗鬆症[*3]			●	
誤嚥性肺炎[*3]		●（ACE 阻害薬）		

[*1] 少量から開始し，注意深く漸増する．　[*2] 冠攣縮性狭心症には注意．
[*3] 筆者による追記．
［日本高血圧学会：高血圧治療ガイドライン 2019，p77 より許諾を得て改変し転載］

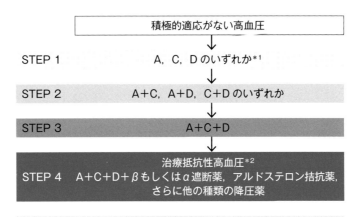

	積極的適応がない高血圧	
STEP 1	A，C，D のいずれか*1	
STEP 2	A＋C，A＋D，C＋D のいずれか	
STEP 3	A＋C＋D	

STEP 4　A＋C＋D＋β もしくは α 遮断薬，アルドステロン拮抗薬，
さらに他の種類の降圧薬
治療抵抗性高血圧*2

第一選択薬　　A：ARB，ACE 阻害薬，C：Ca 拮抗薬
　　　　　　　D：サイアザイド系利尿薬，サイアザイド類似薬

*1 高齢者では常用薬の 1/2 から開始，1〜3 か月の間隔で増量
*2 5 節「治療抵抗性高血圧およびコントロール不良高血圧の対策」を
参照

図 1　積極的適応がない場合の高血圧治療の進め方

［日本高血圧学会：高血圧治療ガイドライン 2019, p78 より許諾を得て改変
し転載］

　これら積極的適応に該当しない場合の高血圧に対しては，Ca 拮抗薬，ARB，ACE 阻害
薬，利尿薬が第一選択薬とされています（図 1）.

［牛田　誠］

Ⅱ 同種薬の違いについて知ろう！

A カルシウム（Ca）拮抗薬の違いがわかる！

表3　Ca拮抗薬の特徴

分類	一般名 (先発品の商品名)	剤型	GEの有無	用法 (/日)	適応症				
					高血圧	腎性高血圧	狭心症	頻脈性不整脈	その他
ベンゾチアゼピン系	ジルチアゼム (ヘルベッサーR)	カプセル	○	1回	本態性 (軽症～中等症)		○ ＋異型狭心症		
ジヒドロピリジン系	ニフェジピン (アダラートCR)	錠	○	1回 (最大2回)	本態性	腎実質性, 腎血管性	○ ＋異型狭心症		
	ニカルジピン (ペルジピンLA)	カプセル	○	2回	本態性				
	ニソルジピン (バイミカード)	錠	○	1回	○	腎実質性, 腎血管性	○ ＋異型狭心症		
	マニジピン (カルスロット)	錠	○	1回	○				
	ベニジピン (コニール)	錠	○	1回	○	腎実質性	○		
	アムロジピン (アムロジン, ノルバスク)	錠	○	1回	○		○		
	エホニジピン (ランデル)	錠	×	1～2回	○	腎実質性	○		
	シルニジピン (アテレック)	錠	○	1回	○				
	アゼルニジピン (カルブロック)	錠	○	1回	○				
フェニルアルキルアミン系	ベラパミル (ワソラン)	錠	○	3回			○	○	心筋梗塞その他の虚血性心疾患

違いの着眼点 1　臓器選択性から適応症の違いに着目しよう！

Key Point

- ジヒドロピリジン系は末梢血管への選択性が高く，ベンゾチアゼピン系は冠血管と末梢血管の両方に作用する．
- フェニルアルキルアミン系はおもに冠血管に作用し，不整脈・狭心症の適応もある．

　　Ca拮抗薬は，末梢血管への選択性が高く降圧効果が強いジヒドロピリジン系（DHP），冠血管と末梢血管の両方に作用するベンゾチアゼピン系（BTZ），おもに冠血管に作用し，心筋の仕事量を軽減させ不整脈や狭心症の効能をもつフェニルアルキルアミン系（PAA）の3つに分類されます．そのうち降圧薬で用いられる薬剤はジヒドロピリジン系，ベンゾチアゼピン系の2分類です．

ジヒドロピリジン系薬剤のなかには，高血圧症以外に，狭心症の適応をもつものもあります．

違いの着眼点2 服用回数にも着目しよう！

Key Point

- 1日1〜2回製剤は，血圧変動も少なく，アドヒアランスがよい．

もともとニフェジピンやニカルジピンの半減期は2.61時間（β相），1.5時間であり，1日3回製剤もあります．ニフェジピンはL錠（1日2回製剤），CR錠（1日1回製剤），またニカルジピンはLA錠（1日2回製剤）と，徐放性に工夫することで効果を持続させています．ニフェジピンのCR錠は，一定速度で放出する浸食性マトリックスを用い，外層部と外層部に比べニフェジピンの放出速度が速やかな内核錠の2つの徐放性部分からなる有核二層錠となっているため，粉砕や簡易懸濁法による投与は不可になっています．その他のジヒドロピリジン系薬も長時間作用型になっており，アムロジピンとアゼルニジピンの半減期はそれぞれ36.2時間，20.9時間（β相）と長く，1日1〜2回の製剤になっています．

処方が短時間作用型から長時間作用型へと移り変わった背景として，服用回数の減少によるアドヒアランス向上の目的もありますが，ニフェジピンのような強力な降圧作用で持続時間が短いと，血圧が変動しやすくなり虚血性心疾患を増悪させる可能性も指摘されています[3]．また，過度の降圧は反射性頻脈，脳梗塞を誘発しやすくなるため[4]，現在では長時間作用型が推奨されています．

違いの着眼点3 Caチャネルのサブタイプに着目しよう！

Key Point

- T型・N型に作用するCa拮抗薬は，腎保護作用・尿蛋白抑制効果があり，反射性頻脈が生じにくい．
- N型に作用するCa拮抗薬は浮腫になりにくい．

電位依存性Caチャネルは，電気生理学的，薬理学的性質の違いからL型，T型，N型の3つに分類されます．L型は心筋細胞，血管平滑筋，骨格筋などの多くの細胞に存在し，降圧に関与します．T型は血管平滑筋のほかに心臓，腎臓，副腎などに存在し，糸球体内圧に関与します．N型は交感神経終末に存在し，交感神経抑制と腎保護作用に関与します．

ジヒドロピリジン系の薬剤も，それぞれ違うCaチャネルを抑制します（表4）．すべてのジヒドロピリジン系のCa拮抗薬は，L型チャネルを遮断し血管の収縮を抑制します．ニフェジピンやアムロジピンはL型のみ抑制することがわかっています．エホニジピン，アゼルニジピン，ベニジピンはL型に加えT型チャネルも抑制するため，糸球体内圧の低下により尿蛋白抑制の可能性があります．また，N型チャネルを抑制するシルニジピンは，交感神経終末からのノルエピネフリン分泌を抑制することで，心拍数を抑える作用もあります．さらに，細静脈を拡張させるため浮腫を生じにくいという特徴があります．

表4　各薬剤が作用するCaチャネル			
一般名	Caチャネルの種類		
	L型	T型	N型
	降圧に関与	腎保護作用	交感神経抑制腎保護作用
ジルチアゼム	＋	－	－
ニフェジピン	＋	－	－
アムロジピン	＋	－	－
エホニジピン	＋	＋	－
アゼルニジピン	＋	＋	－
シルニジピン	＋	－	＋
ベニジピン	＋	＋	＋

　L型のみを遮断するCa拮抗薬は反射性頻脈が起こることがありますが，T型，N型を遮断する薬剤は心拍数の増加を抑えることから，**反射性頻脈が起こりにくい**といわれています[5,6].

違いの着目点4　副作用の薬剤性歯肉増殖症に着目しよう！

Key Point

• Ca拮抗薬のなかでも，ニフェジピンの歯肉増殖の発症率が最も高い.

服薬指導の会話例　どう伝える？　歯肉肥厚の副作用

患者

> 最近，歯茎が腫れてきたので歯医者にいったところ，薬の影響かもしれないのでかかりつけ薬局で調べてもらうようにいわれました.

薬剤師

> いつ頃から気になりはじめましたか？　あなたが飲んでいる血圧の薬（Ca拮抗薬）には，薬剤性歯肉肥厚という副作用があります. 同じCa拮抗薬でも頻度はさまざまです. 副作用の頻度が少ないものに変更できないか，医師と相談してみますね. また，普段から歯茎のマッサージをすることで予防効果もありますよ.

　薬剤性歯肉増殖症は，免疫抑制薬のシクロスポリン，抗てんかん薬のフェニトインのほかに，Ca拮抗薬でも報告があります. 歯肉の腫れは軽度なものから，歯牙がみえないほど重症化することもあります. 多くは痛みを伴いません. すべてのCa拮抗薬の副作用に「歯肉肥厚」と記載されており，歯肉増殖症が発症する可能性があります.

　各薬剤の添付文書では，歯肉肥厚の発現頻度は0.1％と低く記載されていますが，ニフェジピン7.7％，ジルチアゼム4.0％，マニジピン1.8％，アムロジピン1.3％，ニソルジピン1.1％，およびニカルジピン0.5％に歯肉肥厚が認められたという報告もあり，**薬剤によって発現頻度が違う**といわれています[7]. また，歯肉肥厚は**女性より男性のほうが約3倍高く発現**したとの報告もあります[8]. 多くは薬剤の中止によって歯肉の腫れも軽減しますが，Ca拮抗薬以外の降圧薬へ変更が困難である場合は，歯肉増殖症の頻度が低いCa拮抗薬への変更も考慮するなどが必要です.

Key Point

● シルニジピン，アゼルニジピンはグレープフルーツジュースの影響を特に受けやすい．

　　Ca拮抗薬は，おもにCYP3A4で代謝される薬剤です．シクロスポリン，ミダゾラムなどCYP3A4で代謝される薬剤との相互作用には注意が必要です．

　　薬剤のほかに，グレープフルーツジュースの成分によりCYP3A4の活性が阻害され，AUCまたはC_{max}が増加し降圧作用が強く出る場合があります（表5）．ニソルジピンやニフェジピンなどの初回通過効果の高い薬剤，バイオアベイラビリティの低い薬剤ほどグレープフルーツジュースとの相互作用を受けやすいことが報告されています[9]．シルニジピンやアゼルニジピンはグレープフルーツジュースと併用することでAUC，C_{max}が2倍以上増加するため，過度の降圧作用が起こらないように注意が必要です．なお，ニソルジピンの添付文書には，「グレープフルーツジュースを飲用中止4日から投与が望ましい」との記載もあります．これまで，アムロジピンは臨床試験に基づいて相互作用を受けにくいとされており，グレープフルーツジュースとの併用注意の記載はありませんでした．しかし，実臨床においてグレープフルーツと併用し降圧作用が増強した報告があり，アムロジピンにも併用注意に追記されました．これにより，すべてのジヒドロピリジン系Ca拮抗薬が，グレープフルーツジュースと併用注意になりました．

[鈴木大吾]

表5　グレープフルーツジュースとの相互作用に関する報告

一般名	グレープフルーツ ジュースとの併用	グレープフルーツ併用時の薬物動態	
		AUC	C_{max}
ジルチアゼム	記載なし	1.2倍[1]	有意差なし[1]
ニフェジピン	併用注意	1.34倍	1.1倍
ニカルジピン	併用注意	1.4倍[2]	記載なし[2]
ニソルジピン	併用注意	4.11倍[3]	4.91倍[3]
マニジピン	併用注意	2.27倍 光学異性体（＋） マニジピンとして	2.39倍 光学異性体（＋） マニジピンとして
ベニジピン	併用注意	1.59倍	1.73倍
アムロジピン	併用注意	1.14倍	1.15倍
エホニジピン	併用注意	1.67倍	1.56倍
シルニジピン	併用注意	2.27倍	2.39倍
アゼルニジピン	併用注意	3.32倍	2.54倍

1) Christensen H et al : Coadministration of grapefruit juice increases systemic exposure of diltiazem in healthy volunteers. Eur J Clin Pharmacol **58** : 515-520, 2002

2) Uno T et al : Effects of grapefruit juice on the stereoselective disposition of nicardipine in humans: evidence for dominant presystemic elimination at the gut site. Eur J Clin Pharmacol **56** : 643-649, 2000

3) Takanaga H et al : Relationship between time after intake of grapefruit juice and the effect on pharmacokinetics and pharmacodynamics of nisoldipine in healthy subjects. Clin Pharmacol Therapeutics **6** : 201-214, 2000

構造式にも目を向ける!!

　ジヒドロピリジン系 Ca 拮抗薬は，図のような同じ化学構造を有しており，この部分をジヒドロピリジン系骨格といいます．

ジヒドロピリジン系骨格

ニフェジピン
分子式：$C_{17}H_{18}N_2O_6$
分子量：346.33

アムロジピン
分子式：$C_{20}H_{25}CIN_2O_5 \cdot C_6H_6O_3S$
分子量：567.05

および鏡像異性体

シルニジピン
分子式：$C_{27}H_{28}N_2O_7$
分子量：492.52

アゼルニジピン
分子式：$C_{33}H_{34}N_4O_6$
分子量：582.65

図　化学構造

　ニフェジピンは基本骨格の左右に「-CH₃」の置換基がついています．また，アムロジピンの置換基には「-NH₂」（アミノ基）があり，ニフェジピンと比較し置換基が増えています．アミノ基が入ると水溶性が向上するため，排泄経路であると尿中排泄率が約60％と高くなります（**表**）．

シルニジピン，アゼルニジピンの構造式はどうでしょうか．両薬剤ともに置換基が増えており分子量も大きくなっています．置換基が増えることで，脂溶性に傾き肝臓での代謝が必要となり，腎排泄よりも糞便排泄に傾くこと，また分子量が大きくなることで代謝が長時間となる傾向になります．つまり肝でチトクロム（CYP）により代謝され，半減期も長くなります．前述したように，シルニジピンやアゼルニジピンがグレープフルーツジュースの影響を受けてしまうのは，構造式の違いによるものと考えられます．

表　薬物動態

薬剤名	T_{max}（時）	$t_{1/2}$（時）	排泄率（%）		代謝酵素
			尿	糞	
ジルチアゼム（徐放製剤）	13.6	7.3	69	17	CYP3A4
ニフェジピン（1日1回製剤）	3 および 12（二峰性）	−	約60	−	CYP3A4
ニカルジピン（徐放製剤）	0.8 および 6.0（二峰性）	7.6	21.0	−	CYP3A4
ニソルジピン	1.5	9.8	61.9	1.5	CYP3A4
マニジピン	3.6	α相：1.5 β相：7.2	検出なし	−	CYP3A3，CYP3A4 CYP3A5，CYP2C8 CYP2E1
ベニジピン	0.8	0.97	約35	約36	CYP3A4
アムロジピン	5.6	36.2	59.3	23.4	CYP3A4
エホニジピン	2.2	2.2	2～3.1（イヌ）	93.8～95.5（イヌ）	該当資料なし
シルニジピン	2.8	5.2	検出なし	数値記載なし 主要排泄経路	CYP3A4 CYP2C19
アゼルニジピン	2.7	α相：1.4 β相：20.9	26	63	CYP3A4

B アンジオテンシン変換酵素（ACE）阻害薬の違いがわかる！

表6　ACE阻害薬の特徴

一般名	商品名	剤形	GEの有無	特徴 適応症 高血圧関連 (本態性)高血圧	腎性	腎血管性	悪性	その他	用法(/日)
カプトプリル	カプトリル	錠	○	○	○	○	○		3回
	カプトリル-R	カプセル	×	○	○				1～2回
エナラプリル	レニベース	錠	○	○	○	○	○	慢性心不全（軽症～中等症）	1回
アラセプリル	セタプリル	錠	○	○	○				1～2回
デラプリル	アデカット	錠	×	○	○	○			2回
シラザプリル	インヒベース	錠	○※	○					1回
ベナゼプリル	チバセン	錠	○	○					1回
イミダプリル	タナトリル	錠	○	○	○(腎実性)			1型糖尿病に伴う糖尿病性腎症	1回
テモカプリル	エースコール	錠	○	○	○(腎実性)	○			1回
キナプリル	コナン	錠	×	○					1回
トランドラプリル	オドリック	錠	○	○					1回
ペリンドプリル	コバシル	錠	○	○					1回
リシノプリル	ゼストリル,ロンゲス	錠	○	○				慢性心不全（軽症～中等症）	1回

※先発品インヒベースは販売中止．経過措置2021年3月．
エナラプリル，リシノプリルは小児高血圧症の適応あり．

　　ACE阻害薬は日本で1980年代から発売されており，ARBよりも歴史の古い薬剤で，現在では12種類の成分が上市されています．しかし，空咳の出現頻度が高いことや血管神経性浮腫による呼吸困難などの重大な副作用があり，安全性の観点からARBの処方頻度が多くなっています．

　　ACE阻害薬の降圧作用自体はARBと同等かやや弱く，臓器保護効果に関しては高血圧患者における心疾患イベントや全死亡リスクの低減効果は同等とされています[10]．

違いの着眼点1　適応症に着目しよう！

Key Point

- **エナラプリル，リシノプリルは小児の適応あり．**
- **エナラプリル，リシノプリルは慢性心不全（軽症～中等症）の適応あり．**

1 小児にも使用できる

　　エナラプリル，リシノプリルは，日本小児循環器学会および日本小児腎臓病学会より小児高血圧症に対する用法・用量の追加要望があり，2012年1月に公知申請に該当する評価を受けました．小児の高血圧は，動脈硬化の危険因子であり，未治療の場合には成人同

様に心血管疾患や腎不全にいたる可能性のある疾患です[11]. **エナラプリルは生後1ヵ月以上の小児に0.08 mg/kgを1日1回投与,リシノプリルは6歳以上の小児に対して0.07 mg/kgを1日1回投与**の用法・用量が承認されています.

2 左室駆出率(LVEF)の低下した心不全に使用できる

エナラプリル,リシノプリルは軽症〜中等症の慢性心不全の適応があります.

ACE阻害薬やARBは心不全に対する発症予防や予後改善の効果が証明されています. 心保護のメカニズムは,心臓組織局所のRAS活性化阻害作用に加えて,循環RAS抑制による末梢血管低下に伴う後負荷の軽減や,尿細管からの水・ナトリウム再吸収抑制に伴う前負荷の軽減があげられます.

『急性・慢性心不全診療ガイドライン(2017年改訂版)』[2]では,症候・無症候を問わず,すべての左室収縮機能低下患者にACE阻害薬を用いるべきと推奨しています.

違いの着眼点2 安全性に着目しよう!

Key Point
- ペリンドプリル,ベナゼプリルは空咳の発現率が高い.

1 空咳の発現率にも違いがある

ACE阻害薬には,空咳という10%程度の発現頻度が高い副作用があります(表7). 空咳の発症機序には,サブスタンスPやプラジキニンの増加などが考えられています. 空咳の発現によりARBに処方の機会を奪われている状況です.

空咳の発現率は薬剤によって違います. 承認時と市販後調査の結果より**ペリンドプリル(8.22%),ベナゼプリル(7.25%)は高く**,エナラプリルやシラザプリルは2%程度と低くなっています. シラザプリルは,承認時では7.09%と高頻度でしたが,市販後調査では1.77%と低く,全体的に空咳の頻度は低い傾向でした. 空咳でACE阻害薬が使いにくい場合は,発現率の低いACE阻害薬へ変更し,経過観察することもよいでしょう.

サブスタンスP

サブスタンスPは神経伝達物質の1つで,生理的な機能から病態にまでおよび,痛覚,炎症,嘔吐,嚥下,情動などに関係があるといわれています. 嚥下機能は飲み込みに関連する嚥下反射と異物を吐き出す咳反射によって維持されており,脳でコントロールされています. この反射機能を調節している神経伝達物質がドパミンとサブスタンスPになり,どちらかが低下することで咳反射や嚥下反射が低下し誤嚥性肺炎が起こりやすくなります. ACE阻害薬によるサブスタンスPが増加することで,咳嗽が発生しやすくなります. そのため,誤嚥性肺炎を繰り返す患者に対しては,ACE阻害薬の使用を促す要因となります.

一般名	咳および咳嗽		
	承認時までの件数（頻度）	使用成績調査の累計件数（頻度）	計
カプトプリル	4 (1.07%)	59 (1.70%)	63 (1.64%)
エナラプリル	4 (0.44%)	192 (2.06%)	196 (1.92%)
アラセプリル	5 (0.58%)	254 (2.50%)	259 (2.35%)
デラプリル	11 (1.09%)	531 (4.42%)	542 (4.16%)
シラザプリル	41 (7.09%)	254 (1.77%)	295 (1.98%)
ベナゼプリル	38 (6.25%)	459 (7.34%)	497 (7.25%)
イミダプリル	23 (2.68%)	275 (4.76%)	298 (4.49%)
テモカプリル	41 (4.47%)	338 (6.53%)	379 (6.22%)
キナプリル	42 (6.94%)	405 (6.59%)	447 (6.62%)
トランドラプリル	31 (6.08%)	415 (7.09%)	446 (7.01%)
ペリンドプリル	42 (7.1%)	527 (8.3%)	569 (8.22%)
リシノプリル	60 (7.19%)	969 (4.66%)	1,029 (4.76%)

表 7　空咳（咳および咳嗽）の頻度

　また，この空咳の副作用を利用して，ACE 阻害薬は誤嚥性肺炎を繰り返す高齢者の高血圧症に対し積極的に使用するよう推奨されていましたが，『高血圧治療ガイドライン2019』[2] ではその位置付けはなくなり，「高齢者高血圧」で誤嚥性肺炎を繰り返す高齢者への投与を第一選択として考慮することとなっています．

服薬指導の会話例 もしかして空咳の副作用？

患者

> 喉が締め付けられているような違和感が続くのですが，風邪でしょうか？
> 熱もなく，薬を飲むほどではないけれど気になっています．

薬剤師

> 血圧の薬（ACE 阻害薬）による空咳の副作用の症状かもしれません．服薬を継続することで空咳の症状が軽症となる場合や，消失する場合があります．もし軽度で問題なければ，今のまま服薬を継続しても心配ありません．生活に悪影響を与えるようなら医師にも相談してみましょう．

2 禁忌にも違いがある

　すべての ACE 阻害薬の禁忌項目に「血管浮腫の既往歴のある患者」，「デキストラン硫酸固定化セルロース，トリプトファン固定化ポリビニルアルコールまたはポリエチレンテレフタレートを用いた吸着器によるアフェレーシスを施行中の患者」，「アクリロニトリルメタリルスルホン酸ナトリウム膜（AN69）を用いた血液透析施行中の患者」，「妊婦又は妊娠している可能性のある婦人」，「アリスキレン（商品名：ラジレス）を投与中の糖尿病患者」があります．

　シラザプリルのみ，もう 1 つ禁忌項目の「腹水を伴う肝硬変のある患者」の記載があります．これは，腹水のある肝硬変患者に投与したところ 48 時間後においても ACE 活性が 90%以上阻害されたままであり，活性代謝物のシラザプリラートの血中濃度が高い状態となり過度の降圧なったため，使用しないこととなっています[17]．

Key Point

- 活性型の製剤とプロドラッグ製剤がある.
- 消失半減期はトランドラプリルやペリンドプリルが長い.

　　　　　多くのACE阻害薬は，体内で代謝されることで活性体となるプロドラッグ製剤です．カプトプリル，アラセプリル，リシノプリルはそれ自体に活性があり，未変化体により作用を示します（表8）．

　　　　　日本で最初に発売されたカプトプリルは，1日3回製剤です．その後の開発において，作用時間が長く，かつ降圧効果が強力であるACE阻害薬が求められました．しかし，新たに開発された活性体の化合物は，疎水性が増大し，経口吸収が低いものでした．そこで**プロドラッグ化しバイオアベイラビリティの改善**，肝臓で速やかに加水分解され，活性体となり薬効を示す化合物としました．

　　　　　イミダプリルは，活性代謝物のイミダプリラートの薬物最高血中濃度到達時間（T_{max}）が9.3時間と長くなります．トランドラプリルの活性代謝物トランドラプリラートの消失は

化学構造の違い（–SH基と–COOH基）

　ACE阻害薬は，プロリンまたはそれに似た環構造からなりますが，その構造中にカプトプリル（図A）のようにチオール基 - SH基があるか，エナラプリル（図B）のようにカルボキシル基 - COOH基があるかで特徴が違います．

チオール基

図A　カプトプリルの化学構造

カルボキシル基　　　　　　　　　　　　　　　カルボキシル基

エナラプリル　　　　　　　　　　　　　　　　エナラプリラト（活性体）

図B　エナラプリル，エナラプリトの化学構造

　ACE阻害薬はおもにZnイオンに結合することで阻害作用を発揮します．SH基は活性に重要な役割を示す一方，蛋白尿や，味覚障害，皮膚湿疹などを起こすことが知られています．そこで，Znに対するリガンドとしてカルボキシル基をもつエナラプリルが開発されました．現在発売されているACE阻害薬の多くは，カルボキシルを有するプロドラッグとして開発されたものです[A]．

文献

A) 瀧下修一：ACE阻害薬とアンジオテンシン受容体拮抗薬．ACE阻害薬の種類と特徴（解説 / 特集）．
　臨床科学 **33**：264-273，1997

一般名	プロドラッグ	バイオアベイラビリティ（%）	t_{1/2}（時）	おもな排泄部位	未変化体尿中排泄率（%）（活性代謝物）
カプトプリル	×	62	0.43	腎	約35
カプトプリル（徐放剤）	×	62	2.13	腎	42.5
エナラプリル	○	約40	9.5	腎	21.2（エナラプリラト：30.9）
アラセプリル	×	―	1～2	腎	―（遊離型カプトプリル：60～70）
デラプリル	○	72（イヌ）	1.06	胆汁および腎	2.1（M-Ⅰ：21.4 M-Ⅲ：30.4）
シラザプリル	○	80	initial phase：2.6 terminal phase：52.6	腎	約20（シラザプリラート：39～67）
ベナゼプリル	○	―	3.7～8.2	胆汁および腎	1未満（ベナゼプリラート：17.0～20.9）
イミダプリル	○	―	14.8	胆汁および腎	―
テモカプリル	○	―	α：1.6 β：21.5	胆汁および腎	0.6～1.8（テモカプリラート：8.9～31.9）
キナプリル	○	51.7	18.8～22.5	胆汁および腎	3.8～6.0（キナプリラート：29.4～40.4）
トランドプリル	○	―	一相：5.8～29.6 二相：96.7～187.7	胆汁および腎	未変化体記載なし（トランドラプリラート：7.3～22.9）
ペリンドプリル	○	94	57.3～114.4	腎	21～26（ペリンドプリラート：3～10）
リシノプリル	×	20以上	α：2.6～4.5 β：30.8～36.1	腎	21～27

表8 ACE阻害薬の薬物動態

二相性を示し，二相目の血中濃度半減期（t_{1/2}）は96.7時間と，長く緩やかに消失します．消失経路をみると，デラプリル，ベナゼプリル，イミダプリル，テモカプリル，キナプリル，トランドラプリルは胆汁中にも排泄があるため，腎臓への負担も少ないと考えられます．

[鈴木大吾]

表9 ARBの特徴

一般名 （先発品の商品名）	剤形	GEの有無	最大投与量（海外）	特徴	
				適応症	
ロサルタン （ニューロタン）	錠	○	100 (100)	高血圧および蛋白尿を伴う2型糖尿病の糖尿病性腎症	トロンボキサンA₂受容体抑制効果や尿酸排泄促進作用を有する
カンデサルタン （ブロプレス）	錠	○	12 (32)	腎実質性高血圧症，ACE阻害薬の投与が適切でない場合の慢性心不全（軽症～中等症）	AT₁受容体への強い結合（アンカードメイン）にて，安定した降圧効果を示す．（T/P比80%以上）
バルサルタン （ディオバン）	錠 OD錠	○	160 (320)	高血圧症	
テルミサルタン （ミカルディス）	錠	○	80 (80)		血中半減期が最も長い
オルメサルタン （オルメテック）	OD錠	○	40 (40)		体内で速やかに活性型に変換され，作用発現が早い．カルボキシル基，ヒドロキシル基を有し，AT₁受容体に強く結合（ダブルチェーンドメイン）
イルベサルタン （イルベタン，アバプロ）	錠	○	200 (300)		海外：高血圧および蛋白尿を伴う2型糖尿病の糖尿病性腎症
アジルサルタン （アジルバ）	錠	×	40 (-)		AT₁受容体への強い結合強い降圧作用

現在7種類のアンジオテンシンⅡ受容体拮抗薬（angiotensin Ⅱ receptor blocker：ARB）が発売されており，Ca拮抗薬などと同様に高血圧治療の第一選択薬となっています．

ARBはアンジオテンシンⅡの受容体（AT₁受容体）を阻害し，アンジオテンシンⅡの血管収縮作用などを阻害し，血圧を低下させます．また，降圧作用以外にも心臓や腎臓の保護作用などがあり，『高血圧治療ガイドライン2019』では，心不全や腎症などを合併する症例においても第一選択薬となっています[2]．すべてのARBには，臓器保護など降圧作用以外の作用もありますが，その強さや効果は一律でなく，患者の病態に応じたARBを選択する必要があります．

AT₁受容体への親和性などから，降圧作用の違いについても複数の報告がみられます．国内7番目に発売されたアジルサルタンは，従来のARBに比べ降圧効果が高く[14,15]，Ca拮抗薬とほぼ同等であることが特徴です．その他にも，エナラプリルと各ARBの降圧効果の比較[16]では，オルメサルタン＞エナラプリル＞テルミサルタン＝バルサルタン＝カンデサルタン＞ロサルタンとの報告もあります．

このように，循環血液量に関与するレニン－アンジオテンシン－アルドステロン系（renin-angiotensin-aldosterone system：RAAS）に作用するARBには降圧以外の効果もあります．適応症の違い，薬物動態の違いなどを整理し，また同じRAASに作用するACE阻害薬との違いも理解しておきましょう．

違いの着眼点 1 高血圧症以外の適応症をもつ薬剤に着目しよう！

Key Point

● ロサルタンは糖尿病における糖尿病性腎症，カンデサルタンは慢性心不全に適応あり．

服薬指導の会話例 糖尿病患者さんにおすすめロサルタン

血圧は安定しているが，糖尿病があるので血圧の薬を変更しましょうと医師にいわれました．血圧の薬が糖尿病に関係あるのですか？

患者

糖尿病の患者さんは腎臓の機能が低下しやすくなります．ロサルタンは血圧を下げるだけでなく，腎臓への血流を調整することで腎機能の悪化を防いでくれます．血圧が安定しているからと止めずに，継続してください．

薬剤師

1 腎保護作用がある

アンジオテンシンⅡ（AⅡ）は，腎臓で糸球体輸出細動脈を収縮させることで糸球体内圧が上昇し，腎臓の炎症，線維化を促進させます．アンジオテンシンⅡの作用を抑制するARB，ACE阻害薬は糸球体内圧を下げ，腎保護効果をもたらします．日本腎臓学会でも『エビデンスに基づくCKD（慢性腎臓病）診療ガイドライン2018』において，CKD患者に対する降圧治療においては，「ACE阻害薬またはARBを第一選択とする」としています．

現在，ロサルタンだけが大規模国際共同試験（RENAAL試験）の結果を基に「高血圧および尿蛋白を伴う2型糖尿病における糖尿病性腎症」の保険適用が承認されていますが，海外ではイルベサルタンにも適応があり，ARBに共通した作用だと考えられています．

2 心不全に効果がある

慢性心不全の状態では，心筋のポンプ機能を維持しようとして交感神経活動やRAASが亢進し，循環血量，細胞外液量の増加により，血圧の上昇，全身のうっ血，肝臓肥大などが生じています．ARBはACE阻害薬と同様に血管拡張作用に加え，心臓のリモデリングを抑制する作用があることが判明しており，心不全を合併した高血圧症に積極的に使用されています．

しかし，心血管系イベントに対するACE阻害薬とARBの比較については，現在十分なエビデンスはありません．2007年WHO（世界保健機関）やISH（国際血圧学会）によって設立されたBPLTTCによるメタアナリシスでは，ACE阻害薬では冠動脈疾患の予防効果が示されましたが，ARBでは示されませんでした．一方，両薬に有意差がないとする「VALIANT」「ONTARGET」報告もあります．現段階では，虚血性心疾患の予防効果に関しては，ACE阻害薬のほうがすぐれており，副作用などでACE阻害薬の投与が適切でない場合の慢性心不全に対しARBを使用することになっています．

カンデサルタンは，CHARM臨床試験の結果，心不全患者の死亡率・入院率が低下することが示され，「慢性心不全（軽～中等症，ACE阻害薬の投与が適切でない場合）」の

適応を取得しています.

　保険適用以外の効果ではありますが，ロサルタンは，腎尿細管からの尿酸再吸収を担う尿酸トランスポーター（urate transporter 1：URAT1）を尿細管管腔側から阻害し，尿酸の再吸収を抑制することで血中の尿酸値を低下させる作用があることが示されています [17]．この尿酸排泄作用はイルベサルタンにも同じように認められます [18]．

違いの着眼点 2 　薬物動態の違いに着目しよう！

Key Point
- ほとんどの ARB は肝臓で代謝される．ロサルタン，イルベサルタン，カンデサルタン，バルサルタン，アジルサルタンは CYP2C9 が代謝に関与している．
- テルミサルタンはほとんどが糞便中排泄であり，腎機能障害時でも安心して使用できる．
- 消失半減期はテルミサルタンが最も長く，ロサルタンが最も短い．

■1 代謝・排泄の違い

　ARB の多くは蛋白結合率が高く，CYP2C9 への親和性が高いのが特徴です（表 10）．
　ロサルタン [19]，イルベサルタン [20]，カンデサルタン [21]，バルサルタン [22]，アジルサルタンはおもに CYP2C9 で代謝されます．ロサルタンとイルベサルタンは，CYP2C9 に加え，CYP3A4 が代謝に関与しており，シクロスポリンやグレープフルーツジュースとの相互作用も報告されています [22]．テルミサルタンは，CYP450 の代謝を受けず，グルクロン酸抱合にてアシルグルクロナイドとなり [23]，そのほとんどが糞中に排泄されるため，腎機能障害時に比較的安心して使える薬剤といえます．プロドラッグであるロサルタン，カンデサルタン，オルメサルタンは，その代謝物の活性にも着目してください．ロサルタンの主要代謝物であるカルボン酸体は，ロサルタンよりも 10 〜 40 倍の高い活性を示します．オルメサルタンは ARB のなかで最も脂溶性が低く，CYP450 やグルクロン酸抱合酵素（UDP-glucuronosyltransferase：UGT）による代謝をほとんど受けず，オルメサルタンとして排泄されるのが特徴です [24]．

　排泄経路は，テルミサルタンとバルサルタンは肝臓から胆汁中に排泄されます．

　消失半減期はテルミサルタンが 21 〜 38 時間と最も長く，オルメサルタン＞イルベサルタン＞アジルサルタン＞カンデサルタン＞バルサルタン＞ロサルタンの順です．ただし ARB の効果や効果持続時間は，AT_1 受容体への親和性によっても左右されるため，半減

コラム　**心血管リモデリング**

　高血圧などの病態では血行力学的負荷が増大し，心臓および血管に構造上の変化が生じますが，このような構造変化を心血管リモデリングと呼んでいます．心血管リモデリングは心臓では心筋細胞肥大や線維化，血管では内腔の変化や中膜平滑筋の増大などです．

　臨床試験や動物実験から，心血管リモデリングにはレニン - アンジオテンシン系の活性化やアンジオテンシン II の産生増加が関与していることが示されています．

表 10　アンジオテンシンⅡ受容体括抗薬（ARB）の薬物動態

	一般名	バイオアベイラビリティ（%）	T$_{max}$（時）	C$_{max}$（ng/mL）	t$_{1/2}$（時）	蛋白結合率（%）	未変化体尿中排泄率（%）（活性代謝物）	代謝酵素	経口投与後の代謝の寄与
活性型	バルサルタン	10～35	2～4	200	6～10	95	13.2	CYP2C9（わずかに関与）	おもに未変化体で排泄
	テルミサルタン	30～60	0.5～1	280	21～38	99.5	ほとんどなし	—	おもに未変化体で排泄
	イルベサルタン	60～80	1.3～3	3,300	11～18	90	0.67	CYP2C9 CYP3A4	おもに代謝物で排泄
	アジルサルタン	75	1.8～2.4	2,020～4,704	13	99.5	15.1	CYP2C9	おもに代謝物で排泄
プロドラッグ	ロサルタン	29～43	1～1.5	250	1～3	98.7	ロサルタン：4（カルボン酸体：7）	CYP2C9 CYP3A4	おもに代謝物で排泄
	カンデサルタン	34～56	2～5	100	6～13	99.5	カンデサルタン：9.8（M-Ⅰ：4.2）	CYP2C9	おもにカンデサルタンとして排泄
	オルメサルタン	26	2	500	18	99.6	オルメサルタン：11.6	—	おもにオルメサルタンとして排泄

期だけで判断しないよう注意しましょう．

2 食事の影響を受けるものと受けないものがある

Key Point

- バルサルタン，テルミサルタンは食事の影響あり．
- カンデサルタン，オルメサルタン，アジルサルタンは食事の影響を考えなくてよい．

服薬指導の会話例　食事の影響を受ける薬

患者

> 仕事の都合，朝食の時間がバラバラなのです．食事をしなくても血圧の薬は飲んだほうがいいのでしょうか？

薬剤師

> バルサルタンという薬は，食事前後で薬の効果に少し差があります．安定した効果を得るために，食前，食後の指示を守り，毎日同じ時間に服用してください。

　ARB には薬物動態が食事の影響を受けるものと受けないものがあります（表11）．
　食事の影響があるのはバルサルタンとテルミサルタンです．バルサルタンは，連用時と空腹時単回投与後の体内動態の比較において，食後の最高血漿中濃度と AUC が約40%低

表 11　アンジオテンシンⅡ受容体括抗薬（ARB）の薬物動態における食事の影響

一般名	食事の影響
ロサルタン	食後投与では親薬物・活性代謝物とも C_{max} が有意に低下，$t_{1/2}$ も食後は有意に延長．AUC は食後は親薬物 20%，活性代謝物 14%低下
アジルサルタン，カンデサルタン	影響しない
バルサルタン	直接比較ではないが，食後では C_{max} が 37%，AUC が 45%低下した
テルミサルタン	食後では C_{max} が 57%，AUC が 32%低下し，$t_{1/2}$ も 36%延長．海外でも C_{max} が 40%，AUC が 30%低下した
オルメサルタン	影響しない．高脂肪食摂取後では C_{max} が 11%低下する
イルベサルタン	C_{max} の低下は有意ではなく，AUC の低下は有意ではあるものの 16%程度

下します[25, 26]．テルミサルタンは，食事により胃内容物排泄速度が低下し，最高血漿中濃度到達時間が約 2 倍に延長することで，C_{max} と AUC はそれぞれ約 60%と約 30%低下することが報告されています[27]．これらの食事の影響の程度は明確ではありませんが，服薬のタイミングに関する注意が必要になります．**カンデサルタン，オルメサルタン**および**アジルサルタン**は食事の影響がないと考えてよいでしょう．ロサルタンは食事の影響により胃内容物排泄速度が低下して，活性代謝物 EXP-3174 の最高血漿中濃度が有意に低下しますが，AUC には有意な差がないことから，臨床上において食事による影響は少ないと考えられます．

バルサルタンとテルミサルタンの服薬指導をする時は，一定の効果を得るために，毎日同じ時間に服用するように指導するとよいでしょう．

❸ 代謝の違いにより相互作用が異なる

Key Point

- **CYP2C9 が代謝に関与する薬剤は，CYP2C9 阻害薬（フルコナゾールなど）との併用に注意する．**
- **バルサルタン，オルメサルタン，イルベサルタンは薬物相互作用が少ない．**

ARB の併用注意は各薬剤により異なるので確認が必要です．

テルミサルタンは P- 糖蛋白質によりジゴキシンの薬物動態に影響を与え，ジゴキシンの血中濃度を上昇させるため併用時は注意が必要です[28]．

ロサルタンやイルベサルタンなど，CYP2C9 で代謝される ARB は，フルコナゾール（CYP2C9 の阻害薬）との併用すると，本剤の血中濃度が上昇する可能性があるため，併用には注意が必要です．

また，ロサルタンとリファンピシンの併用時には，リファンピシンによる UGT の誘導によりロサルタンの活性代謝物（EXP-3174）の血漿中濃度を減少させることがあるため，血圧の変動には注意しましょう．そのほか，シクロスポリンやグレープフルーツジュースとの併用による影響も報告されています[22]．

バルサルタン，オルメサルタンおよびイルベサルタンは薬物相互作用が少なく，K 保持性利尿薬と K 補給剤のみとなっています．バルサルタンでシメチジンとの併用においてバルサルタンの最高血漿中濃度上昇，シクロスポリンとの併用でシクロスポリンの体内動態に影響を与えることがありますが，これについては用量を調整する必要はないと考えられています[22]．

なお，2011 年 12 月に公表された国際共同試験（ALTITUDE 試験）の中間解析結果にて，ACE 阻害薬や ARB を含む十分な標準治療にアリスキレン（ラジレス）を上乗せ投与した場合，腎障害または腎機能低下を伴う 2 型糖尿病を合併した高血圧症患者で，非致死性脳卒中，腎合併症，高カリウム血症，低血圧のリスクが高まる可能性が示されました．この結果を踏まえ**糖尿病を合併している高血圧症患者に対して，アリスキレンと ACE 阻害薬または ARB との併用は禁忌**となっています．

MEMO テルミサルタンにはインスリン抵抗性改善効果が期待できる

テルミサルタンは，インスリン抵抗性改善薬のピオグリタゾンと同様に，チアゾリジン環を構造式のなかに含んでいます．チアゾリジン環をもつ物質は，核内受容体であるペルオキシソーム増殖因子活性化受容体（peroxisome proliferator-activated receptor）γ（PPAR γ）に特異的に結合してこれを活性化し，遺伝子発現を調節することでインスリン抵抗性を改善する [29,30] と考えられています．イルベサルタンにも PPAR γ の活性化作用が認められ，空腹時血糖と体重の有意な低下が報告 [31] されており，糖尿病合併症への有効性が示唆されています．

[牛田　誠]

コラム インバース・アゴニスト作用

インバース・アゴニスト作用とは，A Ⅱ の AT₁ 受容体への結合を阻害するとともに，AT₁ 受容体の自律活性を抑制し，部分活性型から不活性型にする作用のことです [A]．インバース・アゴニスト作用のない ARB は伸展刺激により構造変化が起こると受容体から解離し，心肥大や心筋の線維化を起こします [B]．インバース・アゴニスト作用をもつ ARB は構造変化を阻害し，心肥大や心筋の線維化を起こさないことから臓器保護作用を示します [C]．カンデサルタン，バルサルタン，オルメサルタン，イルベサルタンがこの作用をもちます．

文献

A) Strange PG : Mechanisms of inverse agonism at G-protein-coupled receptors. Trends Pharmacol Sci **23** : 89-92, 2002

B) 康田典鷹ほか：ARB のインバースアゴニスト活性．Heart View **13** : 172-176, 2009

C) Zou Y et al : Mechanical stress activates angiotensin Ⅱ type 1 receptor without the involvement of angiotensin Ⅱ. Nat Cell Biol **6** : 499-506, 2004

構造式などにも着目しよう！

ほとんどの ARB の基本骨格は，イミダゾール基，ビフェニルテトラゾール基から構成されていますが，基本骨格を修飾する側鎖に差異があり，降圧効果などの違いに関与していると考えられています．

側鎖にカルボキシル基をもつカンデサルタン，バルサルタンは，AT₁ 受容体への結合性が強くその降圧効果に影響を与えています．オルメサルタンはカルボキシル基に加え，ヒドロキシル基を有し，これら 2 つの側鎖を介して強力に AT₁ 受容体に結合し，強い降圧作用を示します．

化学構造によるカンデサルタン，オルメサルタンのこの効果は，それぞれ「アンカードメイン」，「ダブルチェーンドメイン」と呼ばれています．

インバース・アゴニスト作用をもつカンデサルタン，バルサルタン，オルメサルタン，イルベサルタンは，カルボキシル基を有しており，重要な役割を示しています．

D アンジオテンシンⅡ受容体拮抗薬（ARB）配合剤の違いがわかる！

表 12　ARB 配合剤の特徴

分　類	商品名		特徴	
			ARB の種類（配合量）	利尿薬の種類（配合量）
ARB ＋ 利尿薬	プレミネント	LD HD	ロサルタン 50 mg ロサルタン 100 mg	ヒドロクロロチアジド 12.5 mg
	エカード	LD HD	カンデサルタン 4 mg カンデサルタン 8 mg	ヒドロクロロチアジド 6.25 mg
	コディオ	MD EX	バルサルタン 80 mg	ヒドロクロロチアジド 6.25 mg ヒドロクロロチアジド 12.5 mg
	ミコンビ	AP BP	テルミサルタン 40 mg テルミサルタン 80 mg	ヒドロクロロチアジド 12.5 mg
	イルトラ	LD HD	イルベサルタン 100 mg イルベサルタン 200 mg	トリクロルメチアジド 1 mg
ARB ＋ Ca 拮抗薬			ARB の種類（配合量）	Ca 拮抗薬の種類（配合量）
	エックスフォージ		バルサルタン 80 mg	アムロジピン 5 mg
	レザルタス	LD HD	オルメサルタン 10 mg オルメサルタン 20 mg	アゼルニジピン 8 mg アゼルニジピン 16 mg
	ユニシア	LD HD	カンデサルタン 8 mg	アムロジピン 2.5 mg アムロジピン 5 mg
	ミカムロ	AP BP	テルミサルタン 40 mg テルミサルタン 80 mg	アムロジピン 5 mg
	アイミクス	LD HD	イルベサルタン 100 mg	アムロジピン 5 mg アムロジピン 10 mg
	ザクラス	LD HD	アジルサルタン 20 mg	アムロジピン 2.5 mg アムロジピン 5 mg
	アテディオ		バルサルタン 80 mg	シルニジピン 10 mg
ARB ＋ Ca 拮抗薬＋ 利尿薬	ミカトリオ		ARB の種類 （配合量）	Ca 拮抗薬の種類 （配合量）	利尿薬の種類 （配合量）

ARB ＋ Ca 拮抗薬＋ 利尿薬	ミカトリオ	ARB の種類 （配合量）	Ca 拮抗薬の種類 （配合量）	利尿薬の種類 （配合量）
		テルミサルタン 80 mg	アムロジピン 5 mg	ヒドロクロロチアジド 12.5 mg

Key Point

● ARB ＋利尿薬は相乗効果，ARB ＋ Ca 拮抗薬には相加効果が期待できる．

　ARB の配合剤は表 12 に示すように利尿薬あるいは Ca 拮抗薬との配合剤が市販されています．利尿薬との配合錠が 5 製品で 10 規格，Ca 拮抗薬との配合錠が 7 製品で 12 規格あります．配合されている利尿薬はイルトラ配合錠のみトリクロルメチアジドで，ほかはすべてヒドロクロロチアジドです．一方，配合されている Ca 拮抗薬はレザルタス配合錠がアゼルニジピン，アテディオ配合錠がシルニジピンで，ほかはすべてアムロジピンです．

　表 12 に示すように，ARB の配合量が同じで，利尿薬あるいは Ca 拮抗薬で配合量が異なる場合と，利尿薬あるいは Ca 拮抗薬の配合量が同じで ARB の配合量が異なる製品があり，患者の症状に応じて選択できます．

　医薬品リスク管理計画（RMP）によると，重要な特定されたリスクとして，低血圧，腎機能障害，高カリウム血症，肝機能障害，横紋筋融解症などがあげられています．

　ARBと利尿薬との配合剤はアンジオテンシンⅡの血管収縮作用とナトリウム（Na）排泄促進により相乗的な効果が期待できます．これに対し，ARBとCa拮抗薬との配合剤は，Ca拮抗薬が血管平滑筋を弛緩させる直接的な降圧作用があるので，ARBと作用部位が異なり相加作用が期待できます．Ca拮抗薬はレニン－アンジオテンシン（RA）系を活性化させるため，相殺的な効果も期待できます．最近では，Ca拮抗薬は各種降圧薬のなかで血圧変動を抑制する作用が最も強いことが示され，ARBの血圧変動を抑制する効果も期待できるでしょう．

1 利尿薬との配合剤は効果増強

　日本人は食塩の摂取量が多く，利尿薬は食塩対策に最も有効です．多くのACE阻害薬やARBの臨床試験において，利尿薬との併用で効果の増強が認められています．

　ARBと利尿薬の配合剤では，利尿薬の配合量が多いほうが降圧効果は高いものの，副作用である高尿酸血症に注意しましょう．高齢者の収縮期血圧に対する利尿薬の効果を検討したSHEP試験のサブ解析では，利尿薬投与1年後に尿酸値が1mg/dL以上上昇した群では，冠動脈疾患発症リスクの抑制効果が消失していました[32]．近年，尿酸と心疾患の関連も注目されており，ロサルタンカリウムは尿細管での尿酸の再吸収に働くURAT-1

服薬指導にRMPを活用しよう！！

　医薬品リスク管理計画によると，重要な特定されたARBのリスクとして，低血圧，腎機能障害，高カリウム血症，肝機能障害，横紋筋融解症などがあげられています．

1）腎機能障害

　先に述べたように，ARBには腎保護作用がありますが，腎血流量が減少しているような病態（両側性腎動脈狭窄，体液量減少，心不全など）にレニン－アンジオテンシン系を抑制する薬剤が投与された場合，急激な腎糸球体濾過量（GFR）の低下を引き起こし，血清クレアチニン上昇が悪化するおそれがあります．実際に腎機能障害の副作用が報告されており，腎動脈狭窄のある患者や重篤な腎機能障害がある患者では，特に注意し，定期的な腎機能のモニタリングが必要でしょう．

2）高カリウム血症

　ARBはRA系を抑制し，副腎からのアルドステロンの分泌を抑制することにより，尿中へのカリウム排泄が低下させ，血中のカリウムを増加させます．定期的に血清カリウム値をモニタリングすることで，高カリウム血症を予防が可能になります．特に，腎機能障害のある患者では，GFRが低下し尿中へのカリウム排泄能が低下するため注意しましょう．

3）横紋筋融解症

　明確な発生機序は不明ですが，すべてのARB単剤および配合剤において，横紋筋融解症の副作用が報告されています．報告件数は多くはありませんが，事象の重篤性から注意は必要であり，検査値，患者の自覚症状の確認が必要です．

4）血管浮腫

　明確な発生機序は不明ですが，ARB服用例において血管浮腫発現症例が報告されており，潜在的リスクに該当すると考えられます．血管浮腫は，口腔粘膜，舌，咽頭や喉頭に発症した場合，気道閉塞に進展するおそれがあるため，口腔内，口唇，眼瞼などの腫れ，息苦しさ，喉の腫れなどを確認するとよいでしょう．

阻害作用を有し，尿酸排泄促進作用があるため，プレミネント配合錠はこの点で有利と考えられます．イルベサルタンも同様に尿酸を下げる作用が認められています[33, 34]．

2 Ca 拮抗薬との配合剤は副作用軽減

　Ca 拮抗薬は副作用として浮腫や頭痛が知られていますが，これは ARB との併用で軽減します．ACCOMPLISH 試験では ACE 阻害薬との併用において，利尿薬に比べて，Ca 拮抗薬との併用のほうが降圧効果が高いことが報告されています．また，J-CORE 試験では交感神経系への影響が少ないと考えられているアゼルニジピンとオルメサルタンメドキソミルの併用が利尿薬との併用よりも中心血圧を有意に降圧させ，心血管イベント抑制を有意に減少させることが報告されています．

　ただし，市販されている配合剤は ARB と Ca 拮抗薬いずれも最大用量の配合がされていないため，降圧不十分な場合があります．このような血圧コントロールが困難な場合，ARB，利尿薬，Ca 拮抗薬の 3 剤併用となります．3 剤併用の場合では，降圧効果は Ca 拮抗薬の用量に依存的になるため，ARB と利尿薬の配合剤に Ca 拮抗薬を併用したほうが調整しやすいでしょう．

　最近ではアムロジピンとアゼルニジピンの腎機能改善効果が異なる可能性が示唆されており，レザルタス配合錠 HD とミカムロ配合錠 AP の効果の比較も報告されています[35]．

[牛田　誠]

■文 献

1) Michishita R et al : Effects of lifestyle modification on an exaggerated blood pressure response to exercise in normotensive females. Am J Hypertens. 2017 30 : 999-1007, 2017
2) 日本高血圧学会高血圧治療ガイドライン作成委員会（編）：高血圧治療ガイドライン 2019，ライフサイエンス出版，東京，2019
3) Furberg CD et al : Nifedipine. Dose-related increase in mortality in patients with coronary heart disease. Circulation 92 : 1326-1331, 1995
4) Conlin PR et al : Use of calcium channel blockers in hypertension. Adv Intern Med 43 : 533-562, 1998
5) 萩原誠久ほか：Ca チャンネルサブタイプの機能構造および臨床応用―心血管系における役割. Prog Med 23 : 897-903, 2003
6) Hayashi K et al : Ca^{2+} channel subtypesand pharmacology in the kidney. Circ Res 100 : 342-353, 2007
7) 小野眞紀子：カルシウム拮抗薬の歯肉増殖症発生頻度. 歯科薬療 27 : 79-85, 2008
8) Ellis JS et al : Prevalence of gingival overgrowth induced by calcium channel blockers : a community-based study. J Periodontol 70 : 63-70, 1999
9) 高長ひとみほか：果物―特にグレープフルーツジュース―. 治療学 32 : 365-378, 1998
10) Li EC et al:Angiotensin converting enzyme（ACE）inhibitors versus angiotensin receptor blockers for primary hypertension. Cochrane Datebase Sys Rev CD009096,2014
11) 独立行政法人　医薬品医療機器総合機構（PMDA）：保険適用される公知申請品目に関する情報について
12) 中外製薬：メーカー資料「使用上の注意改訂のお知らせ　1995 年 2 月」
13) 瀧下修一：ACE 阻害薬とアンジオテンシン受容体拮抗薬. ACE 阻害薬の種類と特徴（解説 / 特集）. 臨床科学 33 : 264-273, 1997
14) Takahara M et al : Efficacy and safety of 10-mg azilsartan compared with 8-mg candesartan cilexetil in Japanese patients with hypertension: a randomized crossover non-inferiority trial. Hypertens Res 37 : 852-857, 2014
15) 時末　充：新規 ARB アジルサルタンの使用経験. Prog Med 33 : 1981-1985, 2013

16）荒川規矩男：ARB によるアンジオテンシン抑制の意味．Prog Med **24** :1757-1762, ,2004

17）Nakamura M et al : Impact of irbesartan, an angiotensin receptor blocker, on uric acid level and oxidative stress in high-risk hypertension patients. Hypertens Res **38** : 765-9,2015

18）Ito S et al : Impact of serum uric acid on renal function and cardiovascular events in hypertensive patient treated with losartan. Hypertens Res **35** : 867-837,2012

19）Goldberg MR et al : Biochemical effects of losartan, a nonpeptide angiotensin II receptor antagonist, on the renin-angiotensin-aldosterone system in hypertensive patients. Hypertention **25** : 37-46, 1995

20）Israili ZH : Clinical pharmacokinetics of angiotensin II（AT1）receptor blockers in hypertension. J Hum Hypertens **14** : S73-S86, 2000

21）McClellan KJ et al : Candesartan cilexetil. A review of its use in essential hypertension. Drugs **56** : 847-869, 1998

22）Unger T et al : Drug interactions with angiotensin receptor blockers: a comparison with other anti-hypertensives. Drug Saf **26** : 707-720, 2003

23）Schmidt B et al : Angiotensin II AT$_1$ receptor antagonists. Clinical implications of active metabolites. J Med Chem **46** : 2261-2270, 2003

24）吉ヶ江泰志ほか：オルメサルタンの臨床薬理．Prog Med **25** : 2504-2509, 2003

25）丁　宗鉄ほか：Angiotensin II 受容体拮抗薬 CGP48933（Valsartan）の第 1 相臨床試験―単回投与試験―．臨医薬 **14** : 1703-1725, 1998

26）丁　宗鉄ほか：Angiotensin II 受容体拮抗薬 CGP48933（Valsartan）の第 1 相臨床試験―連続投与試験―．臨医薬 **14** : 1727-1743, 1998

27）入江　伸ほか：アンジオテンシン II 受容体拮抗薬 BIBR277（テルミサルタン）カプセルのバイオアベイラビリティに及ぼす食事の影響．薬理と治療 **30** : S201-208, 2002

28）Stangier J et al : The effect of telmisartan on the steady-state pharmacokinetics of digoxin in healthy male volunteers. J Clin Pharmacol **40** : 1373-1379, 2000

29）Benson SC et al : Identification of telmisartan as a unique angiotensin II receptor antagonist with selective PPARgamma-modulating activity. Hypertension **43** : 993-1002, 2004

30）西村誠一郎ほか：未治療高血圧患者に対するテルミサルタン（ミカルディス錠）の有用性と安全性の検討．血圧 **20** : 818-826, 2013

31）Morishita R et al : Irbesartan : second generation of ARB as metabosartan. Current Hypertension Reviews **6** : 173-179, 2010

32）Franse LV et al : Serum uric acid, diuretic treatment and risk of cardiovascular events in the Systolic Hypertension in the Elderly program（SHEP）．J Hypertens **18** : 1149-1154, 2000

33）久留一郎：尿酸が下がる薬剤．Heart View **17** : 187-192, 2013

34）吉原琢磨ほか：高血圧患者におけるイルベサルタンの降圧作用と血清尿酸値に対する効果．Prog Med **33** : 1813-1818, 2013

35）安田　隆ほか：蛋白尿を有する CKD 合併高血圧患者に対する ARB/CCB 配合剤の効果の検討．血圧 **21** : 367-376, 2014

04 抗不整脈薬

- Ⅰ群薬は，上室性頻脈および心室性頻脈の洞調律回復と維持に使う．
- Ⅱ群薬は，心房細動などの上室性頻脈の心拍数調節や心室性頻脈の症状緩和に使う．
- Ⅲ群薬は，他剤が無効であった症例に使用され，特にアミオダロンは心機能が低下している場合に使う．
- Ⅳ群薬では，ベラパミルは上室性頻脈の心拍数調節，ベプリジルは上室性頻脈および心室性頻脈の洞調律回復に使う．
- ジギタリス製剤は，心機能が低下している場合の上室性頻脈に使う．

Ⅰ 同効薬の違いについて知ろう！

表 1　おもな経口抗不整脈薬の全体像

① Vaughan Williams 分類における各群の特徴と作用機序

分類		おもな一般名（先発品の商品名）	特徴と作用機序
Ⅰ群 （Na チャネル遮断薬）	Ⅰa	キニジン（硫酸キニジン），ジソピラミド（リスモダン），シベンゾリン（シベノール），ピルメノール（ピメノール），プロカインアミド（アミサリン）	・心房，心室，Purkinje 線維における活動電位の立ち上がり（第 0 相）の Na 内向き電流を抑制することで伝導速度を遅延 ・活動電位持続時間への影響で亜群分類：Ⅰa 群は延長，Ⅰb 群は短縮，Ⅰc 群は不変 ・上室性（メキシレチンを除く），心室性（ピルメノールを除く）に使用
	Ⅰb	アプリンジン（アスペノン），メキシレチン（メキシチール）	
	Ⅰc	ピルシカイニド（サンリズム），フレカイニド（タンボコール），プロパフェノン（プロノン）	
Ⅱ群 （β 受容体遮断薬）		アセブトロール（アセタノール），アテノロール（テノーミン），アロチノロール（アロチノロール），カルテオロール（ミケラン），カルベジロール（アーチスト），ナドロール（ナディック），ビソプロロール（メインテート），ピンドロール（カルビスケン），ブフェトロール（アドビオール），プロプラノロール（インデラル），メトプロロール（セロケン，ロプレソール）	・心臓の β₁ 受容体を遮断することで洞結節の脱分極頻度と房室結節の興奮性を抑制 ・上室性，心室性に使用 ・本態性高血圧（ブフェトロールを除く），狭心症への適応あり．
Ⅲ群 （K チャネル遮断薬）		アミオダロン（アンカロン），ソタロール（ソタコール）	・活動電位持続時間を延長 ・他剤無効例に使用 ・心室頻拍，心室細動，心房細動（ソタロールは除く）
Ⅳ群 （Ca チャネル遮断薬）		ベプリジル（ベプリコール），ベラパミル（ワソラン）	・洞結節や房室結節の活動電位の立ち上がりを抑制 ・上室性，心室性（ベラパミルを除く）
ジギタリス製剤		ジゴキシン（ジゴキシン，ジゴシン），メチルジゴキシン（ラニラピッド）	・迷走神経刺激作用で洞房結節の刺激伝導を抑制 ・上室性

② Vaughan Willams 分類（分類 A）とシシリアンガンビット分類（分類 B）

分類B / 分類A	一般名	イオンチャネル Na Fast	Med	Slow	Ca	K	If	受容体 α	β	M₂	ポンプ Na-K ATPase
Ⅰa群	プロカインアミド		Ⓐ			◍					
	ジソピラミド			Ⓐ		◍				○	
	キニジン		Ⓐ			◍		○		○	
	シベンゾリン			Ⓐ	○	◍				○	
	ピルメノール			Ⓐ		◍				○	
Ⅰb群	メキシチール	○									
	アプリンジン		Ⓘ		○	○	○				
	プロパフェノン		Ⓐ						◍		
Ⅰc群	フレカイニド			Ⓐ							
	ピルシカイニド			Ⓐ							
Ⅱ群	ナドロール								●		
	プロプラノロール	○							●		
Ⅲ群	ソタロール					●			●		
	アミオダロン	○			○	●		◍	◍		
Ⅳ群	ベラパミル	○			●						
	ベプリジル	○			●	◍					
	ジゴキシン									■	◍

遮断作用の相対的強さ：○低　◍中等　●高
■：作動薬
Ⓐ：活性化チャネルブロッカー　Ⓘ：不活性化チャネルブロッカー
［抗不整脈薬ガイドライン委員会（編）：抗不整脈薬ガイドライン -CD-ROM 版ガイドラインの解説とシシリアンガンビットの概念．ライフメディコム，東京，2000 を参考に作成］

1 抗不整脈薬の基本的な選びかた

　　不整脈とは，頻脈性不整脈と徐脈性不整脈に大別され，**抗不整脈薬は頻脈性不整脈を治療する薬剤の総称です．**頻脈性不整脈は，心房や房室結節に起因する上室性頻脈（頻拍）と心室性頻脈（頻拍）に分けられます．経口薬がよい適応となる不整脈と，よく使用される薬剤は以下のようになります．

❶ 期外収縮の場合

・上室性期外収縮

　　通常，薬物療法は必要ありませんが，生活の質（quality of life：QOL）が損われる場合に，リスクとベネフィットを考慮し使用します．日中に症状がある場合は，Ⅱ群薬での有効性が期待できます．そのほか，器質的心疾患が乏しい場合は，メキシレチン以外のⅠ群薬を使用します．

・特発性心室期外収縮

　　自覚症状があり心室期外収縮の頻度が多く，多源性の場合にはⅡ群薬，Ⅳ群薬による治療を考慮します．Ⅲ群薬や一部のⅠ群薬は，不整脈抑制に効果的ですが，催不整脈リスクを考慮して使用する必要があります．

・器質的心疾患に伴う心室期外収縮

　　期外収縮の減少よる心機能の改善を目的とし，β受容体遮断薬，アミオダロンおよびメキシレチンを使用します．

❷ 発作性上室性頻拍の場合

　　カテーテルアブレーション治療を希望しない場合や，不成功例に対して，発作の予防を目的として，薬物療法が選択されます．Wolff-Parkinson-White（WPW）症候群がない

場合は，Ⅳ群薬（ベラパミル）とβ1選択性の高いⅡ群薬が第一選択となります．WPW症候群がある場合や第一選択薬が無効の場合は，Ⅰ群薬を使用します．ただし，心機能が低下している場合は，ジギタリス製剤や保険適用外ですがⅢ群薬を考慮します．

❸ 心房細動の場合

　心房細動の治療では非薬物療法より薬物療法が優先されます．心拍数調節療法が優先され，自覚症状が強いなどQOLが損われる場合は，洞調律維持療法を考慮します．

・心拍数調節

　第一選択薬はⅡ群薬です．特に，内因性交感神経刺激作用（intrinsic sympathomimetic activity：ISA，Memo「ISAとは」）のないⅡ群薬（ビソプロロールなど）を使用します．また，心機能が保たれている場合は，Ⅳ群薬（ベラパミル，保険適用外ですがジルチアゼム）が使用されます．心機能が低下している場合は，第二選択薬としてジギタリス製剤を使用しますが，血中濃度を測定して至適濃度になるよう薬剤量を調節する必要があります．

コラム

pill-in-the-pocket

　患者が薬剤をもち歩き，不整脈発作時に自身の判断で服用する方法です．発作回数の少ない患者が対象となり，定期的な服薬をしなくてもよいというメリットがあります．初回は心電図監視下で経口後6時間以内に催不整脈作用などの副作用なく効果が得られることを確認したうえで，1日量の1/2〜2/3量で開始され，通常1回1日量を「動悸時」などの頓用で処方されます．使用する薬剤は消化管吸収が良好でT_{max}が短く，頓用で有効血中濃度が得られるものがよいとされています．発作性心房細動に対するNaチャネルからの解離速度の遅いⅠ群薬（ピルシカイニド[A]，フレカイニド[B]，プロパフェノン[C]およびシベンゾリン[D]），心房頻拍に対するⅠ群薬[E]，発作性上室頻拍に対するベラパミルやβ受容体遮断薬，プロパフェノンの有用性が報告されています[F]．服用後も発作が治まらないときは，追加服用ではなく受診を勧めましょう．

文献

A) Kumagai K et al : Single oral administration of pilsicainide versus infusion of disopyramide for termination of paroxysmal atrial fibrillation : a multicenter trial. Pacing Clin Electrophysiol **23** : 1880-1882, 2000

B) Alboni P et al : Outpatient treatment of recent-onset atrial fibrillation with the "pill-in-the-pocket" approach. N Engl J Med **351** : 2384-2391, 2004

C) Capucci A et al : Conversion of recent-onset atrial fibrillation by a single oral loading dose of propafenone or flecainide. Am J Cardiol **74** : 503-505, 1994

D) 小松　隆ほか：抗不整脈薬による発作性心房細動の停止および予防効果：disopyramide, aprindine, cibenzoline の比較検討. 心臓 **30** : 137-144, 1998

E) Mehta D et al : Relative efficacy of various physical manoeuvres in the termination of junctional tachycardia. Lancet **331** : 1181-1185, 1988

F) Alboni P : Efficacy and safety of out-of-hospital self-administered single-dose oral drug treatment in the management of infrequent, well-tolerated paroxysmal supraventricular tachycardia. J Am Coll Cardiol **37** : 548-553, 2001

・発作性心房細動（7日以内に洞調律に復する）の除細動

　即効性を求める場合は，静注製剤を使用しますが，I群薬を発作時のみ内服させる投与法（「コラム pill-in-the-pocket」）もあります．

・持続性心房細動（7日を超えて持続）の除細動

　ベプリジルを使用します．症候性頻拍のない場合は，保険適用外ですがアミオダロンを使用します．

・再発予防

　一定頻度で発作を繰り返す有症候性の再発性心房細動や塞栓症リスクの高い場合が再発予防の適応となります．器質的心疾患をもたない場合は，I群薬を使用します．I群薬抵抗性の場合は，ベプリジルを使用します．器質的心疾患をもつ場合は，保険適用外ですがIII群薬を使用します．

❹ 心房頻拍の場合

　発作頻度の少ないが自覚症状が強い場合は，I群薬を pill-in-the-pocket で使用します．予防には，ベラパミル，I群薬およびII群薬を使用しますが，心機能が低下している場合は，アミオダロンを使用します．

徐脈性不整脈の薬物療法

　徐脈性不整脈は洞不全症候群と房室ブロックに大別されます．症候性の場合はペースメーカー植込み術が第一選択となり，ガイドラインでは，薬物療法はペースメーカー治療までの橋渡しと考えるべきとしています．内服薬物療法の第一選択は，β受容体刺激薬のイソプレナリン徐放錠（プロタノールS）です．そのほか，症候性の洞不全症候群へのテオフィリン 200 ～ 400 mg/ 日の投与[A] やシロスタゾール 200 mg/ 日の投与[B] が有効であると報告されていますが，いずれも保険適用外となるため使用には注意が必要です．

文献

A) Saito D et al : Effects of oral theophylline on sick sinus syndrome. J Am Coll Cardiol **21** : 1199-1204, 1993
9) Atarashi H et al : Chronotropic effects of cilostazol, a new antithrombotic agent, in patients with bradyarrhythmias. J Cardiovasc Pharmacol **31** : 534-539, 1998

心房細動のアップストリーム治療

　心不全などの基礎心疾患，高血圧などの生活習慣病，あるいは心房細動自体によって心房に持続的な病態刺激が加わると，細胞や組織の電気的・構造的特性が変化し，心房細動が生じやすい状態になります（これを心房リモデリングと呼びます）．その心房細動の上流（アップストリーム）の病態刺激には，アンジオテンシンII，アルドステロン，カテコラミンなどがあげられます．アップストリーム治療の目的は，これらの刺激を調節し心房リモデリングと心房細動発生を抑制することです．ガイドラインでは，抗不整脈薬より前に考慮すべき治療として位置づけられており，たとえば，心房細動の新規発症予防を目的とした心機能低下を伴う心不全例へのアンジオテンシン変換酵素（ACE）阻害薬，アンジオテンシンII受容体拮抗薬（ARB）およびβ受容体遮断薬の使用が推奨されています．

❺ 心房粗動の場合

急性期の治療は基本的に静注療法となりますが，心拍数調節目的でベラパミルの内服を使用します．予防的治療として，I 群薬，ベプリジルを使用しますが，心機能低下例では II 群薬を使用します．治療抵抗性の場合はアミオダロンが第二選択となります．

❻ 心室頻拍の場合

・特発性心室頻拍

発作の予防を目的として，I 群薬，II 群薬および IV 群薬（ベラパミル，保険適用外ですがジルチアゼム）を使用します．薬剤の選択は，発生部位を考慮します．

・器質的心疾患に合併する心室頻拍

発作の予防を目的として，III 群薬，ベプリジルを使用し，心機能が低下している場合はアミオダロンを使用します．アミオダロンと II 群薬の併用により植込み型除細動器（ICD）作動を抑制する効果が報告されています．

2 抗不整脈薬のガイドラインによる選びかた

『不整脈薬物治療ガイドライン（2020 年度版）』[1]（以下，ガイドライン）では，抗不整脈薬の使用目的は，単に不整脈の停止や発症の予防ではなく，患者の予後や QOL の改善にあるとしています．

ガイドラインの薬剤選択は，疾患ごとにエビデンスレベルを考慮し，優先順位をつけていますが，あくまでの標準的な治療指針です．最終的な薬物選択については，個々の症例に応じて主治医が判断することが重要としています．その際に薬物の作用機序や薬物動態を考慮することは，有効かつ安全な治療を実践するうえで必要不可欠です．

Ⅱ 同種薬の違いについて知ろう！

A Ⅰ群：Na チャネル遮断薬の違いがわかる！

表2　Na チャネル遮断薬の特徴

亜分類	Ⅰa					Ⅰb		Ⅰc		
一般名	プロカインアミド	硫酸キニジン	シベンゾリン	ピルメノール	ジソピラミド	アプリンジン	メキシレチン	プロパフェノン	ピルシカイニド	フレカイニド
剤形※1	錠	錠,原末	錠	カプセル	カプセル,徐放錠	カプセル	カプセル	錠	カプセル	錠,細粒
GE の有無	×	×	○	×	○	○	○	○	○	錠:○ 細粒:×
主要消失経路※2	肝/腎	肝	腎	肝/腎	肝/腎	肝	肝	肝	腎	肝/腎
おもな代謝酵素	Nアセチルトランスフェラーゼ	CYP3A4	CYP2D6,3A4	ピペリジン環脱水酵素	CYP3A4	CYP2D6	CYP1A2,2D6	CYP2D6,3A4,1A2	CYP2D6わずか	CYP2D6
禁忌※3	重篤なうっ血性心不全		うっ血性心不全			重篤なうっ血性心不全※4		うっ血性心不全		
	刺激伝導障害		高度の房室ブロック,高度の洞房ブロック			重篤な刺激伝導障害		高度の房室ブロック,高度の洞房ブロック		
			閉塞隅角緑内障,尿貯留傾向							
	重症筋無力症	高カリウム血症	透析中		徐放錠:透析を含む重篤な腎機能障害,高度な肝機能障害	妊婦				妊婦,心筋梗塞後の無症候性心室期外収縮あるいは非持続型心室頻拍
併用禁忌	モキシフロキサシン,トレミフェンクエン,バルデナフィル,フィンゴリモド,エリグルスタット※5							リトナビル,ミラベグロン,テラプレビル,アスナプレビル		リトナビル,ミラベグロン,テラプレビル,アスナプレビル
Kチャネル遮断作用（QT延長）	中等					データなし	低	データなし		低
β受容体遮断作用（喘息症状）	データなし							中等	データなし	
M₂受容体遮断作用（眼圧上昇,尿閉,低血糖）	低					データなし				

※1 注射剤は除く
※2：2020 年度版不整脈薬物治療ガイドライン
※3：本剤に対する過敏症の既往歴を除く
※4（メキシレチン）：糖尿病性神経障害に伴う自覚症状（自発痛，しびれ感）の改善を目的として投与する場合，原則禁忌
※5（キニジン）：キヌプリスチン・ダルホプリスチン，ボリコナゾール，サキナビル，ネルフィナビル，リトナビル，イトラコナゾール，フルコナゾール，ホスフルコナゾール，ミコナゾール，メフロキンも禁忌

違いの着眼点 1　作用の強さに注目しよう！

Key Point

- 忍容性に問題がない場合は，抗不整脈効果の強い薬剤を選択する．
- 夜間に優位な迷走神経作用亢進型には，シベンゾリン，ピルメノール，ジソピラミドを選択する．
- 日中に優位な交感神経亢進型には，プロパフェノンを選択する．

　　Ⅰ群薬の効果は Na チャネル遮断作用により発現します．抗不整脈効果は，チャネルからの解離速度が遅いⅠa群のジソピラミド，シベンゾリンおよびピルメノール，Ⅰc群の

フレカイニド，ピルシカイニドで強く，解離速度の速いＩｂ群のメキシレチンで弱いとされています（Memo：Ｉ群薬のNaチャネル遮断作用の違い）．そのため，忍容性に問題がない場合は，前者から治療を開始します．ただし，**不整脈の発作が夜間に優位な交感神経亢進型には**，中等度のKチャネル遮断と低度のM_2受容体を遮断する作用をもつジソピラミド，シベンゾリンおよびピルメノールを，日中に優位な交感神経亢進型には，β受容体遮断作用を有する**プロパフェノン**を使用します．

Ｉ群薬のNaチャネル遮断作用の違い

　Ｉ群薬の抗不整脈効果の違いは，Naチャネルの抑制様式と受容体からの解離速度から推察することができます．Ｉ群薬は，Naチャネル抑制様式により活性化チャネルブロッカーと不活性化チャネルブロッカーに大別されています．活性型は，活動電位の第０相においてNaチャネルが開口した状態に結合し，不活性型は，第１～３相にかけてNaチャネルと結合します．心房筋は心室筋に比べて，活動電位の第２，３相（プラトー相）が短いため，Naチャネルが不活性化状態であるプラトー相で効果を発揮するメキシレチンやアプリンジンは上室性不整脈に対する効果は低いと考えられています（図）．

　第４相では抑制様式のタイプによらず薬剤がNaチャネルから解離しますが，ある一定割合のチャネルには結合したままであり，次の活動電位が開始するときに開くNaチャネル数の減少に関与しています．そのため，解離速度が遅いほど，抗不整脈効果が強力であると考えられています．

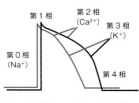

青：心房筋　　　黒：心室筋

	Ｎａチャネルからの解離速度		
	早い	中間	遅い
Ｉa群 活動電位持続時間延長		プロカインアミド（A） キニジン（A）	ジソピラミド（A） シベンゾリン（A） ピルメノール（A）
Ｉb群 活動電位時間不短縮	メキシレチン（-）	アプリンジン（I）	
Ｉc群 活動電位時間不変		プロパフェノン（A）	フレカイニド（A） ピルシカイニド（A）

（A）：活性化チャネルブロッカー　　　（I）：不活性化チャネルブロッカー

違いの着眼点2 禁忌，副作用，相互作用の違いに着目しよう！

- 心機能が低下している心室性頻脈には，メキシレチンを選択する．
- Ⅰa群は，Ⅰb群，Ⅰc群に比べQT延長のリスクが高い．
- シベンゾリン，ピルメノール，ジソピラミドは，閉塞隅角緑内障，尿貯留傾向がある場合は使用できない．

　Ⅰ群は陰性変力作用をもつ薬剤が多く，うっ血性心不全の場合は禁忌となります．しかし，メキシレチンはNaチャネルからの解離速度が速く，心筋抑制作用，催不整脈作用が比較的少ないため，心室性頻脈に使用する場合は，うっ血性心不全であっても禁忌ではありません．

　ジソピラミド，シベンゾリンおよびピルメノールは，M_2受容体遮断作用により眼圧を上昇，閉尿を悪化させることから閉塞隅角緑内障，尿貯留傾向がある場合は禁忌となっています．また，膵β細胞K_{ATP}チャネル阻害によりインスリン分泌が亢進し，低血糖を引き起こすことがあります．キニジンの迷走神経遮断作用は，臨床用量の範囲で用いる場合は非常に弱いため，閉塞隅角緑内障，尿貯留傾向の場合でも禁忌ではありませんが，他剤同様に注意が必要です．プロパフェノンには低度のβ受容体遮断作用があるため，添付文書に記載はありませんが，気管支喘息がある場合は症状の増悪に注意する必要があります．

　フレカイニドは，CAST試験の結果から，心筋梗塞後の無症候性心室期外収縮あるいは非持続型心室頻拍のある患者への投与が禁忌とされています．

　Ⅰa群の薬剤はKチャネル遮断作用を有しているため，QT延長のリスクが高く，QTを延長することが知られている薬剤との併用が禁忌です．キニジンの代謝にはチトクロム（CYP）3A4の関与が大きく，その阻害薬であるアゾール系抗真菌薬や誘導薬であるリファンピシンとの併用も禁忌です．

　プロパフェノン，フレカイニドは代謝におけるCYP2D6の寄与率が高いため，その阻害作用のある薬剤とは併用禁忌です．一方，シベンゾリン，アプリンジンおよびピルシカイニドもCYP2D6で代謝されますが，その寄与率が低いため併用禁忌ではありません．

違いの着眼点3 排泄経路に注目しよう！

Key Point
- 腎機能障害がある場合は，シベンゾリン，ピルシカイニド，ジソピラミド徐放錠の使用を避ける．
- 肝機能障害がある場合は，プロパフェノン，アプリンジン，メキシレチン，ジソピラミド徐放錠の使用を避ける．

　肝機能障害がある場合は，腎排泄型のシベンゾリン，ピルシカイニドを，腎機能障害がある場合は，肝代謝型のプロパフェノン，アプリンジンおよびメキシレチンを使用します．特に，シベンゾリンは腎排泄の関与が大きいにもかかわらず，透析でほとんど除去されないため透析中は禁忌です．

ジソピラミドは肝代謝・腎排泄型であり，徐放錠のみ，その特性を理由として，透析を含む重篤な腎機能障害のある場合や高度な肝機能障害のある場合は禁忌とされています．

B Ⅱ群：β受容体遮断薬の違いがわかる！

表3 β受容体遮断薬の特徴

分類	受容体	β₁選択性				非選択β					α：β＝1：8	α1：β＝1：8
	ISA	−			＋	−			＋			
	一般名	アテノロール	ビソプロロール	メトプロロール	アセブトロール	ナドロール	ブフェトロール	プロプラノロール	カルテオロール	ピンドロール	アロチノロール	カルベジロール
	剤形	錠	錠，テープ	錠	カプセル	錠	錠	錠	錠，細粒	錠	錠	錠
	GE の有無	○	錠：○テープ：×	○	×	×	×	○	錠：○細粒：×	○	○	○
	主要消失経路	腎	肝／腎	肝	肝／腎	腎	肝	肝	腎	肝／腎	肝	肝
	分配係数（pH）	0.015（7.4）	2.6（7.4）	0.98（7.4）	0.21（7）	0.023（7）	0.3506（7）（クロロホルム）	20.2（7.4）	0.21（7）	0.82（7.4）	1.197（7）	184.2（7.1）
	溶解性[※1]	水溶性	脂溶性	脂溶性	水溶性	水溶性	水溶性	脂溶性	水溶性	脂溶性	脂溶性	脂溶性
適応	不整脈	洞性頻脈，期外収縮	心室性期外収縮 頻脈性心房細動	頻脈性不整脈	洞性頻脈，期外収縮，発作性上室性頻拍，新鮮心房細動，除細動後の洞調律の維持	頻脈性不整脈	洞性頻脈	期外収縮（上室性，心室性），発作性頻拍の予防，頻拍性心房細動（徐脈効果），洞性頻脈，新鮮心房細動，発作性心房細動の予防	洞性頻脈，頻脈型不整脈，上室性期外収縮，心室性期外収縮	洞性頻脈	頻脈性不整脈	頻脈性心房細動
	本態性高血圧症（軽症～中等症）	○	○	○	○	○		○	○	○	○	○
	狭心症	○	○	○	○	○		○	○	○	○	○
	その他		虚血性心疾患または拡張型心筋症に基づく慢性心不全[※2]					褐色細胞腫手術時片頭痛発作の発症抑制，右心室流出路狭窄による低酸素発作の発症抑制	心臓神経症		本態性振戦	腎実質性高血圧症，虚血性心疾患または拡張型心筋症に基づく慢性心不全[※2]

※1：Kohro T et al：Beta-blocker prescripton among Japanese cardiologists and its effect on various outcomes. Circ J **74**：962-969, 2010
※2：アンジオテンシン変換酵素阻害薬またはアンジオテンシンⅡ受容体拮抗薬，利尿薬，ジギタリス製剤などの基礎治療を受けている患者
注：セリプロロール，ニプラジロール，ベタキソールについては不整脈の効能・効果をもたないため本表に記載せず

違いの着眼点 1 受容体選択性，ISA 活性に注目しよう！

Key Point

- 気管支喘息や気管支痙攣の既往がある場合は，β₁選択性の薬剤を選択する．
- 頻脈性不整脈に対しては，脂溶性でβ₁選択性かつ ISA のない薬剤を選択する．

Ⅱ群薬はβ受容体遮断作用により抗不整脈効果を発揮しますが，β₁受容体選択性，α受容体への作用，ISA によって亜群分類されています．

頻脈性不整脈に対しては，β₁選択性かつ ISA のないメトプロロール，アテノロールおよびビソプロロールなどが，心臓外副作用が出にくく有効性が高いとされ，使用しやすい

と考えられています.

　非選択性β受容体遮断薬であるプロプラノロール, カルテオロール, アロチノロールおよびカルベジロールなどは, β₂受容体遮断作用により気管支収縮を引き起こす可能性があるため, 気管支喘息や気管支痙攣がある場合は使用できません.

　アロチノロールやカルベジロールは, α受容体遮断作用を有しており, 起立性低血圧の発現に注意が必要です.

MEMO | ISA とは

　ISA とは, 内因性β受容体刺激の意味で, 交感神経が興奮しているときはβ受容体を抑え, 興奮していないときはβ受容体をわずかに刺激する作用のことです. ISA のないβ受容体遮断薬は心拍出量を減少させるため, 狭心症や頻脈の症例に適しており, 心筋梗塞の再発や虚血性疾患を防止し, 心不全の予後を改善します. 一方, ISA をもつβ受容体遮断薬は, 心拍出量の減少や過度の徐脈を引き起こしにくく, 高齢者, 徐脈の症例に適していると考えられていますが, 生命予後改善のエビデンスはないため, 使用されることは少なくなっています.

違いの着眼点2 水溶性か脂溶性か？　にも注目しよう！

Key Point

• 腎機能障害がある場合は, 水溶性のアテノロール, ナドロール, カルテオロールの使用を避ける.

• 脂溶性が高い薬剤は, 中枢性の副作用に注意する.

　β受容体遮断薬は脂溶性で肝代謝の薬剤が多く, 一般的には腎機能障害がある場合でも使用しやすいとされていますが, アテノロール, ナドロールおよびカルテオロールは水溶性で腎排泄型であるため, 過量投与に注意が必要です. 脂溶性の高いプロプラノロール, メトプロロールなどの心保護作用, 致死性不整脈・突然死予防効果は高いとされていますが, 倦怠感などの中枢性の副作用発現に注意が必要です.

 コラム | 分配係数と脂溶性／水溶性

　分配係数は, 化合物を水と有機溶媒（一般的に n-オクタノール）の二相が接する系に溶解したときの平衡溶解度比を実測した値で,（有機溶媒相の濃度）／（水相の濃度）で表され, 値が大きいほど脂溶性が高いことを示します. 一般に, 脂溶性薬物は水溶性薬物に比べて腸管吸収や組織移行性が高くなり, また, 組織に蓄積するために薬理効果の持続時間が長くなります. 一方, 脂溶性薬物は血液脳関門を通過しやすいという特徴を有しているため, 中枢性の副作用の発現に注意が必要です. β受容体遮断薬では, 冠動脈疾患患者に対象に行われた前向きコホート研究である JCAD 研究[A] において, 水溶性群よりも脂溶性群で総死亡率が低下することが報告されおり, 薬物選択の際に溶解性を考慮することが重要です.

文献

A) Kohro T et al: Beta-blocker prescription among Japanese cardiologists and its effect on various outcomes. Circ J **74** : 962-969, 2010

違いの着眼点 3　適応症に着目しよう！

Key Point

- 心機能が低下している場合は，ビソプロロール，カルベジロールを選択する．
- 嚥下困難がある場合は，ビソプロロール貼付剤を選択する．

化学構造の違いに注目しよう！

　β受容体遮断薬はフェノキシ基と2級アミンが炭素3個を隔てる構造『Ph-C-C（OH）-C-NH-』を有しています．アドレナリンに比べ，メチレンオキシ『-O-C-』の分（灰色丸の部分）だけ大きくなることで，β受容体にフタをすることになります（図）．

　受容体選択性を考えてみましょう．β受容体では薬剤が入り込むポケットの部分が，β_1受容体に比べβ_2受容体で小さくなっています．矢印の場所に置換基があり，かさ高くなっているビソプロロールやアテノロールは，β_2受容体のポケットに入り込むことができないためβ_1選択性となり，一方，置換基のないプロプラノロールやカルテオロールは非選択性となります．一般的に，受容体にフタをし作用を発揮する薬剤は，構造が大きくなるほど選択性が高くなる傾向にあります．

　また，排泄経路についても考えてみましょう．一般的に，腎排泄型の条件として水溶性であることがカギとなります．構造式に水酸基（-OH），アミノ基（-NH-，$-NH_2$）やアミド基（$-CO-NR_2$）が多い場合は電気陰性度が増し，水に溶解しやすくなることが推察されます．図の水色丸の部分に注目すると，プロプラノロールやビソプロロールに比べ，カルテオールやアテノロールではアミド基が多く，水溶性が増し，腎排泄型になっていることがわかります．

アドレナリン

プロプラノロール（非選択，脂溶性）

カルテオロール（非選択，水溶性）

ビソプロロール（β_1選択性，脂溶性）

アテノール（β_1選択性，水溶性）

コラム **ビソプロロール経口剤と貼付剤の換算は 2.5：4**

　ビソプロロール経口剤 5 mg とビソノテープ 8 mg の頻脈性心房細動に対する第Ⅲ相臨床試験において，ビソノテープ 4 mg 群とビソプロロール経口剤 2.5 mg 群，ビソノテープ 8 mg 群とビソプロロール経口剤 5 mg 群の比較が行われました，投与 4 週間後の 24 時間 Holter 心電図の平均心拍数の変化値（調整平均）について，ビソノテープ 4 mg 群のビソプロロール経口剤 2.5 mg 群に対する非劣性と，ビソノテープ 8 mg 群のビソプロロール経口剤 5 mg 群に対する非劣性が検証されました．また，承認審査時の資料によると，20 ～ 35 歳の健康成人男性に，ビソノテープ 8 mg を胸部，背部または上腕部のいずれかの部位に 1 日 1 回，14 日間反復投与，またはビソプロロール経口剤 5 mg を 14 日間反復投与した結果，24 時間の AUC は同等でした．このため，経口剤：貼付剤＝ 2.5：4 で切り替えることが妥当と考えられます．

　ビソプロロール，カルベジロールは，虚血性心疾患または拡張型心筋症に基づく慢性心不全の効能・効果を有しているため，代償性の心不全であれば使用できます．

　ビソプロロールは抗不整脈薬で唯一貼付剤があるため，嚥下困難や消化管障害など経口投与困難な場合に使用できます．

C　Ⅲ群：K チャネル遮断薬の違いがわかる！

表 4　K チャネル遮断薬の特徴

一般名			アミオダロン	ソタロール
剤形			錠	錠
GE の有無			○（速崩錠あり）	×
薬物動態	排泄経路		肝代謝	腎排泄
	代謝酵素		CYP3A4	なし
特徴	警告		施設・患者の限定，患者への説明と同意，副作用に関する注意（服薬中止後の体内への残存），相互作用	TdP のリスク（用量依存的）
	禁忌		重篤な洞不全症候群，Ⅱ度以上の房室ブロック，本剤成分またはヨウ素過敏症	心原性ショック，重度のうっ血性心不全，重篤な腎障害，高度の同性徐脈，高度の刺激伝導障害，気管支喘息，気管支痙攣，QT 延長症候群，本剤成分に重篤な過敏症
	併用禁忌※		リトナビル，サキナビル，モキサフロキサシン，バルデナフィル，シルデナフィル，トレミフェン，テラプレビル，フィンゴリモド，エリグルスタット	バルデナフィル，モキシフロキサシン，トレミフェン，フィンゴリモドクエン，エリグルスタット
	重大な副作用		間質性肺炎，肺線維症，肺胞炎，既存の不整脈の重度の悪化，TdP，心不全，徐脈，心停止，完全房室ブロック，血圧低下，劇症肝炎，肝硬変，肝障害，甲状腺機能亢進症，甲状腺炎，甲状腺機能低下症，抗利尿ホルモン不適合分泌症候群，肺胞出血，急性呼吸窮迫症候群（手術後），無顆粒球症，白血球減少	心室細動，心室頻拍，TdP，洞停止，完全房室ブロック，心不全，心拡大
	β受容体遮断作用		中等	高
	Na，Ca チャネル遮断作用		低	

※：注射薬，吸入剤，販売中止の薬剤は除く

違いの着眼点 1　警告，禁忌，副作用の違いに着目しよう！

Key Point

- **ソタロールの禁忌はⅡ群薬に類似する.**
- **アミオダロンは投与中止後も相互作用に注意する.**
- **ソタロールは心外性の副作用が少なく，アミオダロン不耐の場合でも使用できる.**

1 警告，禁忌の違いに注意する

Ⅲ群薬は心筋細胞のKチャネルが標的であり，QT延長とtorsades de pointes（TdP）などの催不整脈が発現する危険性が高く，専門医による使用が推奨されています．特に，ループ利尿薬投与例（再分極過程でのK流入にかかわる血清K濃度が低下）や生理機能の低下している高齢者ではTdP発現に注意が必要です．

アミオダロンは構造上にヨウ素を含んでいるため（図1），ヨウ素過敏症に禁忌です．

ソタロールは，β受容体遮断作用による陰性変力作用が強いため，うっ血性心不全，伝導障害，気管支喘息などの場合は使用できません．また，臨床試験において，TdPが4.1％に発現し，その危険性は用量依存的に発現するQT時間の延長に伴い増大するとの報告があるため，新たな不整脈の発現に注意をするよう警告で注意喚起されています．

2 心外副作用に注意する

アミオダロンは心外副作用に注意する必要があります．**アミオダロン**の特徴的な心外副作用として，呼吸器（間質性肺炎，肺胞炎，肺線維症），肝臓（肝酵素の上昇，通常は数値が異常値となるだけ），眼（ほぼ全例で角膜色素沈着，視覚暈輪，羞明，眼がかすむなどの視覚障害や視神経炎），甲状腺（甲状腺ホルモンのT_4からT_3への末梢での変換が阻害され，ほぼ全例で検査値が変化．通常は検査値が異常となるだけ）に注意が必要であり，**定期的な検査が推奨**されています（表5）．**呼吸器系の副作用は高用量，高血中濃度で出現しやすい**ため，1日100 mg以下でその発症を減らせる可能性があります[2)]．

一方で，**ソタロールは心外性の副作用が少ないことが特徴**です．そのため，アミオダロン不耐の場合でも使用できるメリットがあります．

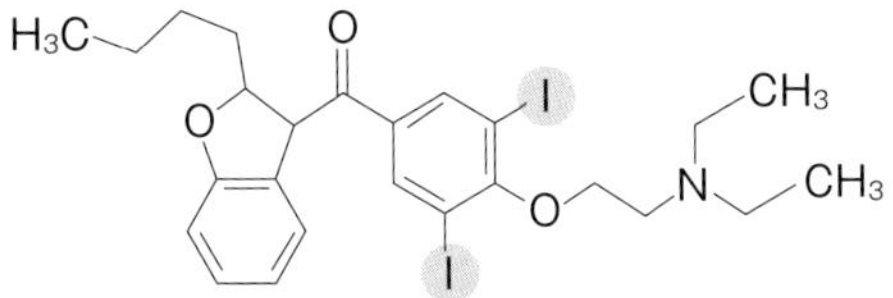

図1　アミオダロンの構造式

検査項目	投与前	投与開始1ヵ月後	投与中3ヵ月ごと
胸部X線検査 または胸部CT検査 肺機能検査（%DLco）	○	○	○
臨床検査 （血液学的検査） （血液生化学的検査） （尿検査） （甲状腺機能検査）	○	○	○
眼科検査	○	○	○

表5　アミオダロン投与中に実施すべき臨床検査

服薬指導の会話例 不整脈の薬で不整脈の副作用？

患者

不整脈の薬を飲み始めたのに，不整脈に注意をするよういわれました．なぜでしょうか？

薬剤師

不整脈の薬は異常な電気信号を抑えることで心臓の動きを調節しますが，逆に，薬が電気信号を過度に抑えてしまうことで不整脈を引き起こすことがあります．「めまい」，「動悸」，「胸が痛む」，「胸部の不快感」のような症状がみられた場合には，危険な不整脈の初期症状の可能性がありますので，すぐに医師・薬剤師に連絡してください．

違いの着眼点2 排泄経路，相互作用の違いに注目しよう！

Key Point

- 腎機能障害がある場合はアミオダロン，肝機能障害がある場合はソタロール．

　アミオダロンは肝で代謝後，胆汁排泄されるため，腎機能障害時や透析中でも常用量で使用できますが，中等度でも肝機能低下がある場合は，致死的な肝障害を引き起こす可能性があるため，使用を回避すべきです．

　ソタロールは腎排泄率が75％と高いことから，高齢者や血清クレアチニン値が1.2mg/dL以上の腎機能障害がある場合は投与量の調節が必要となり，クレアチニンクリアランスが10mL/分未満の重篤な腎障害の場合は使用できません．

1 相互作用は併用薬だけでなく中止後も留意

　アミオダロンはCYP3A4で代謝されるため，その阻害薬であるリトナビル，サキナビルと併用禁忌です．また，脂肪への分布が著明で半減期が長いことから，薬物相互作用は併用薬だけでなく，中止後に使用される薬剤についても確認するよう警告で注意喚起されています．

Ⅳ群：Ca チャネル遮断薬の違いがわかる！

表6　Ca チャネル遮断薬の特徴

一般名	ベプリジル	ベラパミル
剤形	錠	錠
GE の有無	×	○
代謝酵素	CYP2D6，2C9，3A4	CYP3A4，P- 糖蛋白基質
警告	警告：心室頻拍から死亡，過度の QT 延長，TdP	
禁忌※	うっ血性心不全，妊婦	
禁忌※	高度の刺激伝導障害，著明な洞性徐脈・QT 延長 併用禁忌薬剤：リトナビル，サキナビル，アタナザビル，ホスアンプレナビル，イトラコナゾール，エリグルスタット	Ⅱ度以上の房室，洞房ブロック
効能および効果	持続性心房細動，頻脈性不整脈（心室性）	頻脈性不整脈（心房細動・心房粗動，発作性上室性頻拍）
重大な副作用	QT 延長，心室頻拍（TdP を含む），心室細動，洞停止，房室ブロック，無顆粒球症，間質性肺炎	心不全，洞停止，房室ブロック，徐脈，意識消失，皮膚粘膜眼症候群，多形滲出性紅斑，乾癬型皮疹など
Na チャネル阻害作用	低	低
K チャネル阻害作用	中等	データなし

※：本剤に対する過敏症は除く

違いの着眼点 1 効能・効果の違いに着目しょう！

Key Point

• ベラパミルは上室性頻脈にのみに使う．

• ベプリジルは他剤無効例の上室性頻脈および心室性頻脈に使う．

　　ベラパミルは刺激生成・伝導系の抑制作用が強く，心房細動・心房粗動，発作性上室性頻拍などの上室性頻脈に有効ですが，心室性頻脈には使用できません．ベプリジルは中等度の K チャネル遮断作用を有しているため，上室性頻脈および心室性頻脈に有効です．さらに，ベプリジルは T 型 Ca チャネル遮断作用も有しているため，心房細動による電気的リモデリングの予防，回復への効果が期待されています．

違いの着眼点 2 禁忌，副作用，相互作用に着目しよう！

Key Point

• ベプリジルは QT 延長からの TdP 発現に注意が必要である．

• ベプリジルは CYP2D6，3A4 の強い阻害薬とは併用しない．

• ベラパミルで血中プロラチンの上昇，女性化乳房が現れることがある．

• ベラパミルは CYP3A4 と P- 糖蛋白の基質であるとともに，P- 糖蛋白の阻害薬である．

　　ベプリジルは中等度の K チャネル遮断作用を有しているため，QT 延長や TdP 発現に注意が必要です．そのため，QT 延長を引き起こす薬剤との併用は禁忌です．

　　ベプリジルはおもに CYP2D6，3A4 で代謝されるため，これらを強く阻害する薬剤と併

用禁忌です．また，ベプリジルの血中濃度が定常状態に到達するには，1日200 mgの服用で14日間必要であり，その間十分に副作用をモニタリングする必要があります．

　ベラパミルはおもにCYP3A4で代謝されますが，その寄与率は大きくないため，CYP3A4を強く阻害する薬剤との併用が慎重投与となります．また，ベラパミルはP-糖蛋白基質であるだけでなく阻害薬としても作用するため，同基質，同阻害薬との併用に注意が必要です．特異的な副作用として，高プロラクチン血症や男性における女性化乳房があります．

E ジギタリス製剤の違いがわかる！

違いの着眼点　薬物動態に着目しよう！

Key Point
- メチルジゴキシンはジゴキシンより消化管吸収がよい．

　ジギタリス製剤は，陽性変力作用をもちながら心拍数コントロールのできる薬剤です．メチルジゴキシンはジゴキシンの消化管吸収を改善させた製剤であり，おもに脱メチル化によりジゴキシンに代謝されます．ジゴキシンに比べ，血中濃度の立ち上がりが早く効果発現が早いとされています（図2）．また，メチルジゴキシンのバイオアベイラビリティはほぼ100％と高いため，投与量がジゴキシンより少量（表7）になっています．

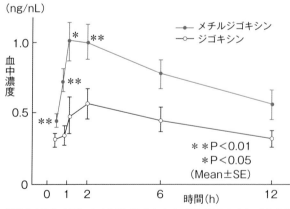

メチルジゴキシンおよびジゴキシン単回投与後の血中ジゴキシン濃度

	T_{max}（時）	C_{max}（ng/mL）
メチルジゴキシン	1	1.11
ジゴキシン	2	0.58

健康成人男性4例にメチルジゴキシンおよびジゴキシンとして各0.25 mgを単回で経口投与後，各投与群における血中ジゴキシン濃度の推移をラジオイムノアッセイ法で測定．メチルジゴキシンの吸収は速やかで，血中濃度はジゴキシン投与群の約2倍の値を示した．

図2　メチルジゴキシンおよびジゴキシン単回投与後のジゴキシンの血中濃度

（ラニラピッドインタビューフォームより引用）

一般名		ジゴキシン	メチルジゴキシン
成人	急速飽和療法	初回 0.5 ～ 1.0 mg, 以後 0.5 mg (飽和量：1.0 ～ 4.0 mg)	初回 0.2 ～ 0.3 mg, 以後 0.2 mg (飽和量：0.6 ～ 1.8 mg)
成人	維持療法	0.25 ～ 0.5 mg	0.1 ～ 0.2 mg
小児	急速飽和療法	2 歳以下：0.06 ～ 0.08 mg/kg を 3 ～ 4 回に分割 2 歳以上：0.04 ～ 0.06 mg/kg を 3 ～ 4 回に分割	新生児：0.03 mg/kg 乳児：0.04 mg/kg 幼小児：0.05 mg/kg
小児	維持療法	飽和量の 1/5 ～ 1/3 量	飽和量の 1/4 を 2 分割で投与

表 7　ジギタリス製剤の用法・用量

服薬指導の会話例　ジギタリス中毒

患者

ここ数日，食欲がなく下痢気味です.
薬の影響でしょうか？

薬剤師

食欲がない，下痢のほかに，目の前がちかちかすることはありませんか？　もしあるよう
でしたら，体のなかにある薬の量が多くなっている可能性があります. すぐに受診をして
ください.

　　ジギタリスの血中濃度が高まることでムスカリン受容体へのアゴニスト作用が強まり，
初期症状として食欲不振や吐き気などの消化器症状や，視覚異常などが現れます.

[佐藤祐司, 村井ユリ子]

■文 献

1) 日本循環器学会 / 日本不整脈心電学会：2020 年改訂版不整脈薬物治療ガイドライン，ライフサイ
エンス出版，東京，2020

2) Atarashi H et al：Chronotropic effects of cilostazol, a new antithrombotic agent, in patients with
bradyarrhythmias. J Cardiovasc Pharmacol **31**：534-539，1998

3) Yamada Y et al：Incidence and predictors of pulmonary toxicity in Japanese patients receiving
low-dose amiodarone. Circ J **71**：1610-1616，2007

05 抗血栓薬

- 凝固因子が関与する静脈の血栓（心房細動など）には，抗凝固薬を用いる．
- 血小板が関与する動脈の血栓（心筋梗塞や脳梗塞）には，抗血小板薬を用いる．
- 抗凝固薬の標準はワルファリンだが，心房細動の抗凝固における標準治療は，直接作用型経口抗凝固薬（DOAC）になってきている．

I 同効薬の違いについて知ろう！

表1 抗血栓薬の全体像

分類		一般名（先発品の商品名）	特徴と作用機序
抗凝固薬	クマリン系	ワルファリンカリウム（ワーファリン）	・プロトロンビン，第VII，IX，X因子の生合成抑制 ・ビタミンKの作用に拮抗 ・相互作用が多い ・個体差が大きいため，定期的に血液凝固能検査を行い，投与量調節をする
	DOAC	ダビガトラン（プラザキサ）	・トロンビン活性を直接かつ選択的に阻害
		リバーロキサバン（イグザレルト）	・第X因子を直接阻害
		エドキサバン（リクシアナ）	
		アピキサバン（エリキュース）	
抗血小板薬		アスピリン（バイアスピリン）	・シクロオキシゲナーゼ1（COX-1）を阻害し，トロンボキサンA_2（TXA_2）生成抑制
		アスピリン・ダイアルミネート配合（バファリン81 mg）	
		アスピリン・ランソプラゾール配合（タケルダ）	
		シロスタゾール（プレタール）	・ホスホジエステラーゼ（PDE3）活性を阻害することによりサイクリックAMP（cAMP）を増加 ・TXA_2産生抑制
		イコサペント酸エチル（エパデール）	・血小板膜リン脂質に取り込まれ，血小板凝集抑制
		ジピリダモール（ペルサンチン）	・血管壁からのPGI_2放出促進 ・TXA_2の合成抑制によりプロスタグランジンI_2とTXA_2のバランスを改善 ・cAMPの合成促進
		サルポグレラート（アンプラーグ）	・5-HT_2レセプターに対する特異的な拮抗作用
	P2Y$_{12}$阻害薬	クロピドグレル（プラビックス）	・アデニル酸シクラーゼ活性化によりcAMPを増加させる
		クロピドグレル・アスピリン配合（コンプラビン）	・2剤を配合錠とすることで，服薬アドヒアランスの向上に寄与
		プラスグレル（エフィエント）	・プロドラッグ ・活性代謝物がADP受容体を選択的かつ非可逆的に阻害
		チカグレロル（ブリリンタ）	・ADP受容体拮抗薬
		チクロピジン（パナルジン）	・アデニル酸シクラーゼ活性化によりcAMPを増加させる
	プロスタグランジン製剤	ベラプロストナトリウム（プロサイリン，ドルナー）	・血小板凝集抑制作用のほかに末梢循環障害において血流改善作用を示す
		リマプロストアルファデクス（オパルモン，プロレナール）	・cAMP増加作用 ・血管拡張作用

1 抗血栓薬の基本的な選びかた

　疾患により凝固系と血小板のどちらが関与するかが異なるため，疾患をよく理解する必要があります．

❶ 深部静脈血栓，肺塞栓症，心房細動による血栓塞栓症の場合

　フィブリン形成を阻害する抗凝固薬を選択します．

　これらの疾患は塞栓した血管とは別の場所で血栓が形成され，それらが血流により病巣部へ流れて発症します．このような場合は，血流の流れがうっ滞することによって一時的に凝固系が亢進し，フィブリンの産生が増大し，そこに血小板や赤血球などの血球成分が付着することで血栓を形成すると考えられています．

❷ 心筋梗塞，脳梗塞の場合

　抗血小板薬を選択します．

心筋梗塞や脳梗塞では，動脈硬化など血管そのものに問題があります．血栓が形成される場合は，動脈内の速い血流により血小板が血管壁に粘着し，血栓形成の足場を作ると考えられています．

2 抗血栓薬のガイドラインによる選びかた

　抗血栓薬には，『不整脈薬物治療ガイドライン』，『冠動脈疾患患者における抗血栓療法ガイドライン』，『抗血療法中の区域麻酔・神経ブロックガイドライン』などの重要なガイドラインが多く存在します．患者のリスクによっても，推奨される薬剤が異なります．

❶ 弁膜症

・非弁膜症性心房細動

　非弁膜症性心房細動では，血栓塞栓症に対するリスク評価を行ったうえで抗血栓療法を選択することが推奨されます[1]．リスク評価には $CHADS_2$ スコアが用いられ，1点以上で直接作用型経口抗凝固薬（DOAC）が推奨されています（図1）．

・弁膜症性心房細動

　ワルファリンを使います．DOAC の有効性および安全性は証明されていません．

❷ 虚血性心疾患

・不安定狭心症

　アスピリンやアスピリン・ダイアルミネート配合剤の可及的速やかな投与開始と長期継続投与が第一選択です．これらが投与できない場合はクロピトグレルまたはチクロピジンを使用します．

・安定狭心症

　アスピリン，アスピリン・ダイアルミネート配合剤を使用します．

・心筋梗塞

　アスピリン，アスピリン・ダイアルミネート配合剤を永続的に使用します．

❸ 脳梗塞および一過性脳虚血発作の急性期

　急性期にはアスピリン，アスピリン・ダイアルミネート配合剤を発症後48時間以内に投与します．慢性期には再発抑制にアスピリン，アスピリン・ダイアルミネート配合剤，クロピドグレル，シロスタゾール，チクロピジンを使用します．

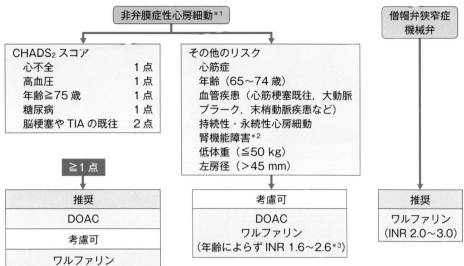

*1：生体弁は非弁膜症性心房細動に含める
*2：腎機能に応じた抗凝固療法については，ガイドラインの 3.2.3 どの
DOAC を用いるかの選択および表 36 を参照
*3：非弁膜症性心房細動に対するワルファリンの INR 1.6〜2.6 の管理目
標については，なるべく 2 に近づけるようにする．脳梗塞既往を有する
二次予防の患者や高リスク（CHADS₂ スコア 3 点以上）の患者に対する
ワルファリン療法では，年齢 70 歳未満では INR2.0〜3.0 を考慮

図 1　心房細動における抗凝固療法の推奨

[日本循環器学会／日本不整脈心電学会：2020 改訂版 不整脈薬物治療ガイドライン，＜ https://www.j-circ.
or.jp/cms/wp-content/uploads/2020/01/JCS2020_Ono.pdf ＞（2021 年 5 月 7 日閲覧），p49 より許
諾を得て転載]

 ## CHADS₂ スコア

　CHADS₂ スコア（0〜6 点）は，心房細動による脳梗塞発症リスクを評価するスコアとして提唱され
ています．これは Congestive heart failure/LV dysfunction（心不全／左室機能不全），Hyperten-
sion（高血圧），Age ≧ 75y（75 歳以上），Diabetes mellitus（糖尿病），Stroke/TIA（脳梗塞 / 一過
性脳虚血発作の既往）の頭文字をとって命名されています．

　脳梗塞年間発症率が 12％である脳梗塞や TIA の既往に各 2 点，5〜8％である残りの 4 つに各 1 点
が付与されており，合計点数が高いほど脳梗塞の発症リスクは高くなります．

　欧州心臓病学会の「心房細動管理ガイドライン 2012」では，CHA₂DS₂-VASc スコアが採用されてい
ます．CHA₂DS₂-VASc スコアは心房細動における脳梗塞のリスクが低い患者の評価に優れているといわ
れています．しかし，評価方法が煩雑で，臨床現場では CHADS₂ スコアですら十分に広まっていないこ
とから，わが国では CHADS₂ スコアを基本とし，CHA₂DS₂-VASc スコアで新たに加わった項目をその
他のリスクとして追加することにより，60 歳以上 75 歳未満や心筋症を有する患者なども評価できるよ
うになっています．

Ⅱ 同種薬の違いについて知ろう！

A 抗凝固薬の違いがわかる！

表2 抗凝固薬の特徴

一般名	ワルファリンカリウム	ダビガトラン	リバーロキサバン	エドキサバン	アピキサバン
剤形	錠・顆粒	カプセル	錠・細粒・ドライシロップ小児用*4	錠・OD錠	錠
GEの有無	○	×	×	×	×
適応症 心房細動による虚血性脳卒中の治療および予防*1	○	○	○（錠・細粒）	○	○
静脈血栓症および肺塞栓症の治療および予防	○	—	○（錠・細粒）	○	○
整形外科術後における静脈血栓塞栓症の予防	—	—	—	○*2	—
用法・用量 通常量*3	初回：1〜5mg 1日1回 血液凝固能検査値に基づいて投与量を決定	150mg 1日2回	15mg 1日1回（錠・細粒）	60mg 1日1回	5mg 1日2回
減量時		110mg 1日2回	10mg 1日1回（錠・細粒）	30mg 1日1回	2.5mg 1日2回
考慮される減量基準		CCr＜50mL/分 P-糖蛋白阻害薬 70歳以上 消化管出血の既往	CCr＜50mL/分（錠・細粒）	CCr＜50mL/分 60kg以下 P-糖蛋白阻害薬	2つ以上に該当の場合 血清Cr≧1.5mg/dL 60kg以下 80歳以上
禁忌 肝機能障害	重篤	—	中等度以上・凝固障害	凝固能障害	凝固能障害
腎機能障害	重篤	CCr＜30mL/分	CCr＜15mL/分（錠・細粒）	CCr＜15mL/分	CCr＜15mL/分
相互作用 併用禁忌	メナテトレノン イグラチモド ミコナゾール	イトラコナゾール	HIVプロテアーゼ阻害薬 オムビタスビル・パリタプレビル・リトナビル コビシスタット含有剤 アゾール系抗菌薬	なし	なし

＊1：ワルファリン以外は非弁膜症性心房細動
＊2：含量による
＊3：適応症による
＊4：ドライシロップ小児用の適応は静脈血栓塞栓症の治療および再発予防

違いの着眼点1 適応症の違いに着目しよう！

Key Point
- DOACはワルファリンと比べて脳卒中予防効果が高く，出血リスクが少ない．

　抗凝固薬の適応症は異なっており，患者のリスクによって推奨される薬剤が異なります．ダビガトラン，リバーロキサバン，エドキサバン，アピキサバンに共通する適応症は，

コラム DOAC の適用量

DOAC の有効性および安全性を明らかにするために行われていた SAKURA AF レジストリーでは,DOAC が適切ではない低用量および高用量で処方されている例がそれぞれ 22%および 4%いることが明らかになっています.ダビガトランやアピキサバンは年齢によって減量する必要があるので,継続投与の際には注意する必要があります.

非弁膜症性心房細動における虚血性脳卒中および全身性塞栓症の発症抑制です.ダビガトランには静脈血栓塞栓症の治療および再発抑制の適応はありません.

非弁膜症性心房細動患者の脳卒中および全身性塞栓症において,ワルファリンと比較すると,ダビガトランは同様もしくはそれ以上[2],リバーロキサバンは同様[3],アピキサバンはそれ以上に抑制した[4]と報告されています.日本において DOAC の有効性および安全性を明らかにするために行われた多施設登録研究(SAKURA AF レジストリー)では,ワルファリン群と DOAC 群で明らかな差は認められていませんが,大出血の発現リスクは DOAC 群のほうが低い可能性が示唆されています[5].

違いの着眼点 2 投与量の決めかたの違いに着目しよう！

Key Point
- ワルファリンは採血結果(PT-INR)をみながら微調整が必要だが,DOAC はモニタ不要.
- ワルファリンは増量・減量しても PT-INR が定まるまで数日を要する.

ワルファリンの投与量は,プロトロンビン時間国際標準化比(PT-INR)値を目安として決定されます.維持投与量は個人差が 10 倍以上あり,CYP2C9,ビタミン K エポキシド還元酵素複合体(VKORC1)の遺伝子多型が関係します.同じ疾患で同じ背景をもつ患者であっても,投与量に差があるのはこのためです.PT-INR は自己検査用血液凝固分析器が発売されており,適応患者は限られますが自己測定が可能となっています.DOAC は PT-INR が効果の指標にはなりません.

一方,ダビガトランの血中濃度は活性化部分トロンボプラスチン時間(APTT)と,リバーロキサバンの血中濃度はプロトロンビン時間(PT)と良好に相関することから,過度の抗凝固作用や服薬アドヒアランスの確認の目安となります.

ワルファリンの作用機序は,ビタミン K の代謝サイクルを止めることによる間接的な阻害作用であり,効果発現が 36 ～ 48 時間と遅いため,投与量が定まるのに時間を要します.ダビガトランとリバーロキサバンは効果発現が早く,1 ～ 2 時間でピークとなります.

違いの着眼点3 禁忌・相互作用に着目しよう！

Key Point

- ワルファリンは腎障害があっても（重篤でない限り）使用できる．
- ワルファリンは相互作用が多く，ビタミン K の摂取で効果が下がる．

　抗凝固薬は肝機能障害患者および腎機能障害患者では禁忌となる場合があります．肝機能障害時はダビガトラン，エドキサバンおよびアピキサバンは使用可能ですが，エドキサバンとアピキサバンは凝血異常を伴う肝疾患には禁忌です．リバーロキサバンは中等度，ワルファリンは重篤な肝機能障害の場合は使用禁忌となります（表2）．

　ワルファリンは腎排泄の割合の比率が少ないため，重篤な腎機能障害がない限り使用可能ですが，ダビガトラン，リバーロキサバン，エドキサバンおよびアピキサバンは中等度の腎機能障害から減量が必要となり，重度の腎機能障害では禁忌となります．

　ワルファリンは多くの薬剤と相互作用があるため，併用薬をしっかりと確認する必要があります．ビタミン K₂薬のメナテトレン（グラケー），抗リウマチ薬のイグラチモド（ケアラム）および抗真菌薬のミコナゾール（フロリード）は併用禁忌です．ビタミン K を多く含む食品も注意が必要であり，メナテトレンは過量投与の際には拮抗薬として用いられます．

　DOAC はワルファリンと比較して食事の影響を受けにくく，相互作用の報告も少ないですが，CYP3A4 代謝や P-糖蛋白との競合に注意が必要です．ダビガトランとリバーロキサバンは併用禁忌薬があります（表2）．

服薬指導の会話例 ワルファリンとビタミン K の相互作用

患者

> 医師から納豆を食べてはいけないといわれました，薬を飲むのは朝だから，夜なら食べても構いませんか？

薬剤師

> ワルファリンを飲んでいる間は，時間をずらしても納豆は食べてはいけません．これは納豆に含まれるビタミン K がワルファリンの働きを弱めてしまうからです．また，納豆に含まれる納豆菌はビタミン K をつくります．少量の納豆でもワルファリンの効果が弱まると言われているので，納豆は食べないようにしてください．緑黄色野菜も大量に食べるとビタミン K を多くとることになってしまうので注意してください．

　相互作用は薬だけでなく，食品ともあるので注意が必要です．ワルファリンはビタミン K 投与により作用が減弱することが知られています．これはビタミン K がワルファリンの肝臓におけるビタミン K 依存性凝固因子の生合成阻害作用と拮抗するためです．そのため添付文書では骨粗鬆症治療用ビタミン K₂製剤が併用禁忌となっています．納豆や青汁などビタミン K を多く含む食品は併用注意となっていますが，ワルファリンの効果に影響を与えることが明らかとなっているため，摂取しないように指導しなければなりません．抗結核薬のイソニアジドはマグロ，カツオなどの青魚や鶏むね肉などのヒスチジン含有食品や，チーズや赤ワインなどのチラミンを多く含有する食物と併用注意となっていま

す．このように，添付文書に食品成分の記載しかない場合は，あらかじめ食品中の含有量を確認し，患者に適正な服薬指導を行えるよう準備しておくことが大切です．

違いの着眼点 4　手術前後の休薬期間に着目しよう！

Key Point

- 術前の休薬期間は DOAC よりワルファリンのほうが長いが，個別判断は必要．

休薬期間は薬剤の作用の可逆性や患者の出血の大小，腎機能によって変わります．2020年に発表された『冠動脈疾患患者における抗血栓療法ガイドライン』のフォーカスアップデート版[6]では，抜歯や体表手術など出血リスクのきわめて低い手術を受ける場合は，抗凝固薬を中止しないことが推奨されています（表3）．出血リスク，クレアチニンクリアランスに応じて最終服薬からの時間を24〜96時間で調整します．ワルファリンは手術前3〜5日の服用中止を考慮します．手術後は原則的に出血がコントロールされていれば，6〜8時間後から抗凝固薬の再開は可能とされていますが，術後の出血リスクに応じて数日後から再開とする場合もあります．従来行われていたワルファリンのヘパリン置換は推奨されていません．

消化器内視鏡の場合は，休薬による血栓塞栓症発症のリスクを回避するために，出血低危険度の場合は休薬なく施行可能としています[7,8]．ただし，ワルファリンはPT-INRが通常の治療域であることを確認する必要があります．

表4に『抗血栓療法中の区域麻酔・神経ブロックガイドライン』[9]の中止基準を示します．このガイドラインでは，添付文書で設定される最低の休薬期間よりも安全域を設けた長めの休薬期間となっています．

このように，ガイドラインによって休薬期間が異なっている場合があるため，患者の病態を考慮して個別に判断する必要があります．

服薬指導の会話例　ワルファリンの休薬期間について

患者

以前，手術を受けた際にはワルファリンは前日から中止するようにいわれたのですが，今回は5日前から中止するようにいわれました．
なぜそんなに前から中止しなければいけないのですか？

薬剤師

今回の手術は前回の手術よりも出血する可能性が高いためと思われます．ワルファリンが体内から完全になくなるまでおよそ5日かかるからです．〇月〇日から必ず中止してください．もし中止を忘れたり，うっかり飲んでしまった場合は，すぐに薬局または病院に連絡をしてください．

表3 待機的手術における抗凝固薬の術前の休薬時期と再開時期

○：服用　△：手術の施行時間や患者の病状等もふまえ内服の可否を決定．術前のカッコ内は推奨される最終服薬のタイミングを表す．　×：休薬

A. 出血リスクが極めて低いまたは止血が容易である手術（抜歯，体表手術など）

	5日前	4日前	3日前	2日前	1日前	手術日（術後）	1日後	2日後	3日後
DOAC	○	○	○	○	△ ≧12時間	△ 術後6～8時間後以降	○	○	○
ワルファリン	○	○	○	○	○	△ 術後24時間以内	○	○	○

B. 出血リスクの低い手術

		5日前	4日前	3日前	2日前	1日前	手術日（術後）	1日後	2日後	3日後
ダビガトラン	CCr ≧ 80 mL/min	○	○	○	○	△（≧24時間）	△ 術後6～8時間後以降	○	○	○
ダビガトラン	CCr 50～79 mL/min	○	○	○	△（≧36時間）	×*		○	○	○
ダビガトラン	CCr 30～49 mL/min	○	○	○	△（≧48時間）	×*		○	○	○
リバーロキサバン アピキサバン エドキサバン	CCr ≧ 30 mL/min	○	○	○	○	△（≧24時間）		○	○	○
	CCr 15～29 mL/min	○	○	○	△（≧36時間）	×*		○	○	○
ワルファリン		△（>3～5日）	△（>3～5日）	×*	×*	×*	△* 術後24時間以内	○*	○*	○*

C. 出血リスクが中等度から高度の手術

		5日前	4日前	3日前	2日前	1日前	手術日（術後）	1日後	2日後	3日後
ダビガトラン	CCr ≧ 80 mL/min	○	○	○	△（≧48時間）	×*	△* 術後の出血の状況に応じて可能な限り早期（術後6～8時間以降）		△* 術後出血が問題となる場合は48～72時間以降を考慮	
ダビガトラン	CCr 50～79 mL/min	○	○	△（≧72時間）	×*	×*				
ダビガトラン	CCr 30～49 mL/min	○	△（≧96時間）	×*	×*	×*				
リバーロキサバン アピキサバン エドキサバン		○	○	○	△（≧48時間）	×*				
ワルファリン		△（>3～5日）	△（>3～5日）	×*	×*	×*	△* 術後24時間以内	○*	○*	○*

*：周術期のヘパリン代替療法は原則として推奨されない．ただし，人工弁置換術などで確実な抗凝固療法の継続が必要とされる患者では，周術期のヘパリン代替療法は考慮される可能性がある．また，術後の出血が問題となる場合には，術後の血栓塞栓症予防と容易な出血の管理を目的としてヘパリン投与が考慮される可能性はある．
（Steffel J, et al. 2018 を参考に作成）
［日本循環器学会：2020年JCSガイドラインフォーカスアップデート版　冠動脈疾患患者における抗血栓療法．〈https://www.j-circ.or.jp/cms/wp-content/uploads/2020/04/JCS2020_Kimura_Nakamura.pdf〉（2021年5月7日閲覧），p41より許諾を得て転載］

一般名	休薬期間			硬膜外カテーテル抜去から投薬再開までの時間
	高リスク群 出血性素因の患者 血小板低下時 など	中リスク群 硬膜外ブロック 脊髄くも膜下麻酔 深部神経ブロックなど	低リスク群 体表面の神経ブロック	
ワルファリン	5日*1	5日*1	TBD*2	抜去後に再開
ダビガトラン	4日 （CCr ≧ 60 mL/ 分） 5日 （30 < CCr < 60 mL/ 分）	4日 （CCr ≧ 60 mL/ 分） 5日 （30 < CCr < 60 mL/ 分）	TBD*2	6時間
リバーロキサバン	2日	2日	TBD*2	6時間
エドキサバン	2日	2日	TBD*2	6時間
アピキサバン	3日	3日	TBD*2	6時間

表4　区域麻酔・神経ブロック時の抗凝固薬の休薬期間と再開時期

＊1：穿刺手技前に PT-INR ≦ 1.2 を確認する
＊2：TBD（to be discussed），手技による出血と休薬に伴う血栓症を考慮して判断
［日本ペインクリニック学会ほか：抗血栓療法中の区域麻酔・神経ブロックガイドライン，2016 より作成］

コラム　薬の切り替えに着目しよう

①ワルファリンから DOAC に切り替える場合

　ワルファリンを中止し，PT-INR が治療域の下限以下になった時点で DOAC の投与を開始します．日本循環器学会のガイドラインでは，PT-INR の目標値は 70 歳未満では 2.0 〜 3.0，70 歳以上では 1.6 〜 2.6 となっています．

② DOAC からワルファリンに切り替える場合

　DOAC は半減期が短く，ワルファリンは十分な効果を発現するのに 36 〜 48 時間を要します．切り替え時は抗凝固作用が維持されるよう注意し，PT-INR が治療域の下限を超えるまで両者を併用します．DOAC の投与量は変更しませんが，エドキサバンは投与量を半量にする必要があるので注意しなければなりません．DOAC の投与により PT-INR が上昇する場合があるため，投与後 24 時間を経過するまでは PT-INR はワルファリンの抗凝固作用を正確に反映しない可能性があります．併用中の PT-INR 測定は DOAC の次回投与直前に行う必要があります．

　ダビガトランの適正使用ガイドでは，PT-INR の目安として 2.0 以上，70 歳以上の患者は 1.6 以上となっていますが，米国の添付文書ではクレアチニンクリアランス（CCr）値を基にワルファリンの開始時期（表）が決められており，50 mL/ 分以上の場合，ダビガトランを中止する 3 日前にワルファリンを開始，30 〜 49 mL/ 分では 2 日前，15 〜 29 mL/ 分では 1 日前，15 mL/ 分未満では併用しないとされています．

表　ダビガトランからワルファリンへ切替時の併用日数

CCr（mL/ 分）	併用日数*
≧ 50	3 日前
30 〜 49	2 日前
15 〜 29	1 日前
< 15	併用しない

＊：表示日数併用後，ダビガトランを中止する

ダビガトランの抗凝固作用の中和剤としてイダルシズマブ（プリズバインド）が発売されています．イダルシズマブはヒト化モノクローナル抗体のフラグメントであり，ダビガトランに直接かつ特異的に結合し，ダビガトランのトロンビンへの結合を阻害します．イダルシズマブのダビガトランに対する結合親和性は，ダビガトランのトロンビンに対する結合親和性に比べて約300倍であり，半減期は約260時間です．米国ではリバーロキサバンおよびアピキサバンの中和剤も発売されています．

B 抗血小板薬の違いがわかる！

表5 抗血小板の特徴

一般名	剤形	GE の有無	おもな代謝・排泄経路	薬物代謝酵素
アスピリン	錠	○	腎排泄	なし
アスピリン・ダイアルミネート配合	錠	○	腎排泄	なし
アスピリン・ランソプラゾール配合	錠	×	肝代謝と腎排泄	CYP3A4,2C19
クロピドグレル	錠	○	肝代謝と腎排泄	CYP3A4,1A2,2B6,2C19
クロピドグレル・アスピリン配合	錠	×	肝代謝と腎排泄	CYP2C19,3A4,1A2,2B6
プラスグレル	錠	×	肝代謝と腎排泄	CYP3A,2B6
チカグレロル	錠	×	肝代謝	CYP3A
チクロピジン	細粒 錠	○	肝代謝と腎排泄	CYP2C19,2D6,3A4
シロスタゾール	OD錠 散	○	肝代謝と腎排泄	CYP3A4,2D6,2C19
イコサペント酸エチル	軟カプセル	○	肝代謝	なし
ジピリダモール	錠 カプセル		肝代謝	なし
ベラプロストナトリウム	錠	○	肝代謝	CYP2C8
サルポグレラート	細粒 錠	○	肝代謝と腎排泄	CYP1A2,2B6,2C9,2C19,2D6,3A4
リマプロストアルファデクス	錠	○	肝代謝と腎排泄	なし

違いの着眼点1 用法・用量の違いに着目しよう！

Key Point

- クロピドグレル，プラスグレル，チカグレロルはローディングドーズが有効だが，チクロピジンは無効．

クロピドグレル，プラスグレル，チカグレロルはいずれもチエノピリジン系抗血小板薬であり，クロピドグレル，プラスグレルはプロドラッグとして作用します．これらにはローディングドーズ（投与開始日に通常の1日量より高用量投与すること）が有効です．

クロピドグレルは300mgのローディングドーズにより，投与2時間後から血小板凝集抑制効果を示します．ローディングドーズを行わない場合は，ローディングドーズ群と同等の血小板凝集抑制率を示すのは3日後となります．そのため，経皮的冠動脈インターベンション（PCI）の場合は，投与開始日は300mg投与ですが，PCI施行前に4日間75

mg/日投与されていた場合には，ローディングドーズは必須ではありません．

　プラスグレルも同様に 20 mg のローディングドーズにより，投与約 35 分後から血小板凝集抑制効果を示し，5 日間で定常状態に達します．プラスグレルは，空腹時は食後投与と比較して最高血中濃度（C_{max}）が約 3.3 倍に増加したことから，食後に投与することが望ましいです．ただし，AUC に差は認められていません．

　チクロピジンはローディングドーズが無効であり，血小板凝集抑制作用を発現するのは 3 日後です．

　チカグレロルのローディングドーズは他剤と違い，1 日 2 回投与となっているので注意が必要です．いずれもアスピリンと併用する抗血小板薬 2 剤併用療法（DAPT）が標準です．チカグレロルは直接的かつ可逆的な $P2Y_{12}$ 受容体拮抗薬であり，アスピリンと併用する他の抗血小板薬の投与が困難な場合に使用されます．2020 年 JCS ガイドラインフォーカスアップデート版[6] では，3 〜 12 ヵ月の DAPT 継続が基本となっており，6 ヵ月以内に DAPT を単剤に切り替える場合には，$P2Y_{12}$ 受容体拮抗薬を考慮することを推奨しています．

違いの着眼点 2　薬物代謝酵素に着目しよう！

Key Point

● プラスグレルはクロピドグレルより CYP2C9 の遺伝子多型の影響が少ない．

　クロピドグレルは CYP2C19 をはじめ，いつくかの代謝酵素により活性代謝物に変換されます．CYP2C19 の遺伝子多型は 2 つあり，変異をもたない EM（extensive metabolizer）群，1 つ変異をもつ IM（intermediate metabolizer）群，2 つとも変異をもつ PM（poor metabolizer）群に分類されます．この遺伝子多型には人種差があり，日本人では PM 群の頻度は欧米人より高い（18 〜 22.5%）と報告されています[10]．PM 群は，活性代謝物の AUC や C_{max} が低いという報告があり，クロピドグレルの作用は個人差が大きいと考えられます．CYP2C19 遺伝子多型や CYP2C19 阻害薬（プロトンポンプ阻害薬）は薬効への影響の報告がありますが，血管性イベントの発現に関連があるかは議論が分かれています．

　プラスグレルはクロピドグレルより強力な薬剤として開発されました．効果発現が早く，日本人に多い CYP2C9 の遺伝子多型の影響が少ないのが特徴です．

違いの着眼点 3　休薬期間に着目しよう！

Key Point

● 抗血小板薬の手術前の中止時期は，薬剤の種類や患者の出血の大小によって異なる．

　抗血小板薬の手術前の中止時期の目安は，抗凝固薬と同様にガイドラインによって異なる場合があり，個々の症例で検討する必要があります．

　休薬期間は薬剤の作用の可逆性や患者の出血の大小によっても変わります．『循環器疾患における抗凝固・抗血小板療法に関するガイドライン（2009 年版）』では，低危険手技

表6 抗血小板薬の手術前の中止時期の目安

一般名	作用の可逆性	中止時期の目安					
		添付文書	ガイドライン①	ガイドライン②	ガイドライン③	ガイドライン④	
						高リスク群	中リスク群
アスピリン アスピリン・ダイアルミネート配合	不可逆	—	低危険手技：3日前 高危険手技：7日前 大手術：7〜14日前	3〜5日前（血栓塞栓症の高リスク群では休薬しない）	7〜10日前	7日（5日）*1	TBD *3
クロピドグレル	不可逆	14日前	大手術：7〜14日前	5〜7日前	—	7日（5日）*1	7日（5日）*1
プラスグレル	不可逆	14日前	—	—	—	7〜10日（5日）*1	7〜10日（5日）*1
チカグレロル	可逆	5日前	—	—	—		
チクロピジン	不可逆	—	低危険手技：5日前 高危険手技：10〜14日前 大手術：7〜14日前	5〜7日前	7〜10日前	7〜10日（5日）*1	7〜10日（5日）*1
シロスタゾール	可逆	—	大手術：3日前	1日前	—	2日*2	なし
イコサペント酸エチル*	不可逆	—	—	1日前	7日前	7〜10日	7〜10日
ジピリダモール	可逆	—	—	1日前	—	2日*2	なし
ベラプロストナトリウム	可逆	—	—	1日前	—	1日	なし
サルポグレラート	可逆	—	—	1日前	—	1日	なし
リマプロストアルファデクス	可逆	—	—	1日前	—	—	—

—：データなし
ガイドライン①：「循環器疾患における抗凝固・抗血小板療法に関するガイドライン（2009年改訂版）」（日本循環器学会ほか）
ガイドライン②：「大腸内視鏡検査の偶発症防止のための指針」（日本消化器内視鏡学会：Gastroenterol Endosc 45:1939-1945,2003）
ガイドライン③：「手術医療の実践ガイドライン（2013年版）」（日本手術医会）
ガイドライン④：「抗血栓療法中の区域麻酔・神経ブロックガイドライン」（日本麻酔科学会ほか）
＊1：冠動脈ステント留置患者や血栓塞栓症の二次予防などの理由で服用している場合は5日程度も考慮
＊2：アスピリン併用の場合はアスピリンの休薬に従う
＊3：TBD（to be discussed），症例ごとに検討
[日本ペインクリニック学会ほか：抗血栓療法中の区域麻酔・神経ブロックガイドライン，2016より作成]

の抗血小板薬の休薬期間はアスピリン，アスピリン・ダイアルミネート配合剤で3日間，チクロピジンで5日間，両者併用で7日間です．高危険手技の休薬期間は表6に示す日数が推奨されています．

『抗血栓薬服用患者に対する消化器内視鏡診療ガイドライン』では，低危険度の消化器内視鏡は，いずれの抗血小板薬も休薬しなくてよいとされています．出血高危険度の場合は，アスピリン単独服用者で血栓塞栓症の発症リスクが高い症例では服薬の継続を，発症リスクが低い症例では3〜5日間の休薬を考慮します．アスピリン以外の抗血小板薬は休薬が原則ですが，血栓塞栓症の発症リスクが高い症例ではアスピリン，アスピリン・ダイアルミネート配合剤またはシロスタゾールへの置換を考慮します．ただし，いずれも推奨

度は A ～ D のうちの C1（科学的根拠はないが，行うよう勧められる）であり，休薬にあたっては個々に詳細を確認する必要があります．

[松元美香，大谷道輝]

■文 献

1） 日本循環器学会／日本不整脈心電学会：2020 年改訂版 不整脈薬物治療ガイドライン．＜ https://www.j-circ.or.jp/cms/wp-content/uploads/2020/01/JCS2020_Ono.pdf ＞（2021 年 5 月 7 日　閲覧）

2） Connolly SJ et al：Dabigatran versus warfarin in patients with atrial fibrillation. N Engl J Med **361**：1139-1151, 2009

3） Patel MR et al：Rivaroxaban versus warfarin in nonvalvular atrial fibrillation. N Engl J Med **365**：883-891,2011

4） Granger CB et al: Apixaban versus warfarin in patients with atrial fibrillation. N Engl J Med **365**：981-992, 2011

5） Okumura Y et al：Three-year clinical outcomes associated with Warfarin vs. Direct oral anticoagulant use among Japanese patients with atrial fibrillation － findings from the SAKURA AF Registry. Circ J **82**：2500-2509, 2018

6） 日本循環器学会：2020 年 JCS ガイドラインフォーカスアップデート版　冠動脈疾患患者における抗血栓療法．＜ http://www.j-circ.or.jp/cms/wp-content/uploads/2020/04/JCS2020_Kimura_Nakamura.pdf ＞（2021 年 5 月 7 日閲覧）

7） 藤本一眞ほか：抗血栓薬服用者に対する消化器内視鏡ガイドライン．Gastroenterol Endosc **54**：2075-2102, 2012

8） 加藤元嗣ほか：抗血栓薬服用者に対する消化器内視鏡ガイドライン　直接経口抗凝固薬（DOAC）を含めた抗凝固薬に関する追補 2017．Gastroenterol Endosc **59**：1549-2102,2017

9） 日本ペインクリニック学会ほか：抗血栓療法中の区域麻酔・神経ブロックガイドライン．＜ http://www.anesth.or.jp/guide/pdf/guideline_kouketsusen.pdf ＞

10） Furuta T et al:CYP2C19 pharmacogenomics associated with therapy of *Helicobacter pylori* infection and gastro-esophageal reflux diseases with a proton pump inhibitor. Pharmacogenomics **8**：1199-1210, 2007

06 狭心症治療薬

- 発作時には，速効性のある硝酸薬を使用する.
- 治療薬の作用は，「心臓の酸素需要を減らす」か，「心臓への酸素供給を増やす」かである.
- 硝酸薬，カルシウム（Ca）拮抗薬，β遮断薬，カリウムチャネル開口薬，抗血小板薬を単独もしくは併用使用する.
- スタチンやアンジオテンシン変換酵素（ACE）阻害薬，アンジオテンシンⅡ受容体拮抗薬（ARB），アルドステロン拮抗薬も併用されることが多い.

I 同効薬の違いについて知ろう！

表 1　狭心症治療薬の全体像

分　類	おもな一般名（先発品の商品名）	特徴と作用機序
硝酸薬	亜硝酸アミル（亜硝酸アミル），ニトログリセリン（ミオコール，ミリステープなど），硝酸イソソルビド（フランドル，ニトロールR），一硝酸イソソルビド（アイトロール）	・NO産生による前負荷軽減により心筋の酸素消費量を減少させる ・冠動脈の拡張により心筋への酸素供給量を増加させる
カリウムチャネル開口薬	ニコランジル（シグマート）	・NO産生作用に加え血管平滑筋のアデノシン三リン酸（ATP）感受性カリウムチャネルを開口させ心筋の酸素消費量を減少させる
Ca拮抗薬	ニフェジピン徐放錠（アダラートCR），ベニジピン（コニール），アムロジピン（アムロジン，ノルバスク）	・心筋のカルシウムチャネルを遮断し心筋の酸素消費量を減少させる ・血管平滑筋のカルシウムチャネルを遮断し心筋への酸素供給量を増加させる
β遮断薬	ビソプロロール（メインテート），カルベジロール（アーチスト）	・β_1受容体を遮断し，心筋の酸素消費量を減少させる

1 狭心症治療薬の基本的な選びかた [1)]

❶ 発作時の場合

心筋梗塞などを含めた虚血性心疾患での胸痛発作時は，**速効性のある硝酸薬**を使用します. 舌下錠やスプレー剤は，口腔粘膜から速やかに吸収されるため発作時に有効です.

❷ 労作性狭心症の場合

心臓の酸素需要を減らすことのできる**β遮断薬**が適応しています. **心臓への酸素供給量を増やす硝酸薬やCa拮抗薬，カリウムチャネル開口薬**も使用されます.

❸ 冠攣縮性狭心症の場合

冠動脈の過収縮により一過性に冠血流が低下するため，冠動脈を拡張させる**Ca拮抗薬**が第一選択になります. **特に，ジヒドロピリジン系がよい**とされています.

硝酸薬は，一酸化窒素（NO）を介した血管平滑筋弛緩作用がありますが，Ca拮抗薬とは異なる作用機序のため，Ca拮抗薬と併用されることがあります.

β遮断薬は，単独では使用されません. 投与により冠動脈の α受容体が相対的に優位と

なり，血管を収縮させ症状を悪化させる可能性があるためです．冠動脈狭窄がみられる場合のみ，長時間作用型の Ca 拮抗薬と併用しますが，非選択性 β 遮断薬のピンドロール，ナドロール，プロプラノロールは，$β_2$ 遮断による冠動脈収縮作用もあり禁忌です．冠攣縮による虚血発作は夜間から早朝に多くみられる傾向があり，血中濃度推移を考えた投与時間を考慮すべきです．

❹ 不安定狭心症の場合

　冠動脈を狭窄させる原因のプラーク（粥腫）が，物理的刺激やサイトカインなどにより破綻し血液成分にさらされると，①血小板の活性化と凝集，②フィブリンの沈着をもたらす凝固系の活性化が起こり，これら 2 つの作用で生じた血栓が冠血流をさらに低下させます．初期治療には冠動脈拡張作用がある速効性タイプの硝酸薬や，抗血小板作用のあるアスピリンが使用されます．症状に応じて手術による冠動脈の血流を取り戻す血行再建術が選択されます．

　血行再建術には経皮的冠動脈インターベンション（PCI）や冠動脈バイパス術（CABG）

 コラム 前負荷と後負荷

　心臓の機能に対する負荷には，前負荷と後負荷があります（図）．心臓が収縮する直前（拡張期末期）にかかる負荷を前負荷，収縮した直後にかかる負荷を後負荷といいます．

・前負荷：拡張期には静脈を介して血液が心臓に戻ってきます．その血液量が多いと心室の容積が広がり，心筋を収縮させるために大きな力が必要となります（Frank-Staring の法則）．前負荷の程度はおもに静脈環流量によって決定されます．そのため前負荷を「容量負荷」とも呼びます．静脈を拡張する作用をもつ硝酸薬は，心臓の前負荷を軽減させて心筋での酸素需要を減少させます．

・後負荷：収縮期には血液は心臓から動脈を介して全身に送られます．動脈の圧力が高いと，心臓から出る血液に勢いが必要となるため，強力に心臓を収縮させる必要があります．後負荷の程度は主に動脈圧によって決定されます．そのため後負荷を「圧負荷」とも呼びます．動脈を拡張する作用をもつ硝酸薬・Ca 拮抗薬・β 遮断薬は，心臓の後負荷を軽減させて心筋での酸素需要を減少させます．

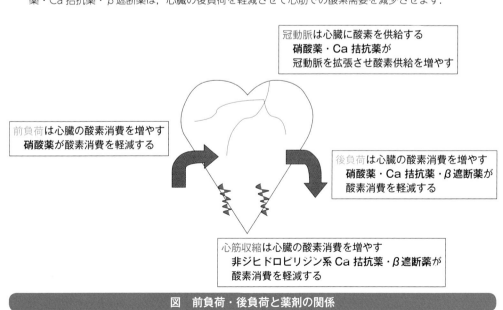

図　前負荷・後負荷と薬剤の関係

があり，血行再建術後は長期にわたって抗血小板薬が投与されます．

2 狭心症治療薬のガイドラインによる選びかた

『虚血性心疾患の一次予防ガイドライン』[2]では，虚血性心疾患の発症には年齢・遺伝に加えて，高血圧・糖尿病・脂質異常・慢性腎不全・喫煙・肥満など介入可能な危険因子が関わっているため，一次予防（初回発症予防）では非薬物療法と，それぞれの疾患に則した薬物療法による危険因子の管理が基本です．

虚血性心疾患の発作には，速効性の硝酸薬を投与して症状を改善させます．

その後の**二次予防（新たな心疾患イベント予防）**では，非薬物療法に加えて硝酸薬，Ca拮抗薬，β遮断薬による薬物療法が加わります（図1）．それぞれの薬剤は，心臓での酸素消費量を減少させたり，心臓への酸素供給量を増やす作用があり，心虚血の原因，禁忌疾患や併用薬などを考慮して単独，もしくは併用で選択されます．虚血状態を起こした原因が冠動脈の過収縮である冠攣縮狭心症にはCa拮抗薬が第一選択薬です[3]．

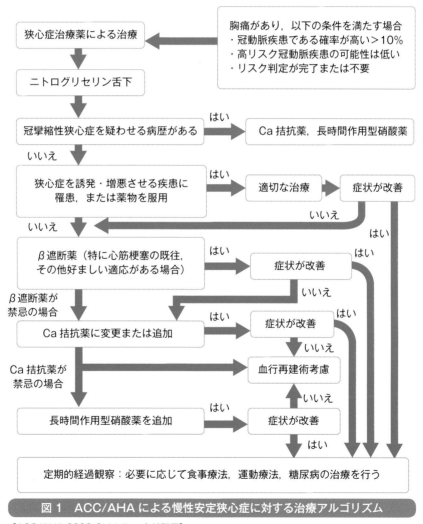

図1 ACC/AHAによる慢性安定狭心症に対する治療アルゴリズム

[ACC/AHA 2002 Guideline より引用]

Ⅱ 同種薬の違いについて知ろう！

A 硝酸薬の違いがわかる！

表 2　硝酸薬の特徴

一般名	剤　形	GE の有無	特　徴
亜硝酸アミル	吸入液	×	・初めて狭心症に使用された硝酸薬で，鼻腔からの吸入液として使用される
ニトログリセリン	舌下錠 口腔用スプレー 貼付剤	○	・経口では吸収が遅く，肝臓での初回通過効果が大きいため，舌下や経皮投与が有効
硝酸イソソルビド	錠 カプセル 口腔用スプレー 貼付剤	○	・ニトログリセリンに比べると消化管からの吸収は良好であることから，経口投与も有効
一硝酸イソソルビド	錠	○	・肝臓での初回通過効果を受けにくく，バイオアベイラビリティが良好なため経口投与で用いられる

　　　硝酸薬は，冠動脈拡張作用により冠動脈への酸素供給量を増やします．また，心臓の前負荷，後負荷を減らすことにより心臓の酸素需要量を減らします．

違いの着眼点 1　作用の違いと効果時間に着目しよう！

Key Point

- 硝酸イソソルビドはニトログリセリンと比べて，動脈より静脈に対する作用が強い．
- 硝酸イソソルビドはニトロクリセリンと比べて，効果が持続する．

1 動脈と静脈に対する作用の強弱がある[4]

　　　ニトログリセリン（NTG）と硝酸イソソルビド（ISDN）では，NO 遊離の機序や速度，作用する血管が異なるため，それぞれの作用に違いがあります．

　　　硝酸イソソルビドは動脈より静脈に対する作用が強いため，静脈環流の減少による前負荷軽減作用が大きいと考えられます．

　　　ニトログリセリンは低用量では静脈が拡張し，高用量では静脈に比べて動脈の拡張が優位になります．高用量では動脈圧を低下させるため，後負荷軽減作用が考えられます．ニトログリセリン注射薬の適応には，狭心症だけでなく手術中の異常高血圧や低血圧維持など降圧作用によるものもあります．硝酸イソソルビド注射薬にはこのような適応はありません．

2 硝酸イソソルビドのほうが効果持続時間が長い

　　　不安定狭心症患者に硝酸イソソルビドとニトログリセリンをそれぞれ経口投与したところ，効果に大きな差はありませんでした．一方，持続時間は硝酸イソソルビドのほうが 8 〜 12 倍長かったという報告があります（硝酸イソソルビド：ニトログリセリン＝ 3 〜 4 時

間：15 ～ 30 分）[5].

　硝酸薬を発作予防で使用する場合，硝酸イソソルビドは経口投与できますが，ニトログリセリンは経口薬はなく，長時間作用可能な貼付剤しかありません.

違いの着眼点2　剤形の違いに着目しよう！

Key Point
- 発作時には吸収の早い舌下錠とスプレー剤を使用する.
- 内服薬と貼付剤は発作予防のため毎日使用する.

1 舌下錠やスプレー剤の効果は速効性である

　発作時にはニトログリセリンや速効性のある硝酸薬が第一選択薬です. 舌下投与では肝臓の初回通過効果を受けず速かに吸収されます. 舌下錠は，口の中が乾いていると溶けにくく，効果発現まで時間がかかるため，水で舌を湿らせたり，かみ砕く必要があります. 一方，スプレー剤は口腔内の状態にかかわらず速効性が期待できます. 口腔内が乾燥しやすい高齢者や意識レベルが低下している患者は，スプレー剤が使用しやすいでしょう.

　舌下投与は速効性であるため，急激な血圧低下によるめまいや立ちくらみを起こすことがあります. 座った状態で使用するよう説明しましょう. 1錠（1回）で効果が現れない場合の追加投与は，表3の用法・用量に示すようにそれぞれの製品で違いがあります.

2 内服薬は発作予防のため毎日服用する

　内服薬は，狭心症の発作が起こらないよう毎日服用します. 硝酸イソソルビドと一硝酸薬イソソルビドがあります（表4）. 硝酸イソソルビドは，投与後18.2分で最高血中濃度に達し，消失半減期は55.2分（β相）です. 効果発現と体内からの消失が早いため，発作時に使用されます. 発作予防で服用する場合には，徐放化された製剤が使用されます.

　一硝酸薬イソソルビドは硝酸イソソルビドの活性代謝物です. 一硝酸薬イソソルビドは

表3　発作時に使用する硝酸薬の剤形，用法・用量，体内動態

一般名 （先発品の商品名）	用法・用量	効果発現	T_{max}	スプレー剤に関しての注意事項
ニトログリセリン （ニトロペン舌下錠0.3mg）	1回1～2錠を舌下投与 数分で効果がなければ1～2錠追加	1～2分	4分	―
ニトログリセリン （ミオコールスプレー0.3mg）	舌下に1回1噴霧 3分たっても効果なければ1噴霧追加	1～2分	4分	① 初回は6～7噴霧を空打ち ② 1ヵ月使用しなければ数回噴霧してから使用
硝酸イソソルビド （ニトロール錠5mg）	1回1～2錠を舌下投与 5分たっても効果なければ1錠追加	2分前後	18.2分	―
硝酸イソソルビド （ニトロールスプレー1.25mg）	口腔内に1回1噴霧 口から2cm離して 5分たっても効果なければ1噴霧追加	1～2分	7分	① 初回は2～3噴霧を空打ち ② 3日以上空いたら1回噴霧してから使用
亜硝酸アミル	1回1管，鼻腔より吸入	30秒	データなし	―

表4 通常時の硝酸薬（内服薬）の剤形，用法・用量，体内動態，製剤の特徴

一般名	剤形	特　徴			
		用法・用量	T_max	t_{1/2}	
硝酸イソソルビド	錠	1回5〜10mg， 1日3〜4回	18.2分	55.2分（β相）	普通錠
	徐放錠	1回20mg， 1日2回	3.2時間	記載なし	溶出時間の異なる顆粒を組み合せて錠剤化
	徐放カプセル		3.5時間	記載なし	徐放顆粒をカプセルに充填
一硝酸イソソルビド	錠	1回20mg，1日2回（1日80mgまで）	1.7時間	5.0時間	硝酸イソソルビドの活性代謝物 半減期が長い

表5 硝酸薬（貼付剤）の含量，大きさ，用法・用量，貼付部位

一般名	先発品の商品名	特　徴			
		含量	大きさ	用法・用量	貼付部位
ニトログリセリン	ニトロダームTTS	25mg	長径5cm 短径3cm	1回1枚，1日1回．効果不十分の場合は2枚に増量可	胸部，腰部，上腕部
	バソレータテープ ミニトロテープ メディトランステープ	27mg	32×45mm		
	ミリステープ	5mg	40.5×45mm	1回1枚，1日2回	胸部，上腹部，背部，上腕部，大腿部
硝酸イソソルビド	フランドルテープ	40mg	63.5×63.5mm	1回1枚，24時間もしくは48時間ごとに貼り替え	胸部，上腹部，背部

肝臓での初回通過効果を受けにくい構造であるため肝機能による体内動態の変動がなく，消失半減期も長く徐放化の必要がありません．半錠に分割することも可能です．**狭心症に対する効果は硝酸イソソルビド徐放錠と一硝酸薬イソソルビド錠で同等**とされています．

3 外用薬も発作予防のため毎日使用する

貼付剤は薬物を経皮的に徐々に吸収させて持続的に効果を示し，狭心症の発作予防に使用されます（**表5**）．ミリステープのみ1日2回ですが，その他は1日1回使用します．フランドルテープは1日1回だけでなく2日に1回の貼り替えも可能です．

貼付部位は胸部，腰部，上腕部などですが，胸部の場合はAED（自動体外式除細動器）の電極を貼る位置に重ならないよう注意しましょう．

ニトロダームTTSは本体に「**AED使用時は剥がす**」と印字されています．これは，製剤の支持体にアルミ箔を使用しているので，AED使用により破裂するおそれがあるからです．**MRI検査**においても，支持体が加熱され痛みを伴う火傷を起こすおそれがあるので，検査前に必ず剥がす必要があります．同様に，**高周波療法（ジアテルミー）**でも温度が上昇するおそれがあるため，**前もって剥がします**．

違いの着眼点3 薬物動態の違いに着目しよう！

Key Point
- 一硝酸ソルビドは，肝機能による効果の違いが少ない．
- 一硝酸ソルビドは，消失半減期が長い．

一硝酸ソルビドは硝酸イソソルビドの活性代謝物です．脱ニトロ化を受けにくい構造であるため硝酸イソソルビドと異なり，肝臓での初回通過効果を受けにくい薬剤です．そのため肝機能による効果の違いは少ないとされています．また，消失半減期も長くなるため，徐放化の必要がない薬剤です．

服薬指導の会話例 心臓の薬で頭痛の副作用？

患者

薬を飲みはじめてから，頭が痛くなることが多いのですが，頭痛薬を一緒に飲んでも大丈夫ですか？

薬剤師

頭痛は，薬の影響かも知れません．薬の影響の場合，飲み続けることでおさまってきます．それまで頭痛薬で対応していただいて構いません．どんな薬を飲まれますか？

コラム　硝酸薬の禁忌と副作用

　硝酸薬は，全身血管拡張作用により血圧が低下することがあるため，重篤な低血圧と心原性ショックには禁忌です（**表**）．眼内血管拡張による眼圧上昇のため閉塞隅角緑内障に，脳内血管拡張による頭蓋内圧を上昇させるため，頭部外傷・脳出血患者には禁忌です．また，硝酸薬により循環動態が変化して，組織細胞への十分な血液の運搬が低下するため，高度な貧血状態のある患者にも禁忌となっています．

　亜硝酸アミルは，還元型ヘモグロビンを酸化してメトヘモグロビンを形成し，酸素の運搬能力が失われる結果チアノーゼを起こすことがあり，重大な副作用となっています．

　一硝酸イソソルビドは，市販後の使用成績調査および特別調査（長期使用成績調査）において，肝機能障害を有する患者の副作用発現率が肝機能正常者に比べて高かったため，肝機能障害，黄疸が重大な副作用となっています．

表　硝酸薬の禁忌と重大な副作用

	一般名	ニトログリセリン	硝酸イソソルビド	一硝酸イソソルビド	亜硝酸アミル
禁忌	重篤な低血圧	●	●	●	
	心原性ショック	●	●	●	
	閉塞偶角緑内障	●	●	●	●
	頭部外傷	●	●	●	●
	脳出血	●	●	●	●
	高度な貧血	●	●	●	●
	過敏症	●	●	●	●
	心筋梗塞急性期				●
	ホスホジエステラーゼ5阻害薬，グアニル酸シクラーゼ刺激薬使用	●	●	●	●
重大な副作用	メトヘモグロビン血症				●
	チアノーゼ				●
	溶血性貧血				●
	肝機能障害，黄疸			●	

　　硝酸薬による頭痛は，投与初期に多く発現しますが，使用を続けることで減少します．薬剤の変更によっても消失するため，頭痛が出現しても薬剤を中断せずに，主治医を受診するように説明を行うことが早期対応のポイントとなります．

　　頭痛が起こる機序は，硝酸薬の血管拡張作用が脳血管を拡張させ，脳血管や硬膜に分布する痛覚神経が影響を受けるためです[6]．

B　カリウムチャネル開口薬の違いがわかる！

　　カリウムチャネル開口薬に分類されるのは，ニコランジルのみです．

　　硝酸薬と同様に平滑筋細胞内で NO を遊離するのに加えて，カリウムチャネルを開けて血管を拡張します．血圧・心拍数・心機能に対する影響が少ないため，徐脈や血圧の低い場合にも投与が可能です．単独あるいは併用で使用されますが，日本で開発された薬剤であり，米国では使用されておらず，他の硝酸薬ほど使用タイミングが明確ではないのが現状です．日本のガイドラインでは，「冠攣縮性狭心症に対して第一選択薬の Ca 拮抗薬に抵抗性を示す場合，併用により効果が期待できる」とあります．

　　作用機序が硝酸薬と同様に NO を介しているため，併用禁忌薬は硝酸薬と同様です．

　　ニコランジルが産生した NO はグアニル酸シクラーゼを活性化して cGMP を増加させ，血管を弛緩させます．そのため，グアニル酸シクラーゼ刺激作用のある薬剤や cGMP の分解を抑制する薬剤と併用すると降圧効果が増強することから，禁忌となっています．

　　グアニル酸シクラーゼ刺激作用のある薬剤［リオシグアト（アデムパス）］，cAMP の分解を抑制するホスホジエステラーゼ 5 阻害作用のある薬剤［シルデナフィル（バイアグラ，レバチオ），バルデナフィル（レビトラ），タダラフィル（シアリス，アドシルカ，ザルティア）］との併用は禁忌となっています．

硝酸薬の耐性を避ける方法

　硝酸薬は種類や剤形に関わらず耐性を生じ，作用が減弱することがあります．耐性の機序は明らかになっていませんが，血中濃度が一定であると生じやすいため，休薬時間を置いて耐性を避ける方法もあります．

　米国では耐性予防として，たとえば夜間は 8 ～ 10 時間硝酸薬にさらされない時間を設ける間歇療法が推奨されています．日本の添付文書にも「耐性により作用が減弱することがある」とあります．一方で，急に硝酸薬の投与を中止すると症状が悪化した症例もあり，「休薬を要する場合には他剤との併用下で徐々に投与量を減じること」となっています．個々の病態や症状に合った投与法が望まれます．

　添付文書には耐性を避ける方法について触れられていませんが，Up to date（https://www.uptodate.com）には具体的な投与方法が推奨されています．

①硝酸イソソルビド内服

　朝 8 時・昼 1 時・夕 6 時の 1 日 3 回　投与なし 14 時間

　朝 8 時・夕 4 時の 1 日 2 回　投与なし 16 時間

②ニトログリセリン貼付

　朝 8 時に貼付して夜 8 時に剥がす

　夕 8 時に貼付して朝 8 時に剥がす　　夜間に発作の起こる患者

重大な副作用は肝機能障害，黄疸，血小板減少，口内潰瘍，舌潰瘍，肛門潰瘍，消化管潰瘍です．

C Ca拮抗薬の違いがわかる！

「Chapter 03　降圧薬」p30を参照してください．

D β遮断薬の違いがわかる

表6　β遮断薬の特徴

一般名	剤　形	GEの有無	用法・用量	選択性
アセブトロール	カプセル	×	1回100〜200mg，1日3回	β_1選択性
セリプロロール	錠	○	1回200mg，1日1回食後（1日400mgまで）	
アテノロール	錠	○	1回50mg，1日1回（1日100mgまで）	
ビソプロロール	錠	○	1回5mg，1日1回	
ベタキソロール	錠	○	1回10mg，1日1回（1日20mgまで）	
メトプロロール	錠	○	1日60〜120mg，2〜3回分服	
ナドロール	錠	○	1回30〜60mg，1日1回	非選択性
ニプラジロール	錠	×	1日3〜6mg，1日2回（1日18mgまで）	
プロプラノロール	錠	○	1回10mg，1日3回（1日90mgまで）	
ブフェトロール	錠	×	1回5mg，1日3回	
カルテオロール	錠	○	1日10〜15mg（1日30mgまで），2〜3回分服	
	細粒	×		
ピンドロール	錠	○	1回5mg，1日3回（1日30mgまで）	
アロチノロール	錠	○	1回10mg，1日2回（1日30mgまで）	$\alpha\beta$
カルベジロール	錠	○	1回20mg，1日1回	

β遮断薬は心拍数や心臓の収縮力を低下させることにより，酸素需要を減らします．

狭心症のなかでも，運動時に起こる労作性狭心症がよい適応となります．『急性冠症候群ガイドライン（2018年改訂版）』では，不安定狭心症などの急性冠症候群で，心不全徴候がある場合には早期に低用量から投与することが推奨されています．一部のβ遮断薬やαβ遮断薬に狭心症の適応があります（「Chapter03 降圧薬」p30を参照して下さい）．

違いの着眼点 1　受容体選択性に着目しよう！

Key Point
- 気管支喘息患者にはβ_1選択性の薬剤を選ぶ．
- ピンドロール，ナドロール，プロプラノロールは，冠攣縮性狭心症の一種の異型狭心症には使えない．

β遮断薬共通の禁忌には，高度の徐脈・糖尿病性または代謝性アシドーシス，肺高血圧による右心不全，非代償性の心不全，未治療の褐色細胞腫などがあります．

冠攣縮性狭心症では，β遮断薬は症状を悪化させるため基本的に使用されません．β遮断薬投与により相対的に優位となったα受容体が冠血管を収縮させるためです．さらに，

表7 ビソプロロール錠とカルベジロール錠の規格ごとの適応症

適応症	ビソプロロール錠		カルベジロール錠			
	0.625mg	2.5mg，5mg	1.25mg	2.5mg	10mg	20mg
本体性高血圧		●			●	●
腎実質性高血圧					●	●
狭心症		●			●	●
心室性期外収縮		●				
虚血性心疾患または拡張型心筋症に基づく慢性心不全	●	●	●	●	●	
頻脈性心房細動		●		●	●	●

β_2受容体刺激は冠血管を拡張させるため，β_2受容体を遮断する非選択性のピンドロール，ナドロール，プロプラノロールは禁忌です．そのほかのβ遮断薬の多くは慎重投与となっています．

違いの着眼点2 規格の違いに着目しよう！

β拮抗薬と$\alpha\beta$拮抗薬は狭心症以外に高血圧，慢性心不全や不整脈に使用されます．これらの疾患と狭心症では用法用量が異なるため，薬剤の規格にも注意が必要です（**表7**）．

各薬剤の特徴や薬物動態，薬物間相互作用については，「Chapter04　抗不整脈薬」p51を参照してください．

［信澤弘美，大谷道輝］

■文献

1) 日本循環器学会ほか：急性冠症候群ガイドライン（2018年改訂版）．＜ https://www.j-circ.or.jp/old/guideline/pdf/JCS2018_kimura.pdf ＞
2) 日本循環器学会ほか：循環器病の診断と治療に関するガイドライン　虚血性心疾患の一次予防ガイドライン（2012年改訂版）．＜ https://www.j-circ.or.jp/old/guideline/pdf/JCS2012_shimamoto_h.pdf ＞
3) 日本循環器学会ほか：循環器病の診断と治療に関するガイドライン　冠攣縮性狭心症の診察と治療に関するガイドライン（2013年改訂版）．＜ https://www.j-circ.or.jp/cms/wp-content/uploads/2020/02/JCS2013_ogawah_h.pdf ＞
4) 日本麻酔科学会：麻酔薬および麻酔関連薬使用ガイドライン，第3版，2009．＜ https://anesth.or.jp ＞
5) Willis WH Jr et al：Hemodybamic effects of isosorbide dinitrate vs nitroglycerin in patients with unstable angina. Chest **69**：15-22, 1976
6) 厚生労働省：重篤副作用疾患別対応マニュアル

07 利尿薬

- 利尿効果が最も高いのは，ループ利尿薬である．
- ループ利尿薬は，長期投与で抵抗性を生じやすい．
- 『高血圧治療ガイドライン 2019』では，サイアザイド系利尿薬がアンジオテンシン II 受容体拮抗薬（ARB），アンジオテンシン変換酵素（ACE）阻害薬，カルシウム（Ca）拮抗薬と並んで第一選択薬である．
- 『肝硬変診療ガイドライン 2020（第 3 版）』では，スピロノラクトンが肝硬変による腹水に対して第一選択薬である．
- トルバプタンは，水を選択的に排泄するため，電解質に影響しない．

I 同効薬の違いについて知ろう！

表 1　利尿薬の全体像

分　類			一般名（先発品の商品名）	特徴と作用機序	
				利尿効果	特　徴
溶質利尿	Na利尿	ループ利尿薬	フロセミド（ラシックス）	+++++	・ヘンレループ上行脚の $Na^+-K^+-2Cl^-$ 共輸送体を阻害する ・利尿作用が強く，うっ血性心不全において第一選択となる ・利尿作用は腎機能障害例でも，用量依存性に効果を発揮する ・抵抗性を生じやすい
			アゾセミド（ダイアート）		
			トラセミド（ルプラック）		
	サイアザイド系利尿薬	サイアザイド系	ヒドロクロロチアジド（ヒドロクロロチアジド）	+++	・遠位尿細管の Na^+-Cl^- 共輸送体を阻害する ・少量で緩徐かつ持続的に降圧効果がある
			トリクロルメチアジド（フルイトラン）		
			ベンチルヒドロクロロチアジド（ベハイド）		
		サイアザイド系類似	インダパミド（ナトリックス，テナキシル）		
			トリパミド（ノルモナール）*		
			メフルシド（バイカロン）		
	K保持性利尿薬	抗アルドステロン薬	スピロノラクトン（アルダクトンA）	+	・抗アルドステロン薬：遠位尿細管終部〜集合管のアルドステロン受容体に結合し，アルドステロンと競合的拮抗し，Na^+-K^+ 交換系を抑制する ・Na^+ チャネル遮断薬：遠位尿細管〜集合管の管腔側細胞膜の Na^+ チャネルを遮断し，Na^+-K^+ 交換系を直接抑制 ・K保持性利尿薬は単独での降圧・利尿作用は弱いが，他の利尿薬の効果を増強，副作用軽減が期待できる
			エプレレノン（セララ）		
		Na^+ チャネル遮断薬	トリアムテレン（トリテレン）	+	
		炭酸脱水酵素阻害薬	アセタゾラミド（ダイアモックス）	投与量による	・近位尿細管の炭酸脱水酵素を阻害する ・利尿作用は弱い ・眼圧低下（緑内障の寛解），中枢神経系の刺激伝達抑制（てんかん発作の抑制），呼吸賦活（呼吸性アシドーシス，睡眠時無呼吸改善），利尿作用を示す
	尿	浸透圧利尿薬	イソソルビド（イソバイド，メニレット）	++	・浸透圧利尿を行い，おもに近位尿細管での水の再吸収を阻害する ・眼圧低下，脳圧低下の目的で使用されることが多い
水利尿		バソプレシン V_2 受容体拮抗薬	トルバプタン（サムスカ）	+++	・バソプレシン V_2 受容体拮抗作用によりバソプレシンによる水の再吸収を阻害する ・水を選択的に排泄するため，電解質の排泄は増加されない

*2024 年 3 月 31 日経過措置終了

1 利尿薬の基本的な選びかた

❶ 作用部位を考える

- 近位尿細管に作用するのは，浸透圧利尿薬である D- マンニトールと炭酸脱水素酵素阻害薬（図 1）.
- ヘンレ係蹄に作用するのは，ループ利尿薬.
- 遠位尿細管に作用するのは，サイアザイド系利尿薬とカリウム（K）保持性利尿薬.
- 集合管に作用するのは，バソプレシン受容体拮抗薬.

❷ 適応症を考える

- ループ利尿薬は最も強力な利尿薬です．多くの浮腫に使用します．うっ血性心不全に対して第一選択薬です.
- 高血圧に対する利尿薬としての第一選択薬はサイアザイド系利尿薬です.

表 2　利尿の種類と利尿薬

分類	溶質利尿		水利尿
	Na 利尿	浸透圧利尿	
作用	Na^+ の再吸収が抑えられ，尿浸透圧が上昇することで，水の再吸収も抑えられ尿量が増える	浸透圧利尿薬自体が尿細管内の浸透圧を上げることで，水の再吸収を抑え尿量を増やす	集合管において水透過性を高めているバソプレシンの作用を低下させることで，水の再吸収を抑え，尿量を増やす
利尿薬	ループ利尿薬，サイアザイド系利尿薬，K 保持性利尿薬（抗アルドステロン薬，Na^+ チャネル遮断薬），炭酸脱水酵素阻害薬	浸透圧利尿薬	バソプレシン V_2 受容体拮抗薬

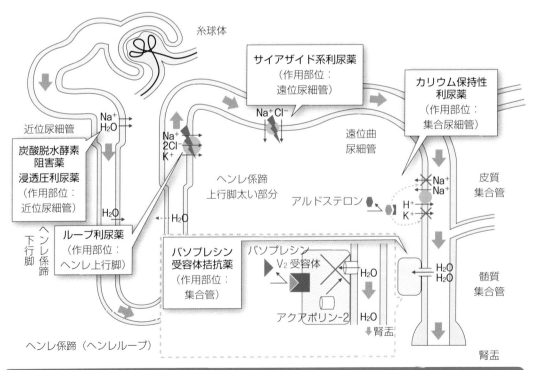

図 1　利尿薬の作用機序

・肝硬変による浮腫，腹水では，抗アルドステロン薬であるスピロノラクトンが第一選択薬です．

・炭酸脱水素酵素阻害薬は，弱い利尿作用をもち，緑内障治療薬として使用されます．

・浸透圧利尿薬は，眼圧低下や脳圧低下の目的で使用します．

・バソプレシン V_2 受容体拮抗薬は，ループ利尿薬など他の利尿薬を使用しても利尿効果が不十分な心不全，肝硬変に対して使用され，他の利尿薬と併用します．常染色体優性多発性嚢胞腎，抗利尿ホルモン不適合分泌症候群（SIADH）における低 Na 血症にも適応があります．

❸ 作用持続時間を考える

・ループ利尿薬は，短時間作用型と長時間作用型に分けられます．

・サイアザイド系利尿薬は，Na 排泄作用が長時間作用するため，血圧低下作用があります．

・作用持続時間が長いものは，午前中に投与することにより，夜間の排尿を避けられます．

❹ 副作用，特に電解質への影響を考慮する

・ループ利尿薬，サイアザイド系利尿薬は，低 K 血症に注意します．

・K 保持性利尿薬は，高 K 血症に注意します．

・炭酸脱水素酵素阻害薬は，HCO_3^- 排泄亢進による代謝性アシドーシスに注意します．

・トルバプタンは，Na など電解質に影響を与えません．ただし，高 Na 血症には注意します．

② 利尿薬のガイドラインによる選びかた

❶ 高血圧治療ガイドライン 2019（JSH2019）

降圧治療には生活習慣の修正を含む非薬物療法と薬物療法があります．正常高値血圧レベル（120/80 mmHg）以上のすべての人に対し生活習慣の修正を行うことが推奨されており，高血圧の治療目標として成人（75 歳未満）130/80 mmHg 未満になっています．

非薬物療法で目標達成が不十分な場合には薬物療法の開始を考慮します．サイアザイド系利尿薬は，ARB や ACE 阻害薬・Ca 拮抗薬と並んで高血圧治療の「第一選択薬」です．

「降圧薬のガイドラインによる選びかた」p28 を参照．

❷ 急性・慢性心不全診療ガイドライン 2017（JCS2017/JHFS2017）

心不全はステージ A ～ D の 4 段階に分類されています．器質的心疾患のないリスクステージ A，器質的心疾患ステージ B，症候性心不全ステージ C，治療抵抗性であるステージ D です．ステージ C の治療に利尿薬が使用されます．心不全患者のうっ血に基づく労作時呼吸困難，浮腫などの症状を軽減するために最も有効な薬剤です．ループ利尿薬から開始し，単独で十分な利尿が得られない場合には，サイアザイド系利尿薬との併用を検討します（図 2）．ただし，これらの利尿薬は低 K 血症，低マグネシウム血症をきたしやすく，ジギタリス中毒を誘発しやすいばかりでなく，重症心室不整脈を誘発することもあります．

バソプレシン V_2 受容体拮抗薬は，急性期増悪期心不全例を対象としたプラセボとの無作為化比較試験（EVEREST）で，うっ血症状を改善するが，長期予後は改善しないとの結果でした[1]．入院中の早期のトルバプタン導入は腎機能悪化を予防しますが，それが長期予後改善につながるかについては，いまだに明確ではありません．

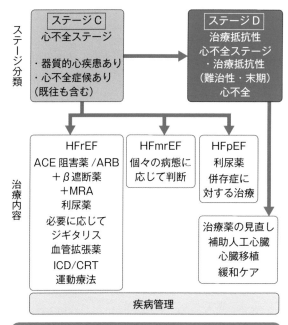

図2　心不全治療アルゴリズム

[日本循環器学会 / 日本心不全学会：急性・慢性心不全ガイドライン（2017年改訂版）．〈http://www.j-circ.or.jp/cms/wp-content/uploads/2017/06/JCS2017_tsutsui_h.pdf〉（2021年3月1日閲覧），p34より許諾を得て転載]

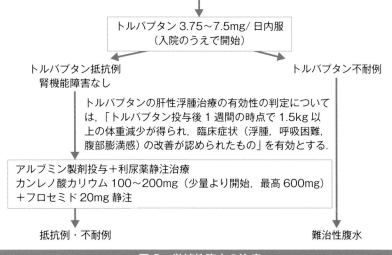

Grade 1（少量）：
塩分制限（5〜7g/ 日）
場合によっては利尿薬治療

Grade 2〜3（中等量〜大量）：
塩分制限（5〜7g/ 日）＋利尿薬治療
スピロノラクトン 25〜50mg/ 日内服（最高 100mg）
± フロセミド 20〜40mg/ 日内服（最高 80mg）

上記治療抵抗例・不耐例

Na 排泄性利尿薬（スピロノラクトン・フロセミド）抵抗性（反応性欠如）の診断は，治療開始後，4 日以上経過しても 0.8kg 以下の体重減少しか認めないことや，尿中 Na 排泄量が，Na 摂取量よりも少ないことなどを考慮して行う（EASL ガイドライン 2018 より）．

トルバプタン 3.75〜7.5mg/ 日内服
（入院のうえで開始）

トルバプタン抵抗例
腎機能障害なし

トルバプタン不耐例

トルバプタンの肝性浮腫治療の有効性の判定については，「トルバプタン投与後 1 週間の時点で 1.5kg 以上の体重減少が得られ，臨床症状（浮腫，呼吸困難，腹部膨満感）の改善が認められたもの」を有効とする．

アルブミン製剤投与＋利尿薬静注治療
カンレノ酸カリウム 100〜200mg（少量より開始，最高 600mg）
＋フロセミド 20mg 静注

抵抗例・不耐例

難治性腹水

図 3　単純性腹水の治療

［日本消化器病学会（編）：肝硬変診療ガイドライン 2020（改訂第 3 版）を基に作成］

❸ 肝硬変診療ガイドライン 2020（改訂第 3 版）（日本消化器病学会，2020）

　Grade 1 の単純性腹水に対しては塩分制限を行い，場合により利尿薬を用います．Grade 2 〜 3 の単純性腹水に対しては，利尿薬，スピロノラクトン，フロセミドを用います．治療抵抗例・不耐例にはトルバプタン追加投与を行います．トルバプタン抵抗例にはアルブミン製剤と利尿薬静注に加え，カンレノ酸カリウム＋フロセミド静注などを行います（図 3）．バソプレシン V_2 受容体拮抗薬は，ループ利尿薬，抗アルドステロン薬との併用条件下で，低 Na 血症，腹水の改善に有効であるとされています．

Ⅱ 同種薬の違いについて知ろう！

A ループ利尿薬の違いがわかる！

表3 ループ利尿薬の特徴

分類		短時間作用型		長時間作用型
一般名		フロセミド	トラセミド	アゾセミド
剤形		錠・細粒	錠，OD錠	錠
GEの有無		○	○	○
適応症	高血圧	○		
	悪性高血圧	○		
	心性浮腫，腎性浮腫，肝性浮腫	○	○	○
	その他	月経前緊張症，末梢血管障害による浮腫，尿路結石排出促進		
作用発現時間（時）		0.1～1	0.5～1	～1
$t_{1/2}$（時）		0.4（40 mg）	2.4（5 mg）	2.6（60 mg）
作用持続時間（時）		6	6～8	12（浮腫患者が7日間服用した場合）
利尿作用の強さ		サイアザイド系の3倍	トラセミド4 mgとフロセミド20 mgが同等	アゾセミド60 mgとフロセミド40 mgが同等
バイオアベイラビリティ		約51％	79～91％	約20％

　ループ利尿薬は，利尿薬のなかで最も強力な利尿作用を示します．ヘンレ係蹄上行脚髄質部のNa^+-K^+-2Cl^-共輸送体を阻害し，Na^+，Cl^-の再吸収を抑制することで，尿濃縮機構を抑制し，尿量を増加させます．蛋白に結合して存在するため，糸球体からではなく尿細管から分泌されて管腔で作用します．サイアザイド系利尿薬と異なり，腎血流量，糸球体濾過量値を減少させないので**腎障害時にも使用できます**．フロセミドのみが，高血圧に適応があります．

違いの着眼点 1 　薬物動態の違いに着目しよう！

Key Point
- **作用持続時間によって短時間作用型と長時間作用型に分けられる．**
- **アゾセミドはフロセミドより作用持続時間が長い．**
- **フロセミドは静注投与量と内服投与量が異なる．**
- **トラセミドはフロセミドより利尿作用が強く，慢性期管理に適している．**

1 作用持続時間の違い

　ループ利尿薬は，作用持続時間によって**短時間作用型**と**長時間作用型**に分けられます．
　フロセミドの作用持続時間は6時間と短く，アゾセミドは12時間とフロセミドより長いです．

J-MELODIC 試験[2] では，NYHA Class Ⅱ～Ⅲの慢性心不全において長時間作用型アゾセミドと短時間作用型フロセミドを比較した結果，アゾセミドのほうが心不全による入院や心血管死亡リスクが有意に減少しました．また，アゾセミドのほうが有意に体重減少，心房性ナトリウム利尿ペプチド（ANP）・脳性ナトリウム利尿ペプチド（BNP）を減少させたという報告もあります[3]．

② バイオアベイラビリティの違い

フロセミドのバイオアベイラビリティは，インタビューフォームでは51％と記載がありますが，11～90％と幅が広く個人差があることが報告されています[4]．静注投与量と内服投与量は，同じ投与量では同等の効果になりません．心不全急性期では，腸管浮腫によって吸収が不安定であり，静脈投与のほうが確実です．急速静注で利尿反応が悪い場合は，持続静注することで血中濃度が一定に持続され，効果が持続します．

一方，トラセミドのバイオアベイラビリティは約91％とフロセミドより安定しており，フロセミドの10～30倍と利尿作用が強く，**慢性期管理に適しています**．

違いの着眼点2 副作用の違いに着目しよう！

Key Point
- トラセミドは低K血症を起こしにくい．

ループ利尿薬，サイアザイド系利尿薬ともに，遠位尿細管の前の段階で作用するため，遠位尿細管や集合管の Na^+ 再吸収を抑え，Na^+ 濃度が高くなります．これに伴い，遠位尿細管や集合管での Na^+–K^+ 交換系が促進することにより，K^+ の排泄が増え，低K血症を発現します．トラセミドは抗アルドステロン作用が認められるため，他のループ利尿薬と比べて低K血症を起こしにくい薬剤です．

コラム 低K血症

血清 K^+ 濃度が 3.5mEq/L 未満を低K血症といいます．下痢や極端な K^+ 摂取不足，利尿薬の作用などが原因で生じます．

K^+ は細胞膜の興奮のしやすさを決める重要な因子であるため，K^+ が不足すると神経・筋を中心に症状が現れます．筋力低下や麻痺などの症状が現れるのは血清 K^+ 濃度が 2.5 mEq/L を下回ったときであり，それ以外は無症状の場合もあります．

症状としては脱力，全身倦怠感，しびれ（テタニー），麻痺性イレウス，筋肉痛，筋力低下，深部腱反射低下，悪心，口渇，多尿，心室性不整脈などがあります．

K^+ の欠乏はアンモニアの産生促進，代謝性アルカローシスを誘発します．

コラム　利尿薬抵抗性

　　ループ利尿薬では，長期間使用していると効果が減弱する利尿薬抵抗性が報告されています[A]．要因としては，経口利尿薬の腸管吸収不良，利尿薬の腎への輸送量減少（腎血漿量低下，低アルブミン血症），腎機能低下，ヘンレ係蹄に達する Na 量減少，Na 過剰摂取などに加えて，利尿薬投与による循環器血漿減少や細胞外貯留液排出に伴う交感神経緊張亢進，傍糸球体装置を介するレニン‐アンジオテンシン活性化があげられます．

　　対処法は，サイアザイド系利尿薬の併用，カルペリチド（ハンプ）投与，トルバプタンの併用などがあります．

　　心不全急性期においては，腸低灌流および腸管浮腫により著しく腸管吸収が低下し，経口のループ利尿薬投与では十分量の吸収が行われないため，静脈注射のループ利尿薬を使用します．

　　非ステロイド抗炎症薬（NSAIDs）は，心不全患者における検討で，ヘンレ係蹄上行脚髄質の Na 再吸収を亢進させ，腎機能低下のリスクにもなりうることから，利尿薬抵抗性を増大させるという報告もあります[B]．

文献

A) 北風政史（編）：ここが知りたい利尿薬の選び方，使い方，中外医学社，東京，p48，2014
B) Feenstra J et al：Association of non sterodial anti-inflammatory drugs with first occurrence of heart failure and with relapsing heart failure. Arch Intern Med **162**：265-270, 2002

B　サイアザイド系利尿薬の違いがわかる！

表4　サイアザイド系利尿薬の特徴

分類	一般名	剤形	GEの有無	Tmax（時）	t1/2（時）	適応症			
						高血圧	悪性高血圧	心性浮腫，腎性浮腫，肝性浮腫	そのほか
サイアザイド系	ヒドロクロロチアジド	錠，OD錠	○	2.13（25mg）	10.46（25mg）	○	○	○	月経前緊張症，薬剤（副腎皮質ホルモン，フェニルブタゾンなど）による浮腫
	トリクロルメチアジド	錠	○	1.75（2mg）	1.63（2mg）	○	○	○	月経前緊張症
	ベンチルヒドロクロロチアジド	錠	×	データなし	データなし	○	○	○	
サイアザイド系類似	インダパミド	錠	×	1.9（2mg）	19.8（2mg）	○			
	トリパミド	錠	×	3～4（15,45,90mg）	9～10（15,45,90mg）	○			
	メフルシド	錠	○	1.5～5.5（50mg）	2.9～11.4（50mg）	○		○	

サイアザイド系利尿薬は，いずれも利尿薬としてよりも，おもに降圧薬として用います．ヒドロクロロチアジドとトリクロルメチアジドは月経前緊張症の適応があり，水分貯留の対症療法として使用されることがあります．

　サイアザイド系利尿薬は遠位尿細管の Na^+–Cl^- 共輸送体を阻害し，Na^+，Cl^- の再吸収を抑制することで尿濃縮機構が抑制され，利尿効果を示します．Na^+ の排泄促進に伴う有効循環血漿量の減少あるいは交感神経刺激に対する末梢血管感受性を低下させることにより降圧作用をもたらします．Na 排泄を促進するという機序から，高齢者高血圧を含む食塩感受性の亢進した高血圧合併例に適しています．

　ただし，腎血流低下作用があるため，腎機能低下例（血清クレアチニン $\geqq 2\,mg/dL$）には用いません．ヒトでの Ca 再吸収を増加させるため，高血圧に骨粗鬆症を合併した患者ではサイアザイド系利尿薬の使用が推奨されます．

　ARB との併用でアンジオテンシンⅡの血管収縮作用と Na の排泄促進により降圧作用増加が期待されます．ARB または ACE 阻害薬は血清 K 濃度を上昇させますが，サイアザイド系利尿薬は低下させるため，2 剤併用はお互いの短所を補うことができます．服薬アドヒアランス向上のために，ARB ＋サイアザイド系利尿薬の配合剤も多く発売されています（「Chapter 03 降圧薬」p47 参照）．

違いの着眼点　　電解質と代謝系への影響に着目しよう！

1 尿中 Ca 排泄が低下する

　サイアザイド系利尿薬は遠位尿細管での Na^+–Ca^{2+} 交換が阻害されるため，Ca^{2+} の保持に働きます．腎での Ca 再吸収は増加させますが，Mg 排泄は増加するため，高用量の使用では低 Mg 血症を呈し，脱力，テタニーなどの症状が出現することがあります．これらの副作用は用量依存性ですので，サイアザイド系利尿薬の使用は低用量にとどめること

各利尿薬が及ぼす電解質・代謝系への影響

　利尿薬の作用部位によって，電解質への影響が異なります（**表**）．

　ループ利尿薬とサイアザイド系利尿薬は，LDL コレステロール増加や HDL コレステロール減少もみられますが，持続的に投与しても脂質変化は可逆的で持続しません．また，尿酸と同じ輸送体を競合するため尿酸の排泄が低下し，尿酸値が上昇します．

表　各利尿薬が及ぼす電解質・代謝系への影響

分　類	Na	K	Cl	Ca	Mg	糖	TG	HDL-C	LDL-C	尿酸
ループ利尿薬	↓	↓	↓	↓	↓	↑	↑	↓	↑	↑
サイアザイド系利尿薬	↓	↓	↓	↑	↓	↑	↑	↓	↑	↑
K 保持性利尿薬	↓	↑	↓	↓	↑	→	→	→	→	→
バソプレシン V_2 受容体拮抗薬*	↑	→	→	→	→	→	→	→	→	↑

TG：中性脂肪，HDL-C：HDL- コレステロール，LDL-C：LDL- コレステロール

[松浦秀夫：降圧利尿薬と電解質・代謝阻害．血圧 **13**：37, 2006 より引用]

＊：メーカー問い合わせ

が重要です．尿中 Ca 排泄が低下するため腎結石の予防に投与されますが，一方で高 Ca 血症にも注意します．ヒドロクロロチアジド，インダパミドでは，結石予防効果が報告されています．

2 副作用の低 Na 血症，低 K 血症の電解質異常に注意する

インダパミドは，ヒドロクロロチアジド，トリクロルメチアジドに比べて，K 排出作用は弱いため，低 K 血症の副作用軽減が期待できます．

利尿薬の化学構造の違い

ループ利尿薬とサイアザイド系利尿薬はスルホンアミド系利尿薬であり，構造によってスルホニル型，カルボニル型，アミノスルホニル型，アミノカルボニル型に分類されます．サイアザイド骨格の有無によりサイアザイド系利尿薬と，サイアザイド系類似利尿薬と呼ばれます（**図**）．

スルホンアミド基は，セレコキシブなど多くの薬剤にも含まれており，これらの薬でアレルギー反応がでた場合は，交差反応を起こす可能性があるため注意が必要です [A]．

図　スルホンアミド系利尿薬の構造

文献
A) Tanaka H et al : Survey of package inserts for cautionary statements about hypersensitivity caused by drug moieties similar to sulfonamide. Jpn J Drug Inform **18** : 1-6, 2016

表 5　K 保持性利尿薬の特徴

分類	抗アルドステロン薬		Na$^+$チャネル遮断薬
一般名	スピロノラクトン	エプレレノン	トリアムテレン
剤形	錠，細粒	錠	カプセル
GE の有無	○	×	×
適応症　高血圧	○	○	○
悪性高血圧	○		
心性浮腫，腎性浮腫，肝性浮腫	○		○
その他	突発性浮腫，悪性腫瘍に伴う浮腫および腹水，栄養失調性浮腫，原発性アルドステロン症の診断および症状の改善	① [25 mg，50 mg，100 mg 錠] 高血圧 ② [25 mg，50 mg 錠] 慢性心不全	腎性高血圧
効果発現時間	3 ～ 8 日後	データなし	1 時間以内
t$_{1/2}$（時）	11.6	3 ～ 5	1.5 ～ 2
作用持続時間（時）	48 ～ 72	データなし	8 ～ 10
禁忌	無尿，急性腎不全，高 K 血症，Addison 病，タクロリムス，エプレレノン，ミトタン投与中	（効能共通）高 K 血症，重度の腎機能障害，重度の肝障害，K 保持性利尿薬，イトラコナゾール，リトナビル，ネルフィナビル投与中 （高血圧症のみ）微尿アルブミン尿または蛋白尿を伴う糖尿病患者，中等度以上の腎機能障害，K 製剤投与中	無尿，急性腎不全，高 K 血症，腎結石・その既往歴のある患者，インドメタシン，ジクロフェナク，テルフェナジン，アステミゾール投与中
副作用	高 K 血症，女性化乳房 0.1 ～ 5%	高 K 血症，女性化乳房 0.5% 未満	急性腎不全，高 K 血症

　抗アルドステロン薬は，遠位尿細管および集合管のアルドステロン依存性の Na$^+$/K$^+$ 交換系を阻害し，K$^+$の排泄と Na$^+$の再吸収を抑制し，Na$^+$および水分の排泄を促します．Na$^+$チャネル遮断薬は遠位尿細管・皮質集合管の Na$^+$輸送を直接阻害し，利尿作用を発現します．抗アルドステロン薬も Na$^+$チャネル遮断薬も結果として K$^+$の排泄が減少するため，K 保持性利尿薬と呼ばれています．この部位の Na$^+$の再吸収は 3 ～ 5% 程度しかないため，K 保持性利尿薬と呼ばれています．ループ利尿薬と併用することで，ループ利尿薬の副作用である低 K 血症の発現を抑えます．

　スピロノラクトンは，半減期が 12 時間と長く，作用持続時間が長いことが特徴です．

　エプレレノンはチトクロム（CYP）3A4 で代謝されるため，CYP3A4 を阻害する薬と併用する場合は，最大量が 1 日 25 mg までです．CYP3A4 を強く阻害する薬剤とは併用禁忌，併用注意となっています．

違いの着眼点 1　臓器保護効果に着目しよう！

Key Point

● 抗アルドステロン薬には心保護効果がある．

　抗アルドステロン薬は心血管系の線維化抑制などを介した臓器保護作用が注目されてい

ます．スピロノラクトン（RALES 試験）[5]，エプレレノン（EPHESUS 試験，EMPHA-SIS-HF 試験）[6] ともに，心不全の総死亡率を改善するという報告があります．

違いの着眼点2　副作用に着目しよう！

Key Point

- 高 K 血症に注意する．

　K 保持性利尿薬は，高度高 K 血症により致死的不整脈をきたすことがあるため，スピロノラクトンとトリアムテレンは急性腎不全，エプレレノンは重度腎障害には禁忌です．エプレレノンは，高血圧症に使用する場合，微尿アルブミン尿または蛋白尿を伴う糖尿病患者や中等度以上の腎障害に対しても，同様の理由から禁忌となっています．

Key Point

- スピロノラクトンは女性化乳房の副作用がある．

　スピロノラクトンは，アルドステロンと同じステロイドホルモンである男性ホルモン（アンドロゲン）受容体にも作用するため，副作用である女性化乳房，多毛症，乳頭部痛をきたすことがあります．一方，エプレレノンは，スピロノラクトンよりもアルドステロン受容体拮抗の選択性が高いため，女性化乳房の発現が非常に少ないことが特徴です．

服薬指導の会話例　女性化乳房を発見する

薬剤師

> 胸が腫れて痛みを感じることはありませんか？
> スピロノラクトンは男性ホルモンにも影響を与えるため，女性ホルモンが多くなる方向に傾いてしまいます．そのため，衣服に擦れるだけでも胸に痛みを感じるようになることがあります．
> 長年服用した後に発現することが多いです．薬剤を中止すると減退または消失することが多いですが，まれに持続する例もあります．ご自身で確認して気になる症状がある場合はご連絡ください．

患者

> 自宅に戻ったら確認してみます．

コラム　女性化乳房の副作用が軽減されたエサキセレノン（ミネブロ）　適応症：高血圧症

　エサキセレノンは，非ステロイド型のミネラル受容体（MR）拮抗薬です．アルドステロンの働きを阻害するため抗アルドステロン薬と呼ばれることもあります．アルドステロンの作用起点である腎臓尿細管のミネラルコルチコイド受容体に直接結合し，アルドステロンの働きを阻害することで，塩分と水の再吸収が抑えられ，血圧低下につながります．MR の選択性が高いため，女性化乳房などの内分泌系副作用が少ないです．

D 炭酸脱水酵素阻害薬の違いがわかる！

Key Point
- 利尿効果は弱いが，緑内障治療薬（眼圧降下薬）として用いられる．

　　近位尿細管の炭酸脱水酵素を阻害することにより，Na^+/H^+ 交換輸送を抑制し，Na^+ と HCO_3^- の尿中への排泄を増加させる結果，利尿効果を発現します．利尿作用は弱く，緑内障治療薬として使われます．毛様体上皮の炭酸脱水酵素を阻害し，眼房水産生を抑制することで，眼圧低下作用を示します．緑内障治療薬として使用する場合でも，利尿作用があるため就寝前の使用は避けます．高山病予防に対しても使用されます（保険適用外）．腎機能低下患者には投与量を減量する必要があります．アセタゾラミド錠は睡眠時無呼吸症候群の保険適用があります．

E 浸透圧利尿薬の違いがわかる！

　　浸透圧利尿薬は，全身の血漿浸透圧を上げる作用と，腎臓での利尿作用をもちます．浸透圧利尿薬は糸球体で濾過されやすく，尿細管で再吸収されにくいため，尿細管腔の浸透圧を上昇させ，水再吸収を抑えることで利尿を促します．血液中の浸透圧を上げることで，組織の水分を移動させ，脳圧低下や眼圧低下を示します．循環血液量を増加させるため，心不全には適しません．シロップとゼリーがあります．

F バソプレシン V_2 受容体拮抗薬の違いがわかる！

表6　バソプレシン V_2 受容体拮抗薬の特徴

一般名	剤形	GEの有無	規格	①心不全における体液貯留	②肝硬変における体液貯留	③SIADHにおける低Na血症	④常染色体優性多発性嚢胞腎	用法・用量	血清Na濃度測定時期
トルバプタン	OD錠，顆粒	○	顆粒1%，7.5mg	○	○	○（先発品のみ）	○（先発品のみ）	①1回15mg，1日1回　②1回7.5mg，1日1回　③1回75mg，1日1回　最高用量は1日60mg　④開始：1日60mg，2回分服（朝45mg夕15mg），1日60mgを1週間以上投与し，忍容性がある場合1日90mg（朝60mg夕30mg）1日120mg（朝60mg，夕30mg）と1週間以上間隔をあけ，段階的に増量．最高用量1日120mg	①少なくとも投与開始4～6時間後，8～12時間後，投与開始翌日から1週間程度は毎日測定，その後も投与を継続する場合には適宜測定　②少なくとも投与開始4～8時間後，投与開始2日後，3～5日後に1回測定し，その後も投与を継続する場合には適宜測定　③少なくとも投与開始または増量4～6時間，ならびに8～12時間後に測定．投与開始または増量翌日から血清Na濃度が安定するまでの1週間程度は毎日測定，その後も継続する場合は適宜測定　④投与開始前，投与開始後の用量漸増期は来院ごとに測定．投与中は少なくとも月1回は測定
			15mg	○			○		
			30mg			○	○		

コラム **SGLT2 阻害薬の水利尿作用**

SGLT2 阻害薬は，SGLT2 を選択的に阻害することで尿糖再吸収を抑制し，糖を尿中に排泄する糖尿病治療薬です．Na$^+$／グルコース共輸送体（sodium-dependent glucose transporter：SGLT）は近位尿細管での，尿糖再吸収を担います．SGLT1 と SGLT2 のサブタイプがあり SGLT2 は糸球体で濾過されたグルコースの約 90％を再吸収しており，尿糖再吸収の中心的な役割を果たしています．尿糖管内のグルコースによる浸透圧利尿効果があり尿量が増加するため，一種の水利尿薬ともいえるかもしれません．

SGLT2 阻害薬は，糖尿病だけでなく，慢性心不全，慢性腎臓病に適応を広げています．SGLT2 阻害薬は，近位尿細管上皮細胞の代謝ストレスを軽減して尿細管間質の微小環境を改善する結果，神経内分泌因子の過剰な活性化を抑え，心臓への前負荷を減らします．

　　トルバプタンは，規格によって適応症が異なり，用法・用量も異なります．ループ利尿薬やサイアザイド系利尿薬を服用しても体液貯留のコントロールが困難な患者が適応です．
　　トルバプタンは，バソプレシン V_2 受容体と拮抗し，腎集合管での水の再吸収を抑制することで，電解質排泄を伴わない水利尿作用を有するため，脱水症状や高 Na 血症をきたし，意識障害をもたらす可能性があります．急激な血清 Na 濃度の上昇は，橋中心髄鞘崩壊症をきたすおそれがあるため，入院下で投与を開始もしくは再開するよう警告が出ています．また，重篤な肝機能障害が発現した症例があり，投与開始前に必ず肝機能検査を行い，増量時および投与中は少なくとも月 1 回検査を実施するよう警告が出ています．

　　副作用の口渇は，バソプレシン V_2 受容体拮抗薬の使用により電解質を含まない希釈尿が増加するため，体液浸透圧が上昇し，視床下部のセンサーが感知することにより起こります．

[眞部遥香，大谷道輝]

■**文 献**

1）Gheorghiade M et al；Efficacy of Vasopressin Antagonism in Heart Failure Outcome Study With Tolvaptan（EVEREST）Investigators：Short-term clinical effects of tolvaptan, an oral vasopressin antagonist, in patients hospitalized for heart failure: the EVEREST Clinical Status Trials. JAMA **297**：1332-1343, 2007

2）Masuyama T et al：Superiority of long-acting to short-acting loop diuretics in the treatment of congestive heart failure. Circ J **76**：883-842, 2012

3）Miyata M et al：Comparative study of therapeutic effects of short-and long-acting loop diuretics in outpatients with chronic heart failure（COLD-CHF）. J Cardiol **59**：352-358, 2012

4）増山　理（編）：利尿薬の上手な使い方，南江堂，東京，p24，2016

5）Pitt B et al：The effect of spironolactone on morbidity and mortality in patients with severe heart failure. randomized Aldactone evaluation study investigators. N Engl J Med **341**：709-717, 1999

6）Pitt B et al: Eplerenone, a selective aldosterone blocker, in patients with left ventricular dysfunction after myocardial infarction. N Engl J Med **348**：1309-1321, 2003

08 睡眠薬

- 不眠のタイプや患者背景・病態などを考慮して，おもにベンゾジアゼピン（BZD）受容体作動薬（非 BZD 系含む），メラトニン受容体作動薬，オレキシン受容体拮抗薬より選択する．
- 高齢者の原発性不眠症に対しては，非 BZD 系が推奨される．
- リズム異常を有する不眠症に対しては，メラトニン受容体作動薬が第一選択薬である．
- 非 BZD 系およびメラトニン受容体作動薬は，BZD 系に比較して長期服用時の有効性と安全性が確認されている．
- 抑うつ症状がある不眠症に対しては，催眠・鎮静系抗うつ薬により臨床転帰が改善することがある．

I 同効薬の違いについて知ろう！

表 1　睡眠薬の全体像				
分類		おもな一般名（先発品の商品名）	特徴と作用機序	
ベンゾジアゼピン（BZD）受容体作動薬	非BZD系 超短時間型	ゾルピデム（マイスリー），エスゾピクロン（ルネスタ），ゾピクロン（アモバン）	・BZD 系と化学構造は異なるが，BZD 受容体に作用する． ・α_1 サブユニットへの選択性および親和性が高いため，脱力や転倒などの副作用が少ない．	・大脳辺縁系を中心とする情動中枢を選択的に抑制する． ・GABA$_A$ 受容体の BZD 結合部位にアゴニストとして結合し，GABA の抑制作用を増強させる．
	BZD系 短時間型	トリアゾラム（ハルシオン） ロルメタゼパム（ロラメット，エバミール），リルマザホン（リスミー），ブロチゾラム（レンドルミン），エチゾラム（デパス）	・睡眠誘発作用以外に，抗不安作用，筋弛緩作用，抗痙攣作用などを有する． ・呼吸中枢のある脳幹に作用しないため，大量服薬時も生命を失う危険性は少ない．	
	BZD系 中間型	フルニトラゼパム（サイレース），エスタゾラム（ユーロジン），ニトラゼパム（ネルボン，ベンザリン）		
	BZD系 長時間型	クアゼパム（ドラール），ハロキサゾラム（ソメリン），フルラゼパム（ダルメート）		
メラトニン受容体作動薬		ラメルテオン（ロゼレム），メラトニン（メラトベル）	・体内時計の機能を担う視床下部視交叉上核のメラトニン MT$_1$ および MT$_2$ 受容体に選択的に作用する． ・リズム異常を有する不眠症の第一選択薬 ・睡眠−覚醒リズムを改善し，鎮静作用や抗不安作用によらない睡眠を誘導する． ・BZD 受容体作動薬に比べ催眠作用は弱いが，反跳現象や依存が生じにくい． ・メラトニンは「小児期の神経発達症」に伴う入眠困難の改善」に適応症を有し，神経発達症の診断基準を満たす場合に投与可能	
オレキシン受容体拮抗薬		スボレキサント（ベルソムラ），レンボレキサント（デエビゴ）	・覚醒を促進するオレキシンの 2 種のオレキシン受容体（OX1R および OX2R）への結合を選択的に阻害する． ・覚醒神経核を抑制することにより，睡眠を誘導する． ・スボレキサントにはせん妄予防効果が認められた．	
催眠・鎮静系抗うつ薬		ミアンセリン（テトラミド），トラゾドン（レスリン），ミルタザピン（レメロン，リフレックス）など	・抗コリン作用によるレム睡眠の抑制，H$_1$ および 5-HT$_2$ 受容体遮断作用による入眠・睡眠維持作用により，睡眠を誘導する．	

（次頁に続く）

表 1 続き

バルビツール酸系	ペントバルビタール（ラボナ），アモバルビタール（イソミタール），フェノバルビタール（フェノバール）	・優れた睡眠作用を有するが，安全性が低く，耐性や依存性を起こしやすい． ・大量服薬により呼吸抑制をもたらし，致死的となる危険性がある．	・広範囲の中枢神経系，大脳皮質の介在ニューロンと脳幹網様体上行賦活系を抑制する．
非バルビツール酸系	抱水クロラール（抱水クロラール），ブロモバレリル尿素（ブロバリン），トリクロホスナトリウム（トリクロリール）	・バルビツール酸系と同様に，副作用が強く，安全域が狭い． ・睡眠薬としての使用は少なく，脳波などの検査時の睡眠に用いられる．	

1 睡眠薬のガイドラインによる選びかた

　睡眠薬のガイドラインとして，『睡眠障害の対応と治療ガイドライン第3版』[1] と『睡眠薬の適正使用・休薬ガイドライン』[2] があります．いずれのガイドラインも薬剤の選択順序は明示されていませんが，おもに非 BZD 系を含む BZD 受容体作動薬，メラトニン受容体作動薬，オレキシン受容体拮抗薬が用いられます．

　ガイドラインによる標準治療の要点を示します．

❶ 不眠の症状（入眠障害，中途覚醒，早朝覚醒）や患者背景などを考慮して選択する

　不眠症の改善効果は，各薬剤間で大きな差はありませんが，作用時間の長さ（生物学的半減期），抗不安作用の有無，リズム調整効果の有無などの作用特性が異なります．不眠症状の特徴（入眠困難，中途覚醒，早朝覚醒），過覚醒，リズム異常，恒常性異常など，患者の不眠症の病理を正確に捉えて，薬剤を選択します（表 2，図 1）．

　『睡眠薬の適正使用・休薬ガイドライン』[2] では，高齢者の原発性不眠症に対して非 BZD 系を推奨しており，リズム異常を有する不眠症に対しては，メラトニン受容体作動薬を第一選択として推奨しています．また，睡眠薬が奏効せず，抑うつ症状がある不眠症に対しては，催眠・鎮静系抗うつ薬により臨床転帰が改善することがあるとされています．

　非 BZD 系およびメラトニン受容体作動薬は，6 〜 12 ヵ月の長期投与試験データが集積しており，BZD 系に比較して長期服用時の有効性と安全性が確認されています．

　薬物療法と同時に，できるだけ早期から認知行動療法を併用することも有効であることが示されています．

❷ 治療初期は単剤で，必要最小用量（特に高齢者の初期投与量は成人の 1/2 〜 2/3 量）を用いる

　副作用が発現する可能性があるため，単剤かつ必要最小用量で開始します．特に，高齢者は薬剤の代謝や排泄機能が低下しているため，成人より少ない用量で開始します．

❸ 効果不十分の場合，安易な増量や作用特性の異なる薬剤の併用を避ける

　増量や多剤併用がより有効というエビデンスはありません．また，臨床用量を超える増量は，副作用のリスクを高めるため避ける必要があります．

　やむを得ず，増量や併用する場合は，患者の病態を十分観察し，慎重に対応する必要があります．

❹ 長期間にわたって漫然と投与しない

　臨床用量の範囲内であっても，長期間投与するうちに依存が形成されることがあります．不眠症状が改善したら，現在行っている薬物療法（維持療法）をどの程度の期間続けるべきか患者ごとに検討し，治療のゴールを設定します．適切な時期に適切な方法で睡眠薬の減薬・休薬を試みることが推奨されています．

表 2　不眠症のタイプにより推奨される睡眠薬

	入眠障害 (超短時間型, 短時間型)	中途覚醒, 早朝覚醒 (中間型, 長時間型など)
神経症的傾向が弱い場合 脱力・ふらつきが出やすい場合 (抗不安作用・筋弛緩作用が弱い薬剤)	ゾルピデム ゾピクロン エスゾピクロン ラメルテオン スボレキサント	クアゼパム
神経症的傾向が強い場合 肩こりなどを伴う場合 (抗不安作用・筋弛緩作用をもつ薬剤)	トリアゾラム ブロチゾラム エチゾラム	フルニトラゼパム ニトラゼパム エスタゾラムなど
腎機能障害・肝機能障害がある場合 (代謝産物が活性をもたない薬剤)	ロルメタゼパム	ロラゼパム

[内山　真, 睡眠障害の診断・治療ガイドライン研究会 (編):睡眠障害の対応と治療ガイドライン, 第3版じほう, 東京, p111, 2019 より許諾を得て転載]

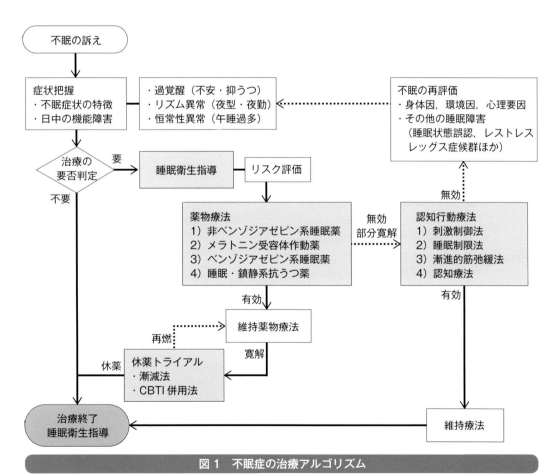

図 1　不眠症の治療アルゴリズム

[三島和夫, 睡眠薬の適正使用及び減量・中止のための診療ガイドラインに関する研究班 (編):睡眠薬の適正使用・休薬ガイドライン, じほう, 東京, p37, 2014 より許諾を得て転載]

コラム 不眠症患者に対する生活指導

　睡眠の問題をもつ患者には生活指導が必須です．睡眠の質や量を向上させるための正しい知識を指導しましょう．

【睡眠障害対処 12 の指針】

1. 睡眠時間は人それぞれ，日中の眠気で困らなければ十分
   - 睡眠の長い人，短い人，季節でも変化，8 時間にこだわらない
   - 歳をとると必要な睡眠時間は短くなる
2. 刺激物を避け，眠る前には自分なりのリラックス法
   - 就床前 4 時間のカフェイン摂取，就床前 1 時間の喫煙は避ける
     カフェインやニコチンには覚醒作用があり，入眠を妨げ，睡眠を浅くする可能性があります．また，カフェインには利尿作用もあり，夜間に尿意で目が覚める原因になります．
   - 軽い読書，音楽，ぬるめの入浴，香り，筋弛緩トレーニング
3. 眠たくなってから床に就く，就床時刻にこだわりすぎない
   - 眠ろうとする意気込みが頭をさえさせ寝つきを悪くする
4. 同じ時刻に毎日起床
   - 早寝早起きでなく，早起きが早寝に通じる
   - 日曜に遅くまで床で過ごすと，月曜の朝がつらくなる
5. 光の利用でよい睡眠
   - 目が覚めたら日光を取り入れ，体内時計をスイッチオン
   - 夜は明るすぎない照明を
6. 規則正しい 3 度の食事，規則的な運動習慣
   - 朝食は心と体の目覚めに重要，夜食はごく軽く
   - 運動習慣は熟睡を促進
7. 昼寝をするなら，15 時前の 20 〜 30 分
     15 時前の 30 分以内の短い昼寝は，日中の眠気を解消し，眠気による作業能率低下の防止に役立ちます．
   - 長い昼寝はかえってぼんやりのもと
   - 夕方以降の昼寝は夜の睡眠に悪影響
8. 眠りが浅いときは，むしろ積極的に遅寝・早起きに
   - 寝床で長く過ごしすぎると熟眠感が減る
9. 睡眠中の激しいイビキ・呼吸停止や足のぴくつき・むずむず感は要注意
   - 背景に睡眠の病気，専門治療が必要
10. 十分眠っても日中の眠気が強いときは専門医に
    - 長時間眠っても日中の眠気で仕事・学業に支障がある場合は専門医に相談
    - 車の運転に注意
11. 睡眠薬代わりの寝酒は不眠のもと
    - 睡眠薬代わりの寝酒は，深い睡眠を減らし，夜中に目覚める原因となる
12. 睡眠薬は医師の指示で正しく使えば安全
      医師の指示どおりに用法・用量を遵守し，適切な使用方法で服用することが大切です．また，疑問や不安がある場合は，医師や薬剤師に相談することが大切です．
    - 一定時刻に服用し就床
    - アルコールとの併用をしない

文献

A) 内山　真，睡眠障害の診断・治療ガイドライン研究会（編）：睡眠障害の対応と治療ガイドライン，第 3 版，じほう，東京，2019

A ベンゾジアゼピン（BZD）受容体作動薬の違いがわかる！

表3　BZD受容体作動薬の特徴

分類		一般名	剤形	GEの有無	特　徴
非BZD系	超短時間型	ゾルピデム	錠	○	・α₁サブユニットに選択的に結合するため，筋弛緩作用が弱い. ・「統合失調症および躁うつ病に伴う不眠症」の効能は承認されていない.
		エスゾピクロン	錠	×	・ゾピクロンを光学分割して得られた薬理活性の大部分を有するS体. ・半減期が5時間であり，入眠障害のみならず中途覚醒に対する有効性も確認されている. ・食後の服用は避ける必要がある. ・ゾピクロンより弱いものの苦みがある.
		ゾピクロン	錠	○	・筋弛緩作用が弱く，高齢者に使用しやすい. ・翌朝まで残る苦みがある.
BZD系	短時間型	トリアゾラム	錠	○	・効果発現が10〜15分と速やかであり，入眠障害に有効. ・薬物依存形成に注意が必要.
		ロルメタゼパム	錠	×	・肝臓での代謝において，大部分がグルクロン酸抱合を受けて排泄されるため，肝機能の低下している場合や高齢者に使用しやすい.
		リルマザホン	錠	○	・生体内で開環体から閉環し活性体となるプロドラッグであり，4種類の活性代謝物がBZD受容体に強い親和性を示す.
		ブロチゾラム	錠 OD錠	○	・作用持続時間が7〜8時間であり，翌朝への持ち越し効果は少ない. ・口腔内崩壊錠があるため，水なしでも服用が可能であり，小児や高齢者，嚥下機能が低下している患者に有用.
		エチゾラム	錠 細粒	○	・抗うつ効果や抗不安効果があるため，うつ病・神経症・心身症などの睡眠障害に適応を有する.
	中間型	フルニトラゼパム	錠	○	・入眠作用は強力で，夜間の覚醒回数も少ない. ・国内では向精神薬第2種指定で，米国への持ち込みは禁止されている.
		エスタゾラム	錠 散	○	・中途覚醒の少ない安定した睡眠が得られる. ・急性閉塞隅角緑内障患者への投与が可能.
		ニトラゼパム	錠 散・細粒	○	・日本で最初のBZD系睡眠薬であり，国内の睡眠導入薬開発時の基準薬. ・筋弛緩作用，抗痙攣作用が強く，抗てんかん薬としての適応を有する.
	長時間型	クアゼパム	錠	○	・活性代謝物の2-oxoquazepam（OQ）とともにα₁サブユニットへの選択性が高く，筋弛緩作用は弱い. ・食後の服用は避ける必要がある
		ハロキサゾラム	錠 細粒	×	・活性代謝物を含めた半減期がきわめて長い.
		フルラゼパム	カプセル	×	・活性代謝物を含めた半減期が長い.

違いの着眼点 1　生物学的半減期の違いに着目しよう！

Key Point

- 生物学的半減期（$t_{1/2}$）により，超短時間型，短時間型，中間型，長時間型の4つに分類される．
- 入眠障害には超短時間型または短時間型，中途覚醒や早朝覚醒，それに伴う熟眠障害には中間型または長時間型が推奨されている．

　　BZD受容体作動薬は，生物学的半減期（$t_{1/2}$）により，超短時間型，短時間型，中間型，長時間型の4つに分類されます．不眠は入眠障害，中途覚醒，早朝覚醒，熟眠障害に分類され，入眠障害には超短時間型または短時間型，中途覚醒や早朝覚醒，それに伴う熟眠障害には中間型・長時間型が推奨されています[1]．

　　超短時間型の$t_{1/2}$は2～5時間，短時間型は7～10時間であり，入眠障害に用いられます．翌朝への持ち越し効果が少なく，短時間型は超短時間型より睡眠を持続させます．

　　中間型の$t_{1/2}$は12時間～約1日，長時間型は約30時間以上であり，中途覚醒や早朝覚醒に有効です．日中も作用が持続するため不安や緊張を呈しやすい病態には有用ですが，日中の眠気，ふらつき，脱力感などの自覚症状や精神運動機能への影響に注意が必要です．

違いの着目点 2　適応症の違いに着目しよう！

Key Point

- ゾルピデムは「統合失調症および躁うつ病に伴う不眠症」の適応がない．
- エチゾラムは神経症，うつ病，心身症，統合失調症における睡眠障害のほか，不安，緊張，抑うつ，筋緊張など幅広い適応をもつ．
- ニトラゼパムは抗痙攣作用による異型小発作群，焦点性発作の適応をもつ．
- ゾルピデム，エスゾピクロン，ロルメタゼパム，ハロキサゾラムには麻酔前投薬の適応がない．

　　BZD受容体作動薬すべてに「不眠症」の適応がありますが，ゾルピデムはニトラゼパムに対する非劣性が証明できなかったため，「統合失調症および躁うつ病における不眠症」の効能は承認されていません．エチゾラムは神経症，うつ病，心身症，統合失調症における睡眠障害のほか，不安，緊張，抑うつ，肩こり，筋収縮性頭痛，腰痛など幅広い適応があります．ニトラゼパムは抗痙攣作用が強いため，異型小発作群，焦点性発作の適応があります．また，ゾルピデム，エスゾピクロン，ロルメタゼパム，ハロキサゾラムには麻酔前投薬の適応がありません．

表 4　BZD 受容体作動薬の効能・効果と不眠症に対する用法・用量

一般名		効能・効果			不眠症の用法・用量	（高齢者）
		不眠症	麻酔前投薬	その他		
超短時間型	ゾルピデム	●*1			1 回 5 〜 10 mg（就寝直前） 1 日 10 mg まで	1 回 5 mg より開始
	エスゾピクロン	●			1 回 2 mg（就寝前） 1 回 3 mg まで	1 回 1 mg 1 回 2 mg まで
	ゾピクロン	●	●		1 回 7.5 〜 10 mg（就寝前） 1 回 10 mg まで	1 回 3.75 mg より開始
	トリアゾラム	●	●		1 回 0.25 mg（就寝前） 1 回 0.5 mg まで	1 回 0.125 mg 以下より開始 1 回 0.25 mg まで
短時間型	ロルメタゼパム	●			1 回 1 〜 2 mg（就寝前）	1 回 2 mg まで
	リルマザホン	●	●		1 回 1 〜 2 mg（就寝前）	1 回 2 mg まで
	ブロチゾラム	●	●		1 回 0.25 mg（就寝前）	—
	エチゾラム		*2		1 日 1 〜 3 mg（就寝前）	1 日 1.5 mg まで
中間型	フルニトラゼパム	●	●		1 回 0.5 〜 2 mg（就寝前）	1 回 1 mg まで
	エスタゾラム	●	●		1 回 1 〜 4 mg	—
	ニトラゼパム	●	●	*3	1 回 5 〜 10 mg（就寝前）	—
長時間型	クアゼパム	●	●		1 回 20 mg（就寝前） 1 日 30 mg まで	—
	ハロキサゾラム	●			1 回 5 〜 10 mg（就寝前）	—
	フルラゼパム	●	●		1 回 10 〜 30 mg（就寝前）	—

＊1：統合失調症および躁うつ病に伴う不眠症は除く
＊2：①神経症における不安・緊張・抑うつ・神経衰弱症状・睡眠障害
　　　②うつ病における不安・緊張・睡眠障害
　　　③心身症（高血圧症，胃・十二指腸潰瘍）における身体症候ならびに不安・緊張・抑うつ・睡眠障害
　　　④統合失調症における睡眠障害
　　　⑤下記疾患における不安・緊張・抑うつおよび筋緊張頸椎症，腰痛症，筋収縮性頭痛
＊3：異型小発作群，焦点性発作

違いの着目点 3　用法・用量に関する注意事項の違いに着目しよう！

Key Point

- 超短時間型は投与量の上限が定められており，さらに高齢者に対する投与開始量が定められている．
- 短時間型のロルメタゼパム，リルマザホン，エチゾラム，中間型のフルニトラゼパムは，高齢者に対する投与量の上限が定められている．

　　一般に，高力価で $t_{1/2}$ の短い薬剤は用量依存的に健忘を出現しやすい[3-5]とされ，特に超短時間型の薬剤はできるだけ少量からの開始が望ましいとされています．

　　高齢者は薬剤の代謝や排泄機能が低下し，蓄積や持ち越し効果による転倒の危険性も高まるため，半減期の短い薬剤が望ましいですが，超短時間型のゾルピデムやエスゾピクロンは健康成人と比べ半減期が延長することが報告されています．常用量でも記憶障害や行動異常を引き起こすため，常用量の半量程度から開始し，低用量で使用することが推奨されます（表 4）[1]．

患者

> 眠れないときだけ，睡眠薬を飲んでもよいでしょうか？

薬剤師

> 現在はどのように飲んでいますか？　もし，眠れない時だけ服用しており，睡眠に問題が
> ないようなら，医師にも伝え，必要量の処方を依頼してください.
> 毎日服用している場合，急な減量は症状を悪化させますので，相談のうえ減量しましょう.
> 睡眠薬にもいろいろな種類がありますので，ご相談ください.

違いの着目点 4 　薬物動態の違いに着目しよう！

1 代謝・排泄の違い

Key Point

- ほとんどの BZD 受容体作動薬は肝臓で代謝される.
- ロルメタゼパムは CYP を介さず，グルクロン酸抱合を受けて代謝される.
- リルマザホンは代謝されることにより薬理活性を示すプロドラッグである.

　　BZD 受容体作動薬はいずれも肝臓で代謝されますが，ロルメタゼパムは肝の代謝酵素チトクロム P450（CYP）を介さず，大部分が直接グルクロン酸抱合を受けるため，肝機能の低下している場合や高齢者においても体内動態の変動は少ないと考えられます（表5）.

　　リルマザホンは代謝されることにより薬理活性を示すプロドラッグです．リルマザホン自体は BZD 受容体に親和性を示しませんが，4 種類の活性代謝物は強い親和性を示します．最高血中濃度到達時間が 3 時間であり，ほかの薬剤と比べて遅いですが，4 種類の活性代謝物の半減期は 10 時間であり，適度に睡眠を持続させます.

 睡眠禁止時間帯とは？

　　習慣的な入眠時刻の 2 ～ 3 時間前は覚醒水準が最も高まるため，「睡眠禁止時間帯」と呼ばれ，1 日のなかで最も入眠しにくい時間帯といわれています．この時間帯にメラトニン分泌の増大，深部体温の低下，糖質コルチコイドの分泌抑制など，睡眠を促進する種々の生理機能変動が出現し，数時間以内に急速に眠気が強まるようになります.

　　眠れない苦痛を経験すると，早くから就床しようと試みる場合がありますが，就床時刻を早めると，かえって入眠困難や中途覚醒を悪化させてしまう要因になります.

　　また，「睡眠禁止時間帯」に睡眠薬を服用すると，睡眠薬の効果が十分に得られにくくなるため，この時間帯を避けて，生理的な眠気が十分高まる就寝直前に服用するよう指導しましょう.

GABA$_A$ 受容体の α サブユニット機能

BZD 受容体は GABA$_A$ 受容体とともに GABA$_A$-BZ-Cl イオンチャネル複合体を形成しており，GABA$_A$ 受容体は 5 つのサブユニット（$\alpha : \beta : \gamma = 2 : 2 : 1$）より構成されます．BZD 受容体作動薬は，GABA$_A$ 受容体を構成する α_1, $_2$, $_3$, $_5$ サブユニットおよび $\gamma 2$ サブユニットを含んだ 5 量体にのみ結合し[A]，特に α サブユニットが BZD 受容体作動薬の薬理作用に重要な役割を果たしています（**表 A**）．

BZD 受容体作動薬は α_1 サブユニットに対する作用が主であり，α_2, $_3$ サブユニットへの作用を介して抗不安作用を示します．α サブユニットを介しての薬理作用の発現の強さは，相違があることが明らかにされており（**表 B**），ゾルピデムは α_1 サブユニットへ作用し，α_2, $_3$, $_5$ サブユニットを介する薬理作用はほとんどみられません[B]．エスゾピクロンは，α_1 サブユニットより α_2, $_3$ サブユニットを介する薬理作用の発現が強く，入眠・睡眠維持作用のほか，抗不安作用が睡眠薬としての効果を増強している可能性が考えられています[B]．

表 A　GABA$_A$ 受容体 α サブユニットの薬理学的役割

GABA$_A$ 受容体 サブユニット	薬理作用									
	鎮静	睡眠	抗不安	抗うつ	筋弛緩	抗痙攣	学習・記憶	前向性健忘	依存	耐性
α_1	○	△				○		○	○	
α_2		○	○ ($> \alpha_3$)	○	○					
α_3		○	○	○	○					
α_5						○	○			○

＊：各サブユニットが作用を有するものを○で示す
＊：α_4, α_6 は BZ 受容体作動薬に対する感受性なし
＊：α_5 の耐性形成への関与については確定的ではない
（大熊誠太郎：GABA$_A$ 受容体 α サブユニット機能からみた睡眠薬の作用特性．ねむりとマネージメント **5**：56，2018 より引用）

表 B　GABA$_A$ 受容体 α サブユニットに対する機能的作用強度の比較

ゾルピデム	$\alpha_1 \gg \alpha_2$, α_3, α_5 （－）
ゾピクロン	α_1, $\alpha_5 > \alpha_2$, α_3
エスゾピクロン	α_2, $\alpha_3 > \alpha_1$, α_5
ベンゾジアゼピン	$\alpha_1 > \alpha_2$, α_3, α_5

（大熊誠太郎：GABA$_A$ 受容体 α サブユニット機能からみた睡眠薬の作用特性．ねむりとマネージメント **5**：57，2018 より引用）

文献

A) 斎藤尚亮：生理活性物質—α - アミノ酪酸（GABA）—．NEW 薬理学，改訂第 7 版，田中千賀子ほか（編），南江堂，東京，p100-102，2017

B) 大熊誠太郎：GABA$_A$ 受容体 α サブユニット機能からみた睡眠薬の作用特性．ねむりとマネージメント **5**：54-60，2018

表5　BZD受容体作動薬の薬物動態

	一般名	T_{max}（時）	$t_{1/2}$（時）	バイオアベイラビリティ F（%）	蛋白結合率（%）	未変化体尿中排泄率（%）	代謝酵素（CYP）
超短時間型	ゾルピデム	0.7〜0.9	1.78〜2.30	66.6	94.5〜96.0	≦0.5	3A4 2C9 1A2
	エスゾピクロン	0.8〜1.5	4.83〜5.16	―	52.2〜58.9	5.5〜10.7	3A4 2E1
	ゾピクロン	0.75〜1.17	3.66〜3.94	74.5	69.0	<1	3A4 2C8
	トリアゾラム	1.2	2.9	―	89	<1	3A4
短時間型	ロルメタゼパム	1〜2	約10	73	91.4	0.22	関与しない
	リルマザホン	3（活性代謝物）	10.5（活性代謝物）	―	77〜89（活性代謝物）	0（未変化体） 62.3（M-4）	3A4（活性代謝物）
	ブロチゾラム	1〜1.5	7	70	約90	<1	3A4
	エチゾラム	3.3	6.3	―	93	<0.3	3A4 2C9
中間型	フルニトラゼパム	0.75	21.2	約50	77.6〜79.6	<1	―
	エスタゾラム	1.7〜2.4	27.5〜29.5	―	―	3.6	3A4
	ニトラゼパム	1.6	27.1	78	86〜87	1.1	―
長時間型	クアゼパム	3.4	36.6	―	95.1〜99.8	0	3A4 2C9
	ハロキサゾラム	2〜8	42〜123	―	―	0	―
	フルラゼパム	1〜8	14.5〜42.0	―	96.6	―	―

2 食事の影響を受けるものと受けないものがある

Key Point

- **エスゾピクロンとクアゼパムは食事の影響を受ける.**

　　エスゾピクロンは食後投与により最高血中濃度到達時間の遅延および最高血中濃度の低下が認められ，効果発現が遅延し，効果が減弱する可能性があるため，「食事と同時または食直後の服用は避けること」とされています.

　　クアゼパムは食事の影響によりバイオアベイラビリティが約2〜3倍に増大するため，「食後の服用は避けること」が必要になります.

服薬指導の会話例 食事の影響に注意

患者

> 夕食が遅く，30分後には就寝します.
> 睡眠薬も夕食後の薬と一緒に飲んでもよいでしょうか?

薬剤師

> 食後すぐに服用すると効果が変わる薬があります.
> また，睡眠薬を飲んで活動していると，寝つくまでの間の出来事（行動や会話など）を記憶していないことがあります. ふらつきや脱力などの副作用が出て，転倒につながる危険性もあるため，服用したら速やかに就床するようにしましょう.

違いの着目点 5 禁忌，相互作用の違いに着目しよう！

Key Point

- 超短時間型には警告があり，もうろう状態，睡眠随伴症状（夢遊症状など），一過性前向性健忘に関する注意が必要である．
- エスタゾラムは急性閉塞隅角緑内障患者への投与が可能である．
- ゾルピデムは重篤な肝機能障害患者，クアゼパムは睡眠時無呼吸症候群患者への投与が禁忌である．
- BZD 受容体作動薬はおもに CYP3A4 で代謝されるものが多い．
- トリアゾラム，エスタゾラム，クアゼパム，フルラゼパムは併用禁忌薬剤がある．

超短時間型には警告があり，服用後のもうろう状態や睡眠随伴症状（夢遊症状など）が現われることがあります．また，入眠までの，あるいは中途覚醒時の出来事を記憶していないことがあるため，速やかに就床するように指導する必要があります．

BZD 受容体作動薬は，抗コリン作用による眼圧上昇により症状が悪化することがあるため，急性閉塞隅角緑内障患者への投与は禁忌ですが，エスタゾラムは臨床的に緑内障が発生または増悪した症例報告がなく，米国の添付文書にも記載がないため禁忌ではありません．

 BZD 受容体作動薬の依存性について

BZD 受容体作動薬の長期使用における依存形成の頻度は 15 ～ 44％と報告されており[A]，近年治療用量の長期使用による臨床用量依存[*1]の存在が問題視されています．

2017 年 3 月に医薬品医療機器総合機構（PMDA）より医薬品適正使用情報が発出されており，BZD 受容体作動薬を催眠鎮静薬および抗不安薬として使用する場合，以下の点に注意するように示されています．

①漫然とした継続投与による長期使用は避ける
- ・承認用量の範囲内でも，長期間服用するうちに依存が形成されることがある
- ・投与を継続する場合は，治療上の必要性を検討する

②用量を遵守し，類似薬の重複処方がないことを確認する
- ・長期投与，高用量投与，多剤併用により依存形成のリスクが高まる
- ・他の医療機関から類似薬が処方されていないか確認する

③投与中止時は，漸減，隔日投与などにて慎重に減薬・中止を行う
- ・急に中止すると原疾患の悪化に加え，重篤な離脱症状があらわれる
- ・患者に自己判断で中止しないよう指導する

[*1]：臨床用量の睡眠薬で良好な睡眠をとれるようになったときに，睡眠薬を減量・中止すると再び不眠が出現するために，睡眠薬の減量や中止ができなくなった状態

文献

A) De las Cuevas C et al : The severity of dependence scale (SDS) as screening test for benzodiazepine dependence : SDS validation study. Addiction **95** : 245-250, 2000

ゾルピデムは他薬と比べ肝機能障害の発現率が高く，重篤な肝機能障害患者への投与は禁忌です．海外の臨床試験で肝機能障害患者への投与時に C_{max} と AUC の明らかな増大が認められたことが要因とされています．薬物動態パラメータから判断すると，肝機能低

コラム　BZD 受容体作動薬の減量法

　不眠症状および日中の不調（QOL）の改善，誤った睡眠習慣の是正，睡眠に対するこだわりの緩和など不眠症の寛解（回復）がみられ，1〜2ヵ月以上の安定期を維持できた場合，睡眠薬の減薬・中止を開始します．

　ただし，一部の不眠症患者は睡眠薬の長期服用が必要な場合もあるため，主治医と相談しながら治療方針を決めることが必要です．

【超短時間型・短時間型】

・反跳性不眠[*1]や退薬症候[*2]を生じやすいため，「漸減法」を用い，用量を 2〜4 週おきに 3/4，1/2，次いで 1/4 に減量する

・減量により不眠が出現する場合は，その前の用量に戻す

・睡眠時間を年齢相応にするよう入床および離床時間を指定する（成人：7 時間弱，高齢者：6 時間程度）と，減量をスムースに行いやすい[A]

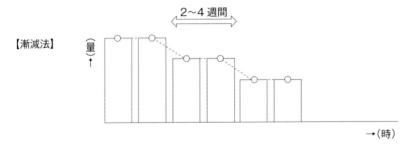

【中間型・長時間型】

・一定量まで減量し，睡眠薬を服用しない休薬日を設け，徐々に休薬期間を延ばす「隔日法」を用いる

・休薬日を作る場合，服用しないという心理的影響が出現するため，眠たくなってから床につくか，1 時間就床時刻を遅らせるなどの対応をするとよい[A]

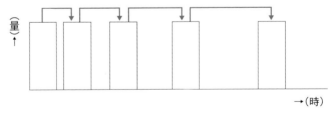

＊1：睡眠薬を連用してよく眠れている状態で突然服用を中断すると，服用開始前より強い不眠が出現すること

＊2：退薬時に一過性に不安・焦燥，振戦，発汗，まれにせん妄，痙攣などが出現すること

文献

A）内山　真：精神科薬物療法マニュアル— 第 2 章 疾患毎の病態，診断，治療（5. 睡眠障害）—，一般社団法人日本病院薬剤師会（監修），南山堂，東京，p70-83, 2018

下による低アルブミン血症などにより，遊離型濃度が変動しやすい薬剤であり，肝機能低下時に注意すべき薬剤であると考えられます．

　相互作用は，おもな代謝経路に CYP が関与している薬剤や，作用が類似し相互に作用を増強する薬剤に注意が必要です．BZD 受容体作動薬はおもに CYP3A4 で代謝されるものが多いため，CYP3A4 を誘導する薬剤と CYP3A4 を阻害する薬剤との併用により血中濃度が変動する可能性があります．特にトリアゾラムは，イトラコナゾール，フルコナゾール，ホスフルコナゾール，ボリコナゾール，ミコナゾール，HIV プロテアーゼ阻害薬，エファビレンツ，テラプレビルが，エスタゾラム，クアゼパム，フルラゼパムはリトナビルが併用禁忌薬剤として記載されています．

違いの着目点6　副作用の違いに着目しよう！

Key Point

- ゾピクロンは翌朝まで残る苦みがある.
- エスゾピクロンはゾピクロンより弱いものの苦みがある.
- 長時間型は持ち越し効果による日中の眠気やふらつき，倦怠感などが出現しやすい.
- 超短時間型の高用量やアルコール併用時に，ごくまれに奇異反応（不安・緊張の増大，興奮や攻撃性の増大など）が起こることがある.

　副作用は，持ち越し効果による日中の眠気，脱力感，倦怠感，頭重感，筋弛緩作用によるふらつきなど，BZD 受容体作動薬の薬理作用の延長上にあるものがほとんどです．

　ゾピクロンは翌朝まで残る苦みがあり，またエスゾピクロンもゾピクロンより弱いものの苦みがあるため，患者に事前に説明する必要があります．

　持ち越し効果は作用時間が長い睡眠薬[6]や高齢者ほど出現しやすく，特に高齢者では作用時間の長い薬剤[7]や投与量の増加が原因と考えられる転倒による大腿骨骨折などのリスクが報告されています[8]．

　ごくまれではありますが，奇異反応が現れることがあり，特にトリゾラムの高用量やアルコール併用時の症例報告があります．

B　オレキシン受容体拮抗薬の違いがわかる！

表8　オレキシン受容体拮抗薬の特徴

		スボレキサント	レンボレキサント
一般名		スボレキサント	レンボレキサント
剤形		錠	錠
GE の有無		×	×
	適応症	不眠症	不眠症
	用法・用量	1日1回20mg 就寝直前 高齢者：1日1回15mg	1日1回5mg 就寝直前 最大1日10mgまで
	禁忌	CYP3A を強く阻害する薬剤を投与中の患者	重度の肝機能障害のある患者
特徴	併用禁忌	CYP3A を強く阻害する薬剤 （イトラコナゾール，クラリスロマイシン，リトナビル，ネルフィナビル，ボリコナゾール）	－
薬物相互作用	併用注意	・CYP3A を阻害する薬剤 （ジルチアゼパム，ベラパミル，フルコナゾールなど） ・CYP3A を強く誘導する薬剤 （リファンピシン，カルバマゼピン，フェニトインなど） ・中枢神経抑制剤 （フェノチアジン誘導体，バルビツール酸誘導体など） ・ジゴキシン，アルコール（飲酒）	・CYP3A を阻害する薬剤 （フルコナゾール，エリスロマイシン，ベラパミル，イトラコナゾール，クラリスロマイシンなど） ・CYP3A を誘導する薬剤 （リファンピシン，フェニトインなど） ・中枢神経抑制剤 （フェノチアジン誘導体，バルビツール酸誘導体など） ・アルコール（飲酒）
取り扱い上の注意		服用直前に PTP シートから取り出すこと	－

違いの着目点 1　禁忌，相互作用，用法・用量に関する注意事項の違いに着目しよう！

Key Point

- スボレキサントは，CYP3A を強く阻害する薬剤との併用が禁忌である．
- スボレキサントは，CYP3A を阻害する薬剤との併用時に減量を考慮する必要がある．
- レンボレキサントは，重度の肝機能障害のある患者への投与が禁忌である．
- レンボレキサントは，CYP3A を中程度または強力に阻害する薬剤との併用時に注意が必要である．

　オレキシン受容体拮抗薬であるスボレキサントとレンボレキサントは，いずれもおもな代謝酵素が CYP3A であり，相互作用に注意が必要です．

　スボレキサントは，CYP3A を強く阻害する薬剤（イトラコナゾール，クラリスロマイシン，リトナビル，ネルフィナビル，ボリコナゾール）との併用は禁忌です．また，CYP3A を阻害する薬剤（ジルチアゼム，ベラパミル，フルコナゾールなど）との併用により，スボレキサントの血中濃度が上昇し，傾眠，疲労，入眠時麻痺，睡眠時随伴症，夢遊症などの副作用が増強する可能性があるため，1日1回10mgへの減量を考慮する必要があります．

　レンボレキサントは，CYP3A を中程度または強力に阻害する薬剤（フルコナゾール，エリスロマイシン，ベラパミル，イトラコナゾール，クラリスロマイシンなど）との併用により，レンボレキサントの血中濃度が上昇し，傾眠などの副作用が増強する可能性があります．患者の状態を慎重に観察したうえで，投与の可否を判断し，併用する場合は1日

1回2.5mgとする必要があります.

　レンボレキサントは，**重度の肝機能障害のある患者への投与は禁忌です**. 重度の肝機能障害患者における薬物動態は検討されておらず，中等度の肝機能障害患者への投与時にC_{max}と血中濃度−時間曲線下面積（AUC）の増大が認められています. 中等度の肝機能障害患者では1日1回5mgを超えないこととし，慎重に投与する必要があります.

違いの着目点2　取り扱い上の注意の違いに着目しよう！

Key Point

- スボレキサントは，光および湿度の影響を受けるため，PTPシートで保存する.

　スボレキサントは，無包装状態で光および湿度の影響を受けます. PTPシートで保存し，服用直前にPTPシートから取り出すよう患者に指導する必要があります.

[赤嶺ちか江，厚田幸一郎]

■文献

1) 内山　真，睡眠障害の診断・治療ガイドライン研究会（編）：睡眠障害の対応と治療ガイドライン，第3版，じほう，東京，2019
2) 三島和夫，睡眠薬の適正使用及び減量・中止のための診療ガイドラインに関する研究班（編）：睡眠薬の適正使用・休薬ガイドライン，じほう，東京，2014
3) Curran HV et al : Differential amnesic properties of benzodiazepines : a dose-response comparison of two drugs with similar elimination half-lives. Psychopharmacology（Berl）**92** : 358-364, 1987
4) Roehrs T et al : Effects of hypnotics on memory. J Clin Psychopharmacol **3** : 310-313, 1983
5) Ghoneim MM et al : Dose-response analysis of the behavioral effects of diazepam : I. Learning and memory. Psychopharmacology（Berl）**82** : 291-295, 1984
6) Carskadon MA et al : Daytime carryover of triazolam and flurazepam in elderly insomniacs. Sleep **5** : 361-371,　1982
7) Ray WA et al : Benzodiazepines of long and short elimination half-life and the risk of hip fracture. JAMA **262** : 3303-3307, 1989
8) Tamblyn R et al : A 5-year prospective assessment of the risk associated with individual benzodiazepines and doses in new elderly users. J Am Geriatr Soc **53** : 233-241, 2005

09 抗不安薬

- 不安障害の治療薬のなかで，セロトニン 1A 受容体（5-HT_{1A}）作動薬，選択的セロトニン再取り込み阻害薬（SSRI）は疾患治療薬として用いられる．
- ベンゾジアゼピン（BZD）受容体作動薬は対症療法薬として，定期処方，頓服処方ともに広く処方されている．
- BZD 受容体作動薬による「依存」「過量服薬」が近年問題視され，漫然と投与を続けないことが求められている．
- BZD 受容体作動薬は漠然とした不安や恐怖に効果を示し，SSRI は記憶に基づいた不安や恐怖に効果を示す．
- β 遮断薬やピペラジン系ヒスタミン受容体（H_1）拮抗薬は，効果が限定的である．

I 同効薬の違いについて知ろう！

表1 抗不安薬の全体像

分類	おもな一般名（先発品の商品名）	不安障害に対する効果*						作用機序
		急性不安	全般性不安障害	パニック障害	社会不安障害	心的外傷後ストレス障害	強迫性障害	
選択的セロトニン再取り込み阻害薬（SSRI）	エスシタロプラム（レクサプロ）	−	+	+	2+	+	+	・前シナプスへのセロトニン（5-HT）再取り込みを抑制し，シナプス間隙の5-HT濃度を上昇させる．増えた5-HTにより，5-HT_{1A}自己受容体やシナプス後膜5-HT_{1A}，5-HT_2受容体の刺激を繰り返し脱感作を起こすことで，抗不安作用を示す
	セルトラリン（ジェイゾロフト）	−	+	2+	+	2+	+	
	パロキセチン（パキシル）	−	+	2+	2+	+	2+	
	フルボキサミン（デプロメール，ルボックス）	−	+	+	2+	+	2+（小児）	
ベンゾジアゼピン（BZD）受容体作動薬 — 作用時間 短時間型	エチゾラム（デパス）	2+	2+	2+	+	±	−	・GABA_A/BZD/Cl⁻チャンネル複合体のBZD受容体に結合し，Cl⁻イオンの流入を促進することで，興奮を抑制させ，抗不安作用，鎮静作用を示す
	クロチアゼパム（リーゼ）	2+	2+	2+	+	±	−	
中間型	アルプラゾラム（ソラナックス，コンスタン）	2+	2+	2+	+	±	−	
	クロキサゾラム（セパゾン）	2+	2+	2+	+	±	−	
	クロルジアゼポキシド（コントール，バランス）	2+	2+	2+	+	±	−	
	ジアゼパム（セルシン，ホリゾン）	2+	2+	2+	+	±	−	
	フルジアゼパム（エリスパン）	2+	2+	2+	+	±	−	
	ブロマゼパム（レキソタン）	2+	2+	2+	+	±	−	
	ロラゼパム（ワイパックス）	2+	2+	2+	+	±	−	
作用時間 長時間型	フルトプラゼパム（レスタス）	2+	2+	2+	+	±	−	
	ロフラゼプ酸エチル（メイラックス）	2+	2+	2+	+	±	−	
セロトニン_{1A}受容体作動薬	タンドスピロン（セディール）	−	2+	−	+	+	+	・シナプス後膜5-HT_{1A}受容体に選択的に作用し，抗不安作用を示す
β遮断薬	カルテオロール（ミケラン）	+	−	−	−	−	−	・アドレナリン性β受容体遮断作用により，抗不整脈作用や降圧作用を示し動悸などを落ち着かせる
ピペラジン系H_1拮抗薬	ヒドロキシジン／パモ酸塩（アタラックス，アタラックスP）	+	+	−	−	−	−	・視床下部，大脳辺縁系などに作用して中枢抑制作用を示す

＊：不安障害に対する効果
2＋：多数の比較対象試験で有効性が証明されている
＋：オープン試験やうつ病を伴う患者で有効性が証明されている
±：有効性は明らかではないが，有効との症例報告や補助的な使用がなされている
−：有効性に関する臨床的なエビデンスがない
［田島　治：ベンゾジアゼピン系薬物の処方を再考する．臨精医 **30**：1065-1069, 2001 を基に作成］

1 抗不安薬の基本的な選びかた

❶ 不安の対象がはっきりしている場合

<定期服用する場合>

「報告会などで緊張による冷や汗が尋常ではなく，そのことを他人からからかわれた」，「人前での会話が苦手で動悸が止まらない」など過去の失敗や，嫌な記憶や恐怖があり，同じことを繰り返すのではないかといった不安から，社会不安障害・パニック障害などと診断された場合は，SSRI が第一選択薬となります．過去の経験に基づくため，不安の対象や原因を患者自身も自覚できていることが多いようです．

SSRI の抗不安効果の発現までには 4〜6 週間必要とされていますので，その間，不安症状の強い場合は，BZD 受容体作動薬を併用します．これらの不安障害はうつ病との併存率が高いため，ベンラファキシン，デュロキセチンなどのセロトニン・ノルアドレナリン再取り込み阻害薬（SNRI）や，クロミプラミン，イミプラミンなどの三環系抗うつ薬も治療に用いられることがあります．

<頓服を用いる場合>

パニック発作経験後，同じシチュエーションが避けられないときに発現する**予期的な不安・緊張**などに対しては，半減期の短く，高力価である**アルプラゾラムやロラゼパム**などの BZD 受容体作動薬が頓用として処方されます．たとえば，電車に乗っているときにパニック発作を起こした経験のある人が再度，電車に乗るときには，その前に服用します．BZD 受容体作動薬は，一時的に不安を忘れさせたり，軽減させてくれます．

また，結婚式のスピーチ，報告会などに対しては，事象当日の数時間前に半減期の短い BZD 受容体作動薬や β 遮断薬を服用することにより，動悸や過呼吸に対処できることもあります．

これらの不安や緊張により前日眠れない場合は，BZD 系睡眠薬やピペラジン系 H_1 拮抗薬が処方されます．

❷ 漫然とした不安の場合

全般性不安障害，心身症，外傷後ストレス障害などがこの範囲に含まれます．いくつもの心配事がある，なんとなく不安で体調が優れない・寝付けない，震災や感染などで落ち着かないといった不安症状です．この場合も SSRI が第一選択薬です．海外では SNRI も用いられますが，日本では適応外処方となります．効果発現までに 6〜8 週間かかるとされていますので，**それまでの不安の改善を目的として 5-HT$_{1A}$ 作動薬や BZD 受容体作動薬のなかで，半減期の長いもの**が処方されます．ただし過去に BZD 受容体作動薬の服用経験のある患者では，5-HT$_{1A}$ 作動薬の効果を感じられない場合があることから，処方は避けられています．

❸ β 遮断薬を選ぶ場合

カルテオロールが心臓神経症に認められています．また，緊張に伴う振戦にアロチノロール（アロチノロール）が用いられることがあります．

❹ ピペラジン系 H_1 拮抗薬を選ぶ場合

ヒドロキシジンは眠気や口渇の副作用が出現しやすいので，**日中の抗不安効果を期待するよりも不安・緊張に伴う不眠**などに用いられます．耐性を生じやすいので，長期連用は避けることが望まれます．

② 不安障害のガイドラインによる選びかた（表2）

　現在，日本国内では Minds に掲載されるような不安障害のガイドラインはありません．パニック障害については，2008 年に厚生労働省「こころの健康科学研究事業」によりプライマリケア医を対象にした治療ガイドライン[2] が作成されています．そのほかの不安障害については，英国立医療技術評価機構（NICE）によるもの，もしくは世界生物学的精神医学会（WFSBP）のガイドラインなどが参考になります．

　WFSBP は 2008 年に不安障害の薬物治療に関する詳細なガイドライン[3] を発表し，2012 年にはプライマリケア用の短縮版を発表しています[4]．このガイドラインでは，SSRI はいずれの不安障害でもエビデンスカテゴリー A で推奨度も 1 となっています．BZD 受容体作動薬はパニック障害や全般性不安障害に対して推奨され，エビデンスカテゴリーは SSRI と同様に A ですが，推奨度は 2 となっています．これは，BZD 受容体作動薬は短期間の使用では効果が認められますが，鎮静に関わる副作用や，長期使用時の依存の問題があるためです．

　ヒドロキシジンは，全般性不安障害に対してのみエビデンスカテゴリー A，推奨度 2 の評価がなされています．

　なお，日本では適応が認められていませんが，SNRI，プレガバリン（リリカ），クエチアピン（セロクエル）なども，一部の不安障害に対してはエビデンスカテゴリー A で推奨度 1 と評価されています．

　$5\text{-}HT_{1A}$ 作動薬タンドスピロンは海外では発売されていませんので，ガイドラインには入りませんでしたが，同効薬である buspirone はエビデンスカテゴリー D と評価され，一定の結果が得られていないとされています．

高齢者への抗不安薬使用のポイント

　SSRI は比較的副作用の少ない薬剤ですので，高齢者への処方も可能です．ただし，厚生労働省が 2018 年 5 月に示した高齢者の医薬品適正使用の指針（総論編）では，消化管出血などのリスクがあるとされています．また，心疾患患者ではエスシタロプラムに，多剤併用している場合は相互作用の観点からパロキセチン，フルボキサミンに，注意が必要です．

　BZD 受容体作動薬は筋弛緩作用があるため，ふらつき，転倒・骨折などのリスクから，高齢者には避けることが望ましい薬剤です．$5\text{-}HT_{1A}$ 作動薬のほうが適しています．

表2 不安障害に対する推奨薬物治療

1日投与量（mg）＊（カテゴリー：推奨度）

分類	一般名	パニック障害	全般性不安障害	社交不安障害	強迫性障害	外傷後ストレス障害
SSRI	エスシタロプラム	10～20（A：1）	10～20（A：1）	10～20（A：1）	10～20（A：1）	
	フルボキサミン	100～300（A：1）		100～300（A：1）	100～300（A：1）	
	パロキセチン	20～60（A：1）	20～50（A：1）	20～50（A：1）	20～60（A：1）	20～40（A：1）
	セルトラリン	50～150（A：1）	50～150（A：1）	50～150（A：1）	50～200（A：1）	50～100（A：1）
SNRI	ベンラファキシン	75～225（A：1）	75～225（A：1）	75～225（A：1）		75～225（A：1）
	デュロキセチン		60～120（A：1）			
三環系抗うつ薬	アミトリプチリン					75～200（B：3）
	クロミプラミン	75～250（A：2）			75～300（A：2）	
	イミプラミン	75～250（A：2）				75～200（B：3）
Caチャネルモデュレーター	プレガバリン		150～600（A：1）			
	ガバペンチン			600～3,600（B：3）		
ベンゾジアゼピン（BZD）受容体作動	アルプラゾラム	1.5～8（A：2）		1.5～8（B：3）		
	クロナゼパム	1～4（A：2）				
	ジアゼパム	5～20（A：2）	5～15（A：2）			
	ロラゼパム	2～8（A：2）	2～8（A：2）			
非定型抗精神病薬	クエチアピン		50～300（A：1）			
	リスペリドン					0.5～6（B：3）
NaSSA	ミルタザピン				30～60（B：3）	30～60（B：3）
抗ヒスタミン薬	ヒドロキシジン		37.5～75（A：2）			

カテゴリーエビデンス	A：プラセボ対照試験によりエビデンスが証明されている B：プラセボ対照試験によるエビデンスが限定的 C：非対照試験もしくは症例報告、専門家の推奨 D：結果に一貫性がみられない
推奨度	1. カテゴリーA＋有益性・リスクバランスが良好 2. カテゴリーA＋適度な有益性・リスクバランス 3. カテゴリーB 4. カテゴリーC 5. カテゴリーD

＊わが国の添付文書の用法・用量とは異なる場合がある
WFSBPガイドライン[3)]より国内製造承認薬のみ抜粋

 妊婦・授乳婦への抗不安薬使用のポイント

　　SSRIではパロキセチン以外は，明らかな催奇形性を引き起こすとの報告はありませんが，胎児や新生児に有害作用（呼吸窮迫，無呼吸，哺乳障害などSSRIからの離脱症状と同様の症状）を引き起こす可能性があります．パロキセチンは催奇形性（心血管系異常）の頻度が高くなるともいわれています．

　　BZD受容体作動薬も胎児や新生児に有害作用（哺乳困難，筋緊張低下，嗜眠，呼吸抑制・無呼吸などの離脱症状．新生児仮死の報告もある）を引き起こす可能性がありますので，使用は避けてください．

　　さらに，SSRI，BZD受容体作動薬ともに母乳へ移行することがわかっています．服用中止を検討してください．

II　同種薬の違いについて知ろう！

A　選択的セロトニン再取り込み阻害薬（SSRI）の違いがわかる！

表3　SSRIの特徴				
薬剤の一般名	エスシタロプラム	セルトラリン	パロキセチン	フルボキサミン
剤形	錠	錠，OD錠	錠　OD錠 CR錠（うつ病・うつ状態の効能のみ）	錠
GEの有無	×	○	○	○
特徴　効能効果（不安症圏）	社会不安障害	パニック障害，外傷後ストレス障害	パニック障害，強迫性障害，社会不安障害，外傷後ストレス障害	強迫性障害，社会不安障害，小児の強迫性障害
警告	―	―	18歳未満の大うつ病性障害患者に投与する際には適応を慎重に検討	―
禁忌	モノアミン酸化酵素（MAO）阻害薬投与中あるいは投与中止後14日間以内，ピモジド投与中QT延長のある患者	モノアミン酸化酵素（MAO）阻害薬投与中あるいは投与中止後14日間以内，ピモジド投与中	モノアミン酸化酵素（MAO）阻害薬投与中あるいは投与中止後14日間以内，ピモジド投与中	モノアミン酸化酵素（MAO）阻害薬投与中あるいは投与中止後14日間以内，ピモジド，チザニジン，ラメルテオン投与中
代謝酵素	おもにCYP2C19で代謝，CYP2D6およびCYP3A4も関与	CYP2C19，CYP2C9，CYP2B6およびCYP3A4で代謝	CYP2D6の代謝阻害	CYP2D6により代謝CYP1A2，CYP2C19の代謝阻害
服用方法	1日1回夕食後	1日1回	1日1回夕食後	1日2回小児の強迫性障害では朝・就寝前

違いの着眼点1　使える対象に着目しよう！

Key Point

- 承認されている効能・効果の範囲が広いのはパロキセチン．
- 小児の不安障害に使えるのはフルボキサミンのみ．
- エスシタロプラムは心疾患患者には注意．

1 薬剤ごとの効能・効果の違いに注意する

　　不安障害に対して，いずれのSSRIも幅広く効果を示します．ただし，保険診療では効能・効果が承認されている薬剤を選択して治療することになります[5]．

　　パニック障害と心的外傷後ストレス障害（PTSD）に認められているのが，セルトラリン，パロキセチンで，社会不安障害にはエスシタロプラム，パロキセチンおよびフルボキサミンが，強迫性障害にはパロキセチンが認められています．特に，小児へはフルボキサミンが強迫性障害に認められているのみです．

② 警告や副作用の違いに注意する[6]

パロキセチンは「**18歳未満**の大うつ病性障害患者に投与する際には適応を慎重に検討すること」との警告が出されています．セルトラリンやフルボキサミンでも同様に18歳未満の，エスシタロプラムでは**12歳未満**の大うつ病性障害患者への投与に対する注意が出されています．

エスシタロプラムは**QT延長**が報告されていますので，心疾患患者への投与は十分注意もしくは避けることが望まれます．

症状が改善したのちに，薬剤の急な中止による症状（中止後症状）が報告されています．めまい，ふらつき，皮膚のムズムズ感などが特徴的な症状で，頭痛，不眠や焦燥などが現れることがあります．半減期が長くなく，活性代謝物も存在しないパロキセチンでその発現率が高いといわれていますので，時間をかけてゆっくり減量しながら，止めていくことが重要です．原則1日2回投与のフルボキサミンのほうが中止後症状の発現は少ないようです．

投与はじめや用量変更時に現れやすいアクチベーションシンドローム（賦活症候群：焦燥感，易刺激性，敵意など）にも注意が必要です．薬剤による発現頻度の違いは明らかではありませんが，脳内セロトニン濃度の急激な変化に伴い発現するともいわれており，自殺行動にもつながるものです．パロキセチンでは自殺行動の発現率は1%以上と報告されています．

効果の等価換算値から強弱を考える

稲垣らは抗うつ薬の等価換算値を報告しています．臨床試験の結果から算出したものを**表**[A] に示しました．あくまでも抗うつ薬としての考えかたであることは念頭においてください．SSRIの4薬剤間において，添付文書で最高用量として示されている用量は等価であると考えることができます．

表 SSRIの等価換算値

エスシタロプラム	20
セルトラリン	100
パロキセチン	40
パロキセチン CR	50
フルボキサミン	150
イミプラミン	150

［＊日本精神科評価尺度研究会：向精神薬の等価換算2017年版より抜粋］

文献

A）日本精神科評価尺度研究会：向精神薬の等価換算2017年版．< jsprs.org/toukakansan/2017ver/ >（2021年3月5日閲覧）

違いの着眼点 2 　相互作用の違いに着目しよう！

Key Point

● 多剤併用している場合や，高齢者ではセルトラリンを選択する．

　　　SSRI はいずれも CYP による代謝を受けますので，CYP2D6 や CYP3A4 で代謝される薬剤との併用には注意します．多くの代謝経路を持っている**セルトラリン**は SSRI のなかでは他剤の影響を受けにくいと考えられます．

　　　また，パロキセチンは CYP2D6 に，フルボキサミンは CYP1A2 と CYP2C19 に対して，強力な代謝阻害を起こします．併用薬の代謝が遅れ，作用・副作用が増強されますので，注意が必要です．

違いの着眼点 3 　1 日の服用回数に着目しよう！

Key Point

● フルボキサミンのみ 1 日 2 回，そのほかは 1 日 1 回．

1 服用方法の違いを確認する

　　　フルボキサミンは 1 日 2 回，小児の強迫性障害では朝，就寝前投与と定められています．そのほかの薬剤は 1 日 1 回投与ですが，エスシタロプラムとパロキセチンは夕食後投与が原則です．1 日 1 回の場合，朝服用のほうが飲み忘れを防ぎやすいのですが，眠気などの副作用を考え，夕食後とされています．朝食後の処方の場合は，生活に支障がないかどうかを確認してください．

B **ベンゾジアゼピン（BZD）受容体作動薬の違いがわかる！**

表4　BZD受容体作動薬の特徴

分類		一般名	剤形（不安に対して適応のあるもの）	GEの有無	ジアゼパム換算値*	特徴（作用の強弱）**		
						抗不安	催眠鎮静	筋弛緩
BZD受容体作動薬	短時間作用型	エチゾラム	細粒・錠	○（錠のみ）	1.5	3＋	3＋	2＋
		クロチアゼパム	顆粒・錠	○（錠のみ）	10	2＋	＋	±
		フルタゾラム	細粒・錠	×	15	2＋	＋	±
	中間型	アルプラゾラム	錠	○	0.8	2＋	2＋	±
		オキサゾラム	散・錠	×	20	2＋	2＋	±
		クロキサゾラム	散・錠	×	1.5	3＋	＋	＋
		クロラゼプ酸ニカリウム	カプセル	×	7.5	2＋	±	－
		クロルジアゼポキシド	散・錠	○	10	2＋	2＋	＋
		ジアゼパム	散・錠・シロップ	○（散・錠のみ）	5	2＋	3＋	3＋
		フルジアゼパム	錠	×	0.5	2＋	2＋	2＋
		ブロマゼパム	細粒・錠	○	2.5	3＋	3＋	3＋
		メキサゾラム	細粒・錠	×	1.67	2＋	2＋	±
		メダゼパム	錠	○（GE加算対象外）	10	2＋	＋	±
		ロラゼパム	錠	○	1.2	3＋	2＋	＋
	長時間作用型	フルトプラゼパム	錠	×	1.67	3＋	2＋	2＋
		ロフラゼプ酸エチル	細粒・錠	○（錠のみ）	1.67	2＋	＋	±
5－HT₁A受容体作動薬		タンドスピロン	錠	○	25	＋	－	－

＊日本精神科評価尺度研究会：向精神薬の等価換算 2017 年版
＊＊野田幸裕ほか（編）：臨床精神薬学，南山堂，東京，2013 より抜粋

違いの着眼点 1 **ジアゼパム換算値に着目しよう！**

Key Point

- パニック発作予防や社会不安障害など対象が明らかな場合，力価の高いアルプラゾラムやクロキサゾラムが選択される．

　BZD受容体作動薬の効果を考えるに際して，参考となる数値がジアゼパム換算値[7]です．稲垣らが，臨床試験の結果からジアゼパム5mgを基準として，同等の効果が得られる各薬剤量を求めた値です．数字の小さな薬剤を高力価の薬剤，数字の大きな薬剤を低力価の薬剤と分類しています．

　パニック障害，パニック発作予防などでは，高力価の薬剤が選択されます．対象の定まらない全般性不安障害や自律神経失調症のような場合は低力価の薬剤も選ばれています．

Key Point

● 全般性不安障害では作用時間の長いフルトラゼパムやロフラゼプ酸エチルが選択される.
● 高齢者ではロラゼパムが使いやすい.

1 血中濃度半減期の違い

　　BZD 受容体作動薬の作用持続時間による分類は，未変化体の血中半減期から分類されることが一般的です．半減期 12 時間以内の薬剤を短時間作用型，12 ～ 24 時間の薬剤を中間型，24 時間以上の薬剤を長時間作用型に分類します．ただし，BZD 受容体作動薬は活性代謝物をもっているものが多いため，実際にはそれより効果が長く続くものもあります．メダゼパムの活性代謝物はジアゼパムであり，さらに代謝された desmethyldiaze-pam はクロルジアゼポキシドやロフラゼプ酸エチルの活性代謝物でもあります．

　　なお，BZD 受容体作動薬のなかで，半減期の短いものは睡眠導入薬として開発されることが多いため，抗不安薬として用いられている BZD 受容体作動薬は比較的半減期の長いものが多くなっています．

2 薬物代謝の違い

　　BZD 受容体作動薬は CYP3A4 により代謝を受けるものが多くあります．向精神薬を含む多くの薬剤が CYP3A4 により代謝されますので，多剤併用している患者では効果が長く続くことに配慮が必要です．高齢となり肝機能が衰えている患者でも代謝が遅れ，作用が長くなります．ロラゼパムは CYP による代謝を受けずに排泄されますので，高齢者では使用しやすい薬剤です．

Key Point

● 高齢者には筋弛緩作用の強いエチゾラムやジアゼパムを避ける.

　　BZD 受容体作動薬は，その作用機序から抗不安作用と同時に催眠鎮静作用，筋弛緩作用は避けられません．村崎ら[9]は，通常，BZD 受容体作動薬は抗不安作用，筋弛緩作用，催眠・鎮静作用の順で用量依存的に効果の発現することを報告しています（**図 1**）．したがって，**表 4** に示したジアゼパムやブロマゼパムのように，抗不安作用に対して筋弛緩作用のほうが強いくなりますが，クロキサゾラムのように抗不安作用のほうが強い薬剤もあります．

　　催眠鎮静作用の強い薬剤は，エチゾラムやジアゼパムのように不眠症への適応をもつ薬剤もあります．

化学構造式による違いがある

　BZD受容体作動薬には，図に示したBZD骨格をもつ薬剤と，Aのベンゼン環がチオフェン環に置き換わったチエノジアゼピン骨格をもった薬剤（エチゾラム，クロチアゼパム）があります．これらの薬剤はBZD骨格をもった薬剤より吸収は早くなりますが，エチゾラムとクロチアゼパムでは作用の強弱は大きく異なることから，BZD受容体作動薬は骨格よりもむしろ側鎖の構造により，その作用の強弱が大きく変わると考えられます．

　アルプラゾラムに代表されるようにB環1，2位にアゾール環が配置されると作用は強くなります．エチゾラムや睡眠薬のブロチゾラムなどがそこに分類されます．また，1位に－CH₃基のような分子量の小さな結合は作用が強くなります．A環7位に－CH₃基，－OCH₃基のような電子供与基が配置されると作用は弱まり，－Cl，－NO₂基のように電子受容基があると作用は強まります．C環の場合は，4'位に置換基が存在すると作用が弱まり，－Clや－Fのようにハロゲンが入ると作用は増強されます[A]．

　ジアゼパム換算値を目安としつつ，構造式をみてみると薬剤の特徴を理解しやすくなります．

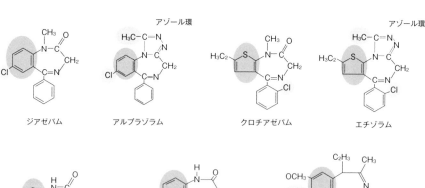

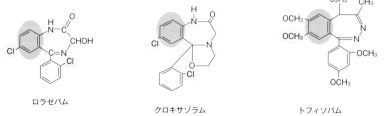

文献

A) 村崎光邦：わが国における向精神薬の現状と展望―21世紀をめざして．臨精薬理 **4**：3-27，2001

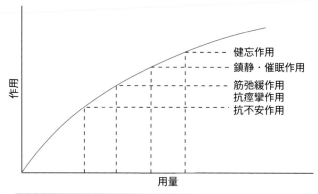

図1　ベンゾジアゼピン系薬の用量と薬理作用との関係

[村崎光邦：わが国における向精神薬の現状と展望―21世紀をめざして．臨精薬理 4：3-27，2001 より引用]

服薬指導の会話例 副作用をこわがっている患者さん（SSRI，SNRI の場合）

患者

> 昨日，1回飲んだら，気持ちが悪くて，かえって調子が悪くなりそうです．このまま飲むものなのでしょうか．

薬剤師

> はじめて飲んだ時に吐き気を感じる人は多くいます．2回目になると1回目よりは軽くなり，3～4回目の服用からは何も感じなくなる人がほとんどです．不安な気持ちもあるとは思いますが，2回目を飲んでみましょう．もし1回目より2回目の吐き気がひどくなったり，実際に吐いてしまうことがありましたら，ご連絡ください．

服薬指導の会話例 急に服薬を中止した患者さん（SSRI の場合）

患者

> 仕事の関係で医者に行けず，薬がなくなったら，眠れないし，めまいは出るし，ひどい目にあいました．
> 私はこのまま薬を止められないのでしょうか．

薬剤師

> どの薬も，しばらく飲み続けたときには徐々に止めて身体を慣らすことが必要です．急に止めたので，身体が対応できなかったと考えてください．しばらくはこれまで通り薬を飲んで，症状がよくなったら，今度は半分ずつ減らすなどして，ゆっくり身体の様子をみながら減らしましょう．

服薬指導の会話例 薬の違いを気にする患者さん（BZD受容体作動薬の場合）

患者

あまり不安な気持ちが変わらないことを先生に話したら，お薬が変わりました．
これまでの薬より強いものでしょうか？　癖になったりしませんか？

薬剤師

（クロキサゾラムからアルプラゾラムへ変更）
薬の効果を表す成分そのものは作用の強いものに変更されていますので，飲んだときには不安は少しずつ和らいでくると思います．ただし，作用の続く時間は短いものになっていますので，定期的に服用してください．しばらくは先生の指示通りに飲みましょう．薬がなくても大丈夫となったらゆっくりと減らして止めていきます．ゆっくりであれば癖にならずに止められます．急いで止めようとすると，かえって止められなくなる方もいますので，焦らないことです．

MEMO Memo

　日本では効能効果が認められていませんが，海外のガイドラインでは，ベンラファキシン，デュロキセチンなどのSNRIの推奨度は高く，クロミプラミン，イミプラミンなどの三環系抗うつ薬も一部の不安障害の治療に対して，一定の評価が得られています．SSRIが第一選択薬ですが，それらを用いても十分な効果が認められなかった場合，SNRIは2番目の選択薬で，三環系抗うつ薬は第3，第4の選択薬として用いられています．

[竹内尚子]

 精神療法とは

　不安障害はいずれの疾患でも薬物療法だけで治療することは難しく，精神療法との組み合わせが効果的です．性格や気のせいではなく，病気であることや考えかたのゆがみを患者自身に理解してもらうところから治療ははじまります．治療可能な症状であることやパニック発作であれば，その発作で死ぬことはないことを知ってもらうことも重要です．段階を踏みながら不安への対処法，リラクゼーション法などを学んだうえで行動練習（曝露療法など）を行っていきます．

　不安障害の治療においては精神療法が主たる治療で，薬物療法はその間に不安を軽くする補助的な位置づけとなります．

文献
A）朝倉　聡：社交不安障害の診断と治療．精神経誌 **117**：413-430, 2015

セロトニントランスポーター占有率と用量

　神経伝達物質の受容体は 70 ～ 80％遮断されると，その神経伝達機能の大部分は作用しなくなります．副反応も考慮はしますが，70 ～ 80％遮断に必要な用量を遮断物質の投与量に設定すると，臨床用量として適切な用量となることを，新規非定型抗精神病薬の用量設定で検討されてきました．同様に，SSRI でも脳内のセロトニントランスポーターの占有率による投与量の検討がなされ，セロトニントランスポーターを約 80％遮断する SSRI の用量は，エスシタロプラムが 10 mg，セルトラリンが 50 mg，パロキセチンが 20 mg，フルボキサミンが 50 mg と報告されています．これらの数字は用量設定の合理的根拠となっています．

　個人差はありますし，うつ病と不安障害の占有率は同じでよいのかなど，まだはっきりしていないこともありますが，高用量に増量しても遮断している割合は大きく変わらないことは明らかです．臨床用量幅で効果を見定め，効果不十分な場合は他剤に切り替えることが推奨されます．

文献

A）井上　猛：不安障害の薬物療法．精神経誌 **114**：1085-1092, 2012

BZD 受容体作動薬の常用量依存

　BZD 受容体作動薬は，それまでに使用されていた睡眠薬や抗不安薬に比べると安全性が高いと考えられていたときもありましたが，多くの患者に処方されることで，薬物依存，興奮，錯乱などの副作用が現れることがわかってきました．症状の寛解により薬剤を中止しようとした際に離脱症状が現れることでわかる「常用量依存（臨床用量依存）」です．身体依存の代表例で，漫然とした長期投与が発生原因と考えられています．6 ヵ月以上の使用は注意とされていますが，その長さには個人差があり，もっと短い期間で依存が形成されるともいわれています．

　BZD 受容体作動薬の処方は全診療科にまたがっていることと依存に関する状況に鑑み，2018 年の診療報酬改定から「不安又は不眠の症状に対し，BZD 抗不安薬・睡眠薬が 12 ヵ月以上，連続して同一の用法・用量で処方されている場合」は減算されることとなりました（ただし適切な研修を修了している医師や精神科医から助言を受けている場合などは除外）．

　また，少数ではありますが，BZD 受容体作動薬により精神依存が形成されることも報告されています．いずれの依存もその予防は，適切な量・期間の服用に留め，症状の改善が認められたら，患者と話し合いながら徐々に減量していくことになります．

文献

A）稲田　健：ベンゾジアゼピン系薬物の適正使用のために薬剤師の方へお伝えしたいこと．YAKUGAKU ZASSHI **136**：73-77, 2016

■文 献

1) 田島　治：ベンゾジアゼピン系薬物の処方を再考する．臨床精神医学 **30**：1065-1069, 2001

2) 厚生労働省こころの健康科学研究事業「パニック障害の治療法の最適化と治療ガイドライン策定に関する研究班」：パニック障害の治療ガイドライン．＜http://hikumano.umin.ac.jp/PD_guideline.pdf＞

3) Bandelow B et al : World Federation of Societies of Biological Psychiatry（WFABP）guidelines for the pharmacological treatment of anxiety, obsessive-compulsive and post-traumatic stress disorders—first revision. World J Biol Psychiatry **9**：248-312, 2008

4) Bandelow B et al : Guidelines for the pharmacological treatment of anxiety, obsessive-compulsive and posttraumatic stress disorders in primary care. Int J Psych Clin Pract **16**：77-84, 2012

5) 井上　猛：不安障害の薬物療法．精神経誌 **114**：1085-1092, 2012

6) 竹内尚子：向精神薬の薬理がわかる―選択的セロトニン再取り込み阻害薬．ここが知りたかった向精神薬の服薬指導，南江堂，p132-135, 2012

7) 日本精神科評価尺度研究会　向精神薬の等価換算 2017 年版．＜jsprs.org/toukakansan/2017ver/＞（2020 年 5 月 8 日閲覧）

8) 吉尾　隆：心因性精神障害．臨床精神薬学，野田幸裕，吉尾　隆（編），南山堂，東京，p.132-177, 2013

9) 村崎光邦：わが国における向精神薬の現状と展望―21 世紀をめざして．臨精薬理 **4**：3-27, 2001

10) 村崎光邦：抗不安薬．精神治療薬大系（中），三浦貞則（監），星和書店，東京，p323-593, 2001

10 抗うつ薬

- 『日本うつ病学会治療ガイドライン Ⅱ．うつ病（DSM-5）／大うつ病性障害2016』では，忍容性に優れた新規抗うつ薬を第一選択薬として推奨している．
- 中等症～重症うつ病の場合は，三環系抗うつ薬も選択薬の1つである．
- 抗うつ薬は，各受容体への親和性の相違により，発現しやすい副作用が異なる．
- 選択的セロトニン再取り込み阻害薬（SSRI）は，うつ病のほか，神経症性障害への適応をもつ．

Ⅰ 同効薬の違いについて知ろう！

表1　抗うつ薬の全体像

分類	一般名（先発品の商品名）	適応症								特徴	作用機序
		うつ病うつ状態	遺尿症	夜尿症	強迫性障害	社会不安障害	パニック障害	外傷後ストレス障害	そのほか		
三環系	イミプラミン（トフラニール）	○	○							・ムスカリン性アセチルコリン受容体，アドレナリンα_1受容体，ヒスタミンH_1受容体などへの親和性が薬剤によって異なり，発現する副作用に差が生じる ・眠気，口渇，便秘，血圧低下など，副作用の発現率が高い ・過量服用時の致死性が高い ・効果発現まで2～4週間要する	・セロトニン，ノルアドレナリンの再取り込み阻害作用
	クロミプラミン（アナフラニール）	○	○						ナルコレプシーに伴う情動脱力発作		
	トリミプラミン（スルモンチール）	○									
	ロフェプラミン（アンプリット）	○									
	アミトリプチリン（トリプタノール）	○		○					末梢性神経障害性疼痛		
	ノルトリプチリン（ノリトレン）	○									
	アモキサピン（アモキサン）	○									
	ドスレピン（プロチアデン）	○									
四環系	マプロチリン（ルジオミール）	○								・アドレナリンα_1受容体，ヒスタミンH_1受容体への親和性が高く，眠気，血圧低下の副作用発現が多い ・副作用は三環系に比較して軽減 ・抗うつ効果が三環系に比べて弱い	・ノルアドレナリンのみの再取り込み阻害作用 ・シナプス前α_2受容体遮断して，シナプス間隙へのノルアドレナリン放出促進作用
	ミアンセリン（テトラミド）	○									
	セチプチリン（テシプール）	○									
その他	トラゾドン（デジレル，レスリン）	○								・セロトニン5-HT2A受容体拮抗・再取り込み阻害薬（serotonin 2A antagonist and reuptake inhibitor：SARI）とも呼ばれる ・抗コリン作用がほとんどないため，抗コリン系副作用の発現がない ・アドレナリンα_1受容体遮断作用により起立性低血圧が生じる ・鎮静，催眠作用が強い ・抗うつ効果が三環系に比べて弱い	・セロトニン再取り込み阻害作用 ・5-HT2A受容体遮断作用
SSRI	フルボキサミン（デプロメール，ルボックス）	○			○	○				・ムスカリン性アセチルコリン受容体，アドレナリンα_1受容体，ヒスタミンH_1受容体などへの親和性がほとんどない ・従来の抗うつ薬（三環系など）と比較して口渇，便秘，鎮静，眠気などの副作用発現が少ない ・服用初期にセロトニン濃度が増加するため，悪心，嘔吐などの消化器症状が発現しやすい	・セロトニン再取り込み阻害作用
	パロキセチン（パキシル）*)	○			○	○	○	○			
	セルトラリン（ジェイゾロフト）	○					○	○			
	エスシタロプラム（レクサプロ）	○				○					
SNRI	ミルナシプラン（トレドミン）	○								・ムスカリン性アセチルコリン受容体，アドレナリンα_1受容体，ヒスタミンH_1受容体などへの親和性がほとんどない ・SSRIと比較し，消化器症状の副作用発現が少ない ・ノルアドレナリン再取り込み阻害作用による排尿困難が生じるため注意が必要	・セロトニン，ノルアドレナリンの再取り込み阻害作用
	デュロキセチン（サインバルタ）	○							糖尿病性神経障害，線維筋痛症，慢性腰痛症，変形性関節症に伴う疼痛		
	ベンラファキシン（イフェクサー）	○									

（次頁に続く）

表1続き

		○						・ヒスタミンH₁受容体への親和性が高い ・副作用として眠気が高頻度に発現する ・副作用として体重増加発現が他の抗うつ薬に比較し,多い ・悪心,嘔吐,性機能障害などの副作用が少ない ・効果発現が早い	・シナプス前α₂受容体遮断作用
NaSSA	ミルタザピン (リフレックス, レメロン)								
セロトニン再取り込み阻害・セロトニン受容体調節薬	ボルチオキセチン (トリンテリックス)	○						・5-HT₃受容体遮断作用を有するため,SSRIに比較し,消化器症状の発現が少ない ・副作用発現が少なく忍容性が高い ・急な服用中止でも離脱症状が発現しにくい	・セロトニン再取り込み阻害 ・セロトニン受容体調節作用 ・セロトニンの他,ノルアドレナリン,ドパミン,アセチルコリン,ヒスタミンの遊離を調節

＊）パキシルCR錠：うつ病,うつ状態にのみ適応あり

SSRI：Selective Serotonin Reuptake Inhibitor　選択的セロトニン再取り込み阻害薬
SNRI：Serotonin-Noradrenaline Reuptake Inhibitor　セロトニン・ノルアドレナリン再取り込み阻害薬
NaSSA：Noradrenergic and Specific Serotonergic Antidepressant　ノルアドレナリン作動性・特異的セロトニン作動性抗うつ薬

1 抗うつ薬の基本的な選びかた

❶ 不眠症を合併している場合

うつ病では不眠症状を訴える場合が少なくありません．ベンゾジアゼピン系睡眠薬を併用する場合もありますが，**ベンゾジアゼピン系睡眠薬の長期使用は常用依存など悪影響を及ぼすため，抗うつ薬開始の初期に限り併用が推奨されています**[1]．そのため，不眠症を合併している患者には鎮静作用の強い抗うつ薬がよい適応となります．反対にSSRI，セロトニン・ノルアドレナリン再取り込み阻害薬（SNRI）のような不眠・焦燥が発現しやすい抗うつ薬は不適です（表7を参照）．

❷ 神経症性障害を合併している場合

うつ病の約57％はなんらかの不安症（社会不安症，パニック症，全般不安症）や強迫症，心的外傷後ストレス障害（PTSD）を合併していると報告されています[2]．SSRIはうつ病のほか，不安症や強迫症PTSDにも適応をもつため，これらを合併している場合の選択薬としてよいでしょう．**表1**に各抗うつ薬の適応を示します．

❸ 合併症のある患者の場合

禁忌として，閉塞隅角緑内障，心筋梗塞の回復初期，尿閉，QT延長症候群，てんかん，高度肝障害，高度腎障害などがあげられている抗うつ薬があります（**表2**）．これらの症状を合併している場合には，禁忌となっていない薬剤を選択します．

❹ 大量服薬歴のある患者の場合

表3に抗うつ薬の過量投与時の致死性を示します．うつ病の最も危機な症状として自殺があり，服用している薬剤を大量に服用することを自殺の手段とする場合があります．大量服薬を行った患者ではそれを繰り返すことが多いため，**過量投与時に致死的になることが少ない，SSRI，SNRIを選択**します．三環系や四環系は心毒性（抗コリン作用）があるため，大量服薬歴のある患者には適しません．

❺ 自動車の運転，機械操作をする場合

すべての抗うつ薬で眠気やふらつきの副作用があるため，自動車の運転，機械操作への注意喚起がなされています．この副作用の発現頻度は各薬剤で差があり，添付文書における注意喚起の程度も異なっています．

●「十分に注意させること」：SSRI（フルボキサミン除く），SNRI，ボルチオキセチン

表2 抗うつ薬の禁忌

分類	一般名	禁忌								
		閉塞隅角緑内障	成分過敏症	心筋梗塞の回復初期	尿閉	薬剤投与	QT延長症候群	てんかん	高度の肝障害	高度の腎障害
三環系	イミプラミン	○	本剤 三環系抗うつ薬	○	○	MAO阻害薬	○			
	クロミプラミン	○	本剤 三環系抗うつ薬	○	○	MAO阻害薬	○			
	トリミプラミン	○	三環系抗うつ薬	○		MAO阻害薬				
	ロフェプラミン	○	三環系抗うつ薬	○		MAO阻害薬				
	アミトリプチリン	○	三環系抗うつ薬	○	○	MAO阻害薬				
	ノルトリプチリン	○	本剤 三環系抗うつ薬	○	○	MAO阻害薬				
	アモキサピン	○	三環系抗うつ薬	○		MAO阻害薬				
	ドスレピン	○	三環系抗うつ薬	○	○	MAO阻害薬				
四環系	マプロチリン	○	本剤	○	○	MAO阻害薬		○		
	ミアンセリン		本剤			MAO阻害薬				
	セチプチリン					MAO阻害薬				
その他	トラゾドン		本剤			サキナビル				
SSRI	フルボキサミン		本剤			MAO阻害薬 ピモジド チザニジン ラメルテオン				
	パロキセチン		本剤			MAO阻害薬 ピモジド				
	セルトラリン		本剤			MAO阻害薬 ピモジド				
	エスシタロプラム		本剤			MAO阻害薬 ピモジド	○			
SNRI	ミルナシプラン		本剤		○	MAO阻害薬				
	デュロキセチン	○ （コントロール不良）	本剤			MAO阻害薬			○	○
	ベンラファキシン		本剤			MAO阻害薬			○	○
NaSSA	ミルタザピン		本剤			MAO阻害薬				
セロトニン再取り込み阻害・セロトニン受容体調節薬	ボルチオキセチン		本剤			MAO阻害薬				

MAO阻害薬：モノアミン酸化酵素阻害薬

表3　過量投与での致死性					
分類	一般名	過量での致死性	分類	一般名	過量での致死性
三環系	イミプラミン	高	その他	トラゾドン	低
	クロミプラミン	中	SSRI	フルボキサミン	低
	トリミプラミン	高		パロキセチン	
	ロフェプラミン	低		セルトラリン	
	アミトリプチリン	高		エスシタロプラム	
	ノルトリプチリン	高	SNRI	ミルナシプラン	
	アモキサピン	高		デュロキセチン	
	ドスレピン	高		ベンラファキシン	
四環系	マプロチリン	高	NaSSA	ミルタザピン	
	ミアンセリン	低	セロトニン再取り込み阻害・セロトニン受容体調節薬	ボルチオキセチン	
	セチプチリン	中			

[Bauer M et al：Pharmacological Treatment of Unipolar Depressive Disorders：Summary of WFSBP Guidelines. Int J Psychiatry Clin Pract **21**：166-176, 2017 より引用]

● 「従事させないこと」：三環系抗うつ薬，四環系抗うつ薬，フルボキサミン，ミルタザピン

　　車の運転や機械操作のある患者に対しては，「十分に注意させること」と注意喚起されている SSRI（フルボキサミン除く），SNRI，ボルチオキセチンを選択するほうが望ましいでしょう．ただし，向精神薬の影響は個人差が存在することを念頭に，眠気，ふらつきを自覚した場合には従事しないよう指導する必要があります．

2 抗うつ薬のガイドラインによる選びかた

　　『日本うつ病学会治療ガイドライン　Ⅱ．うつ病（DSM-5）/ 大うつ病性障害 2016』[1]では，精神療法とともに薬物療法を実施することが推奨されています．ただし，軽症の場合は薬物療法の効果に是非があるため，薬物療法を開始する際には慎重に必要性を検討

うつ病はどんな病気？

　　やる気が出ないなど抑うつ的な徴候は誰にでもみられる正常心理ですが，このような状態が 2 週間以上続き，日常生活に支障をきたす場合，うつ病と診断されます．平均発症年齢は 20 歳代半ばで 40 歳までに発症するものが半数を占めますが，わが国においては，若年層に加え中高年層でもうつ病発症頻度が高くなっています[A]．発症頻度に性差があり，女性の発症率は男性の約 2 倍と報告されています[A]．うつ病の病態生理はいまだ明らかになっていませんが，脳内神経伝達物質のセロトニン，ノルアドレナリンなどモノアミンの障害が起きてうつ症状になるという「モノアミン仮説」が有力とされています．また，甲状腺機能低下症，全身性エリテマトーデス（SLE），糖尿病，がんなどの疾患や，副腎皮質ホルモン，インターフェロンなどの薬剤の投与がうつ症状を誘発することもあります．

　　うつ病治療は薬物療法が中心となりますが，精神療法，生活環境の調整，休養などを併用して行い，長期間要します．

文献

A）尾崎紀夫ほか：標準精神医学，第 7 版，医学書院，東京，2018

し，安易な薬物療法は避けることとしています．一方，中等症以上のうつ病おいては，薬物療法の有効性が示されています．

　軽症，中等症では，抗うつ薬のうち SSRI，SNRI，ミルタザピンなどの新規抗うつ薬が忍容性の面から第一選択薬として推奨されており，重症では新規抗うつ薬に加え，三環系抗うつ薬も第一選択薬の候補となり得ます．抗うつ薬は単剤を十分量，十分な期間，服用することが基本です．また，抗うつ薬開始時は副作用に注意し，少量から漸増することを原則とします．

うつ病の診断方法

　うつ病の診断においては，ICD-10（疾病および関連保健問題の国際統計分類:International Statistical Classification of Diseases and Related Health Problems）や DSM-5（精神疾患の診断・統計マニュアル：Diagnostic and Statistical Manual of Mental Disorders 5th Edition）といった診断基準に基づき，症状の有無を患者本人や家族から聴取，患者状態を慎重に観察し，診断を行います．DSM-5 の診断基準は以下の 9 項目のうち，5 項目以上が明確に存在し，2 週間以上続くこと，5 項目のうち，少なくとも 1 つは「1. 抑うつ気分」，または「2. 興味または喜びの喪失」で，他の医学的疾患によるものではないことです．

1. 抑うつ気分
2. 興味または喜びの喪失
3. 体重減少または増加，食欲の減退または増加
4. 不眠または過眠
5. 精神運動焦燥または制止
6. 疲労感または気力の減退
7. 罪責感，自分は価値のないものだと思う
8. 思考力や集中力の減退，または決断や判断ができない
9. 反復的な自殺念慮または自殺企図

　うつ病の診断において，画像検査，生化学検査，生理学的検査から得られる情報は診断確定には直結しないため，患者や家族との面談により症状の有無を聴取することが診断において重要になります．

うつ病の重症度評価法

　うつ病の重症度評価尺度にハミルトンうつ病評価尺度（Hamilton Depression Scale：HAM-D）があります．1960 年に Hamilton によって発表された重症度評価尺度で，世界中で広く使用されています．うつ病の重症度を表す 21 項目で構成されて，各項目 3 段階または 5 段階で重症度評価を行い，合計スコアで評価します．高値ほど，うつ病が重症と評価できます[A]．

　一方，『日本うつ病学会治療ガイドライン』で使用している重症度は，DSM-5 に基づいて，以下のように定義しています．

＊軽　症：うつ病診断基準 9 項目のうち，5 項目をおおむね超えない程度に満たす場合で，症状の強度として，苦痛は感じられるが，対人関係上・職業上の機能障害はわずかな状態にとどまる．

＊中等症：軽症と重症の中間に相当するもの．

＊重　症：診断基準 9 項目のうち，5 項目をはるかに超えて満たし，症状はきわめて苦痛で，機能が著明に損なわれている．

文献

A) 尾崎紀夫ほか：標準精神医学，第 7 版，医学書院，東京，2018

　副作用発現の可能性をあらかじめ患者に説明することは，服薬の自己中断を防ぐ意味でも重要になります．うつ病は長期の経過をとり，再発の可能性も高いことから，寛解後少なくとも 26 週は急性期と同用量で抗うつ薬を継続することが推奨されています．

　第一選択薬が奏効しなかった場合には，抗うつ薬の増量，他の抗うつ薬への変更のほか，適応外ではありますが，リチウムやラモトリギン，バルプロ酸，カルバマゼピン，非定型抗精神病薬の併用療法を治療選択の候補としています．

　第一選択薬となる新規抗うつ薬間で有効性および忍容性で臨床的に明確な優劣の差はなく，具体的にどの薬剤を第一選択とするかの検討が不足しているため，ガイドラインでは具体的な薬剤名での推奨はされていません．

 電気痙攣療法とは [A)]

　電気痙攣療法（electroconvulsive therapy：ECT）は，頭部に通電電極を設置し，電気刺激を与えることで痙攣を誘発して治療効果を発現しますが，詳細な作用機序は明確になっていません．現在，安全性と患者の忍容性を向上のため，麻酔薬や筋弛緩薬を用いた修正型 ECT（modified electroconvulsive therapy：m-ECT）が普及しつつあります．

　適応疾患はうつ病のほか，統合失調症，双極性障害，パーキンソン病などです．治療効果が現れるのが早いため，自殺念慮切迫など迅速な症状改善を必要とする場合や，薬物療法による治療効果が不十分な難治例で選択される治療の 1 つです．通常，2～3 日おきに，数回～10 回程度施行します．有害事象としては，記憶障害，健忘，頭痛，筋肉痛，吐き気，口内裂傷などがあります．

　寛解率は高い治療法ですが，効果持続期間は短く，再発率も高い [B)] ため，維持療法として，薬物療法を併用します．

文献

A) 尾崎紀夫ほか：標準精神医学，第 7 版，医学書院，東京，2018
B) 柴崎千代ほか：修正型電気けいれん療法（ECT）治療反応後の 1 年転帰に関する後方視的検討．精神医学 **53**：277-283，2011

A 選択的セロトニン再取り込み阻害薬（SSRI）の違いがわかる！

表4　SSRI，SNRI の特徴

分類	一般名	剤型	GEの有無	用法		主代謝・排泄臓器	薬物動態（健常人）				代謝関連酵素	
				1日服用回数	服用時間		T_max（時）	t_1/2（時）	未変化体尿中排泄率（Ae）（%）	活性代謝物の生成	おもな代謝酵素[1]	CYP阻害作用
SSRI	フルボキサミン	錠	○	2	—	肝	3.5	11.84	経口72hr値：約1	×	CYP2D6[1]	強（CYP1A2 CYP2C19）
	パロキセチン	錠，OD錠，CR錠	○[2]	1	夕食後	肝	5.1 / 10	14.4 / 13.42	経口72hr値：0.24	×	CYP2D6[1]	強（CYP2D6）
	セルトラリン	錠，OD錠	○	1	—	肝	6.7	24.1	経口24hr値：約0.1	デスメチルセルトラリン（未変化体の10倍量で作用なし）	CYP2C19，CYP2C9，CYP2B6，CYP3A4	弱
	エスシタロプラム	錠	×	1	夕食後	肝	CYP2C19EM：3.8 CYP2C19PM：4.8	CYP2C19EM：27.7 CYP2C19PM：51.2	経口168hr値：CYP2C19EM：13.2 CYP2C19PM：21.2 CYP2C19EM：13.2 CYP2C19PM：21.2	×	CYP2C19[1]	弱
SNRI	ミルナシプラン	錠	○	2〜3	食後	腎	2.6	8.2	経口約48hr値[2]：約60	×	3A4	弱
	デュロキセチン	カプセル	○	1	朝食後	肝	6.9	10.6	経口：ほとんどなし	ただし薬効には関与していない	CYP1A2 CYP2D6	中（CYP2D6）
	ベンラファキシン	SRカプセル	×	1	食後	肝	6	7.9	48hr値：4.7	O-脱メチルベンラファキシン	CYP2D6 CYP3A4	—

＊1：おもに関連する代謝酵素
＊2：CR錠のGEなし
1）吉田和生ほか：SSRI,SNRIを中心とした新規抗うつ薬の選び方と上手な使い方．臨と研 **91**：371-376，2014より一部改変し引用
2）高橋明比古ほか：抗うつ薬塩酸ミルナシプラン（TN-912）の第Ⅰ相試験．臨床医薬 **11**（Suppl 3）：3-69，1995

違いの着眼点 1　代謝酵素の違いに着目しよう！

Key Point
- フルボキサミンは強力な CYP1A2，CYP2C19 阻害作用をもつ．
- パロキセチンは強力な CYP2D6 阻害作用をもつ．
- エスシタロプラムは CYP2C19 の遺伝子多型（PM）の患者では血中濃度が上昇する．

　　すべての SSRI は肝代謝型薬物で，肝代謝酵素チトクロム（CYP）により代謝されます．表4に各薬剤のおもな代謝酵素および阻害作用のある代謝酵素を示します．
　　フルボキサミンは CYP1A2，CYP2C19，パロキセチンは CYP2D6 の強力な阻害作用を有するため，これらの代謝酵素で代謝する薬剤とは併用禁忌，併用注意となっています．CYP 阻害作用に関連する併用注意薬の一覧を表5に示します．併用注意薬の場合，併用は可能ですが，併用薬剤の血中濃度が上昇し，副作用を引き起こす可能性があるため，患者状態を適切に確認しておく必要があります．ただし，パロキセチンとタモキシ

表5　CYP阻害に関連する併用注意薬

フルボキサミン		パロキセチン	
抗てんかん薬	フェニトイン カルバマゼピン	フェノチアジン系抗精神病薬	ペルフェナジン
		リスペリドン	
三環系抗うつ薬	イミプラミン アミトリプチリン クロミプラミン	三環系抗うつ薬	アミトリプチリン ノルトリプチリン イミプラミン
ベンゾジアゼピン系薬	アルプラゾラム ブロマゼパム ジアゼパム　など	抗不整脈薬	プロパフェノン フレカイニド
オランザピン		β遮断薬	チモロール メトプロロール
クロザピン			
ロピニロール		アトモキセチン	
メキシレチン		タモキシフェン	
シルデナフィル			
β遮断薬	プロプラノロール		
キサンチン系気管支拡張薬	テオフィリンなど		
シクロスポリン			
クマリン系抗血液凝固薬	ワルファリンカリウム		
ゾルピデム			

フェンの併用では，タモキシフェンの代謝が阻害されることによる活性代謝物の血中濃度低下のため，タモキシフェンの効果が減弱されるおそれがあることから，併用注意となっています．

　一方，セルトラリン，エスシタロプラムはCYP阻害作用が弱い薬剤です．抗うつ薬のほかに併用薬剤がある患者で，それらの薬剤がCYP1A2やCYP2D6で代謝される場合には，セルトラリン，エスシタロプラムを選択することが望ましいでしょう．

　エスシタロプラムはCYP2C19で代謝することから，肝機能障害患者，高齢者，遺伝的にCYP2C19の活性が欠損していることが判明している患者（poor metabolizer：PM）では血中濃度が上昇し，QT延長などの副作用が発現しやすいおそれがあります．そのため，投与量の上限を1日10mgとすることが望ましいとしています．

違いの着眼点2　用法の違いに着目しよう！

Key Point

● フルボキサミンは1日2回の服用だが，パロキセチン，エスシタロプラムは1日1回夕食後．

　フルボキサミンは生物学的半減期（$t_{1/2}$）が短いため，1日2回の服用が必要となりますが，そのほかのSSRIは1日1回の服用で安定した効果が得られます．パロキセチン，エスシタロプラムの服用時間は夕食後となっています．うつ病患者は日中，仕事に従事している患者も少なくなく，治療は長期間を要し，寛解となった以降も継続する必要があることから，患者の生活リズムに合わせて服薬できるような薬剤を選択することが，継続的な治療を行ううえで重要になります．

　添付文書では，パロキセチン，エスシタロプラムの用法は夕食後ですが，食事摂取の有無による血中濃度推移に変動がないことが確認されています．

患者

この薬（フルボキサミン）を1日2回，朝食後と夕食後に服用するよういわれていますが，朝食を食べる習慣がないので忘れがちです．昼食後に飲んでもよいでしょうか？

薬剤師

この薬は食事摂取の有無による吸収への影響がありません．空腹時の服用で副作用発現の頻度が高くなるといった報告もないので，朝食を食べずに服用していただいても大丈夫です．もし，朝食後に服用できなかった場合には，昼食後の服用でも問題ありませんが，うつ病治療を成功させるカギの1つとして，継続的な服薬があります．朝食後の薬を服用できないようでしたら，フルボキサミンと同じSSRIで1日1回服用のお薬（パロキセチンやセルトラリン）に変更を検討してもよいかもしれませんね．ただし，フルボキサミンと全く同じ薬ではないので，効果や副作用発現に違いが生じることもあります．お薬の変更は慎重に判断する必要があるので，医師に相談してみましょう．
うつ病治療では生活リズムを整えることも必要です．毎朝決まった時間に起床する工夫も行っていきましょう．

B　セロトニン・ノルアドレナリン再取り込み阻害薬(SNRI)の違いがわかる！

違いの着眼点 1　剤形の違いに着目しよう！

Key Point
- ミルナシプランは錠剤．
- デュロキセチン（先発品），ベンラファキシンはカプセル剤．

　ミルナシプランはフィルムコーティングの錠剤ですが，デュロキセチン（先発品），ベンラファキシンはカプセル剤です．**カプセル剤は飲みにくいと感じる患者が少なくありません．**また，嚥下能力が低下している**高齢者では服用しにくいことがあります．**継続的な治療を行ううえでは，患者が薬を服用する際の飲み心地も考慮すべき点となります．カプセル剤の服用が苦手と感じている患者や高齢者では，錠剤のミルナシプラン，デュロキセチン（後発品）がよいでしょう．ただし，ミルナシプランは高齢者では血中濃度上昇や薬物消失遅延傾向が認められているため，最大投与量が成人より少なくなっていることに注意する必要があります．

違いの着眼点2 代謝経路の違いに着目しよう！

Key Point

- ミルナシプランは抗うつ薬で唯一の腎排泄型.
- デュロキセチン，ベンラファキシンは重度の肝機能障害患者には禁忌.

　ミルナシプランは CYP3A4 により代謝を受けますが，腎排泄型のため，腎機能が低下している場合に血中濃度上昇，排泄遅延が認められ，減量して使用する必要があります．一般に，腎機能低下がみられる高齢者では，最大用量が成人の 100mg/ 日に対し 60mg/ 日と少なくなっています．一方で，肝機能が低下している患者では，血中濃度への影響がほとんどありません．

　デュロキセチン，ベンラファキシンは肝代謝型であり，重度の肝機能障害患者では血中濃度が上昇するおそれがあるため，禁忌となっています．さらに，重度の腎機能障害患者でも，血中濃度上昇が報告されていることから禁忌となっていますが，薬物動態パラメータの観点から判断すると，薬剤の代謝・排泄において腎機能の影響は少ないと評価できます．

C 三環系抗うつ薬，四環系抗うつ薬の違いがわかる！

表6 三環系抗うつ薬，四環系抗うつ薬の特徴

分類	一般名	剤形	GEの有無	1日服用回数	服用時間	T_{max}（時）	$t_{1/2}$（時）	未変化体尿中排泄率(Ae)（%）	活性代謝物の生成	おもな代謝酵素[1]	CYP阻害作用
三環系	イミプラミン	錠	×	分割投与	—	—	—	—	デシプラミン	CYP2D6*	強(CYP2C19)
	クロミプラミン	錠, 点滴静注	×	1～3	—	5	20.4	1以下	デスメチルクロミプラミン	CYP2D6*	強(CYP2C19)
	トリミプラミン	錠, 散	×	分割投与	—	3.1	24	—	desmethyltrimipramine	—	—
	ロフェプラミン	錠	×	2～3	—	1～2	2.7	0.01～0.04	デシプラミン	—	—
	アミトリプチリン	錠	○	分割投与	—	8.7	—	—	ノルトリプチリン	CYP2D6*	強(CYP2C19)
	ノルトリプチリン	錠	×	2～3	—	4.8	26.7	—	10-hydroxynortriptyline	CYP2D6*	弱(CYP2C19)
	アモキサピン	カプセル, 細粒	×	1～数回	—	1.46	8	—	—	—	—
	ドスレピン	錠	×	2～3	—	4	約0.09	—	—	CYP2D6*	—
四環系	マプロチリン	錠	○	1 / 2～3	夕食後または就寝前	6～12	45	—	活性弱い	CYP2D6*	—
	ミアンセリン	錠	×	1 / 分割投与	夕食後または就寝前	2	18.3	—	(8-OH体, 脱メチル体, N-オキシド体	CYP1A2 CYP2D6 CYP3A4	
	セチプチリン	錠	○	分割投与	—	2.17	23.97	0.36	—		

＊：おもに関連する代謝酵素
1) 吉田和生ほか：SSRI,SNRI を中心とした新規抗うつ薬の選び方と上手な使い方. 臨と研 **91**：371-376，2014 より一部改変し引用
2) 高橋明比古ほか：抗うつ薬塩酸ミルナシプラン（TN-912）の第Ⅰ相試験. 臨床医薬 **11**（Suppl3）：3-69，1995

表7 抗うつ薬の副作用

分類	一般名	副作用						
		抗コリン作用	吐き気/胃腸症状	鎮静	不眠・焦燥	性機能障害	起立性低血圧	体重増加
三環系	イミプラミン	++	-	+	++	+	++	++
	クロミプラミン	+++	+	+	+	++	++	++
	トリミプラミン	++	-	+++	-	+	++	++
	ロフェプラミン	+	-	+	++	+	+	+
	アミトリプチリン	+++	-	+++	-	+	+++	+++
	ノルトリプチリン	+	-	+	+	+	+	+
	アモキサピン	+++	-	+	++	+	+	+
	ドスレピン	++	-	++	-	+	+	+
四環系	マプロチリン	++	-	++	-	+	++	++
	ミアンセリン	+	-	++	-	-	+	+
	セチプチリン	+	-	++	-	+	+	+
そのほか	トラゾドン	-	+	++	-	++	+	+
SSRI	フルボキサミン	+	+++		+	+		
	パロキセチン	+	++	-	++	++	-	+
	セルトラリン	-	++	-	++	++	-	-
	エスシタロプラム	-	++	-	++	++	-	-
SNRI	ミルナシプラン	-	++	-	++	++	-	-
	デュロキセチン	-	++	-	++	+	-	-
	ベンラファキシン	-	++	-	++	++	-	-
NaSSA	ミルタザピン	-	-	++	-	-	+	++
セロトニン再取り込み阻害・セロトニン受容体調節薬	ボルチオキセチン	-	++	-	++	+	-	-

+++：高頻度/重度，++：中頻度，+：低頻度，-：ごくわずか/なし

[Bauer M et al：Pharmacological Treatment of Unipolar Depressive Disorders: Summary of WFSBP Guidelines. Int J Psychiatry Clin Pract **21**：166-176, 2017 より引用]

服薬指導の会話例 緑内障合併患者への対応

患者

> 気分の落ち込みがあり受診したところ，うつ病と診断され，この薬（ミルタザピン）が処方されました．現在，緑内障の治療中です．緑内障を悪化させる薬もあると聞いたことがありますが，この薬は緑内障に影響はありますか？

薬剤師

> 緑内障を悪化させるお薬は，抗コリン作用と呼ばれる作用を有し，眼圧を上昇させるお薬です．この薬は抗コリン作用がなく，眼圧を高めるとの報告がないため，緑内障を悪化させることなく服用することができます．ただし，ノルアドレナリンという神経伝達物質放出を促進する作用から眼圧を高める可能性もあるため，眼科受診による眼圧測定は継続しましょう．
> 緑内障のうち，閉塞隅角緑内障は抗コリン作用を有する三環系抗うつ薬，一部の四環系抗うつ薬は緑内障症状を悪化させるため投与してはならない（禁忌）こととなっています．今後，うつ病治療薬が変更となる場合に備えて，ご自身の緑内障の分類（種類）を知っておくことも有用でしょう．

ボルチオキセチンの特徴は？

　ボルチオキセチン（トリンテリックス）は2019年11月に発売された抗うつ薬で，セロトニン再取り込み阻害・セロトニン受容体調節作用を有します．セロトニントランスポーター阻害に加え，セロトニン（5-HT）$_3$受容体，5-HT$_7$受容体および5-HT$_{1D}$受容体のアンタゴニスト作用，5-HT$_{1B}$受容体部分アゴニスト作用，5-HT$_{1A}$受容体アゴニスト作用によって，セロトニンだけでなく，ノルアドレナリン，ドパミン，アセチルコリン，ヒスタミンの遊離の調節に関与します．

　1日1回の投与で，治療用量である10mg/日から投与を開始することができます（患者状態により20mg/日を超えない範囲で増減可能）．おもな副作用は悪心，傾眠，頭痛です．

　抗うつ薬は離脱症状発現防止のため，中止する場合は投与量を漸減することが原則ですが，ボルチオキセチンは突然の中止後，離脱症状の発現はプラセボと同等との報告[A]があり，忍容性の高い薬剤です．また，SSRIまたはSNRI単剤療法で効果不十分な患者を対象に，ボルチオキセチンに変更した場合に，有効性が認められている[B]．ことから，海外のガイドラインでは第一選択の薬剤に有効性が認められなかった際，第二選択，第三選択薬に位置付けられています．

文献

A) Baldwin DS et al : The safety and tolerability of vortioxetine : Analysis of data from randomized placebo-controlled trials and open-label extension studies. J Psychopharmacol **30** : 242-252, 2016

B) Montgomery SA et al : A randomised, double-blind study in adults with major depressive disorder with an inadequate response to a single course of selective serotonin reuptake inhibitor or serotonin?noradrenaline reuptake inhibitor treatment switched to vortioxetine or agomelatine. Hum Psychopharmacol **29** : 470-482, 2014

違いの着眼点 1 　副作用の発現頻度の違いに着目しよう！

Key Point

- 三環系抗うつ薬，四環系抗うつ薬は，抗コリン作用（便秘，口喝，尿閉など）に関連する副作用の発現頻度が高い．
- トリミプラミン，アミトリプチリン，マプロチリン，ミアンセリン，セチプチリンは不眠症患者に適している．

　表7に示すように，抗うつ薬は各受容体への親和性の相違から副作用発現に違いが生じます．新規抗うつ薬に比較し，三環系抗うつ薬，四環系抗うつ薬は抗コリン作用が強いため，便秘，口喝，尿閉といった，抗コリン作用の発現頻度が高くなります．さらに，抗コリン作用によって眼圧が上昇し，症状を悪化させることがあるため，閉塞隅角緑内障への投与が禁忌である薬剤がほとんどです．しかし，ミアンセリン，セチプチリン，トラゾドンは抗コリン作用が比較的弱く，閉塞隅角緑内障への投与が禁忌ではありません．弱くても抗コリン作用があるため，緑内障患者には慎重に投与し，定期的な眼科受診が必須となります．

　三環系抗うつ薬のトリミプラミン，アミトリプチリン，四環系抗うつ薬のマプロチリン，ミアンセリン，セチプチリンは鎮静作用の強い薬剤です．ふらつきに注意する必要がありますが，不眠症状のある患者への選択薬として適しています．

［飛田夕紀，黒山政一］

■文 献

1) 日本うつ病学会治療ガイドライン うつ病（DSM-5）/ 大うつ病性障害 2016. 2019 年 7 月 24 日改定（https://www.secretariat.ne.jp/jsmd/iinkai/katsudou/data/20190724-02.pdf）. ＜2020 年 12 月 7 日閲覧＞
2) 尾崎紀夫ほか：標準精神医学，第 7 版，医学書院，東京，2018
3) Bauer M et al：Pharmacological Treatment of Unipolar Depressive Disorders: Summary of WFSBP Guidelines. Int J Psychiatry Clin Pract Sep **21**：166-176，2017

11 統合失調症治療薬

- 統合失調症の治療は，急性期から再発予防の維持期まで薬物療法が中心であり，なかでも抗精神病薬が果たす役割は重要である．
- 第一選択は第2世代薬，単剤での治療が基本である．
- 第2世代薬は第1世代薬よりも錐体外路系の副作用が少ない．

I 同効薬の違いについて知ろう！

	分類	一般名（先発品の商品名）	特徴と作用機序
第1世代薬	フェノチアジン系	＜アルキルアミノ側鎖群＞ クロルプロマジン（ウインタミン，コントミン），レボメプロマジン（ヒルナミン，レボトミン） ＜ピペリジン側鎖＞ プロペリシアジン（ニューレプチル） ＜ピペラジン側鎖＞ フルフェナジン（フルメジン），ペルフェナジン（トリラホン，ピーゼットシー），プロクロルペラジン（ノバミン）	[作用機序] おもに中脳辺縁系に存在するドパミン D2 受容体を遮断 [おもな特徴] ・抗幻覚・妄想作用，催眠鎮静作用が主であり，陽性症状に有効 ・陰性症状や認知機能障害には効果が乏しい ・共通の副作用として，錐体外路症状，自律神経症状，プロラクチン上昇作用がある ・低力価群の抗精神病薬（クロルプロマジン，レボメプロマジンなど）は錐体外路症状発現の危険性は低いが，鎮静，起立性低血圧，頻脈，抗コリン作用と抗アドレナリン作用による副作用が生じる危険性が高い
	ブチロフェノン系	ハロペリドール（セレネース），スピペロン（スピロピタン），チミペロン（トロペロン）ブロムペリドール	・中間群（異型群）の抗精神病薬（スルピリドなど）は，抗幻覚・妄想作用，鎮静作用はそれほど強くないが，意欲賦活作用がある ・高力価群の抗精神病薬（ハロペリドール，フルフェナジンなど）は錐体外路症状発現の危険性が高く，鎮静の危険性は中等度，起立性低血圧と頻脈，抗コリン作用と抗アドレナリン作用による副作用が生じる危険性は低い
	ベンザミド系	ネモナプリド（エミレース），スルピリド（ドグマチール），スルトプリド（バルネチール）	
	インドール系	オキシペルチン（ホーリット）	
	そのほか	ゾテピン（ロドピン），モサプラミン（クレミン），クロカプラミン（クロフェクトン）	・代謝異常の危険性は低く，体重増加の危険性は中等度，性機能異常の危険性は高い
第2世代薬	SDA	リスペリドン（リスパダール），パリペリドン（インヴェガ），ペロスピロン（ルーラン），ブロナンセリン（ロナセン），ルラシドン（ラツーダ）	・D2 受容体および 5-HT2A 受容体を遮断 ・リスペリドン，パリペリドン，ペロスピロンは D2 遮断作用に比べて HT2A 遮断作用が相対的に強い ・パリペリドンはリスペリドンの主要代謝物であるが，H1 受容体への親和性はリスペリドンよりもやや弱い ・ブロナンセリンは D2 遮断作用が強く，ドパミン・セロトニン遮断薬（dopamine-serotonin antagonist：DSA）と呼ばれることがある ・ブロナンセリンは α1 受容体への親和性が低く，H1 受容体にはほとんど作用しないため，低血圧や眠気，体重増加が比較的少ない ・ルラシドンは H1 受容体遮断作用や抗コリン作用がほとんどないため，眠気や体重増加，口渇，便秘が比較的少ない
	MARTA	クエチアピン（セロクエル），オランザピン（ジプレキサ），アセナピン（シクレスト），クロザピン（クロザリル）	・D2 受容体および 5-HT2A 受容体を含む種々の受容体に作用する ・クエチアピンやオランザピンは D2 受容体との結合が緩く，錐体外路症状発現の危険性が低い
	DPA	アリピプラゾール（エビリファイ）	・ドパミン神経伝達が過剰の場合には D2 受容体遮断薬として，低下している場合には刺激薬として作用する ・ドパミン機能を安定化させるので，dopamine system stabilizer（DSS）と呼ばれることがある ・著しい血糖値の上昇から，糖尿病ケトアシドーシス，糖尿病性昏睡などの重大な副作用が発現するおそれがある ・錐体外路症状，高プロラクチン血症，過鎮静などの副作用は発現しにくい
	SDAM	ブレクスピプラゾール（レキサルティ）	・D2 受容体，5-HT1A 受容体に対しては部分作動薬として，5-HT2A 受容体に対しては遮断薬として作用する ・薬理学的な特性から，体重増加，糖代謝障害やアカシジアを含む錐体外路症状の軽減が期待される

DPA：dopamine partial agonist（ドパミン受容体部分作動薬）
SDAM：serotonin-dopamine activity modulator（セロトニン・ドパミンアクティビティモジュレーター）

① 抗精神病薬の基本的な選びかた

❶ 併存疾患への影響を考慮する

第2世代抗精神病薬（以下，第2世代薬．非定型抗精神病薬または新規抗精神病薬とも呼ばれる）のうち，クエチアピンとオランザピンは糖尿病および糖尿病の既往歴のある患者への投与は禁忌です．また，中等度から重度の腎機能障害患者（クレアチニンクリアランス50mL/分未満）に対してパリペリドン，重度の肝機能障害患者（Child-Pugh分類C）に対してアセナピンは禁忌であり，投与できません．

❷ 効果不十分の場合は，他の抗精神病薬へ切り替える

忍容性および推奨用量の範囲内で最大限増量し，反応性を確認します．8週間後も反応がなければ他剤への切り替えを検討します[1]．

❸ 予測される副作用，服薬アドヒアランスを考慮する

副作用は各薬剤の受容体に対する親和性により，ある程度予測可能です．副作用は，生活の質（QOL）はもとより治療（服薬）に対するモチベーションを低下させ，服薬アドヒアランス低下につながるため，十分な説明と必要な予防薬の処方，発現した場合には早期に対応するなど十分配慮していく必要があります．

統合失調症とドパミン仮説

統合失調症の発症機序として，古くからドパミン仮説（中脳辺縁系におけるドパミン神経の過活動により陽性症状が発症）が提唱されています．抗精神病薬はおもに中脳辺縁系ドパミン神経のD$_2$受容体を遮断することにより抗精神病作用（陽性症状に対して効果）を発現します．その一方で，黒質線条体系，漏斗下垂体系のドパミン神経に作用することで，さまざまな副作用が現れます．

抗精神病作用を発揮するのに必要なD$_2$受容体占拠率は65～75％とされ，78％を超えると錐体外路症状や二次性陰性症状，認知機能障害などの有害作用が出現します[A]．したがって，抗精神病薬は適切な臨床効果を発揮し，錐体外路症状などの副作用を惹起させない至適用量を患者別に調整する必要があります（表）．

表　統合失調症におけるドパミン神経系の機能と抗精神病薬の作用

ドパミン神経系	統合失調症	抗精神病薬（おもな効果と副作用）
中脳辺縁系	（機能過剰）幻覚・妄想などの陽性症状が発現	陽性症状の改善
中脳皮質系	（機能低下）陰性症状，認知障害が発現	陰性症状の改善（第2世代薬）
黒質線条体系	－	錐体外路症状（急性ジストニア，アカシジア，パーキンソニズム，遅発性ジスキネジアなど）の発現
漏斗下垂体系	－	内分泌障害（高プロラクチン血症，女性化乳房，月経障害など）の発現

文献

A) Kapur S et al : Dose fast dissociation from the dopamine D$_2$ receptor explain the action of atypical antipsychotics? A new hypothesis. Am J Psychiatry **158** : 360-369, 2001

❹ 併用薬との薬物相互作用に注意する

多くの薬剤が肝臓で代謝されるため，チトクロム P450（CYP）に関連した薬物相互作用に注意が必要です．

2 抗精神病薬のガイドラインによる選びかた

統合失調症の薬物療法について，各国の研究グループによりさまざまなガイドライン・アルゴリズムが公表されています．これらの作成目的，医療経済学的事情などは各国で異なりますが，近年，多くのガイドラインが第2世代薬を第一選択とし，単剤で治療することを推奨しています（表2）．

日本神経精神薬理学会が精神科医を対象として作成した『統合失調症薬物治療ガイドライン』は，日本医療評価機構の EBM 普及推進事業の選定を受けており，統合失調症の治療時期に対応した臨床疑問（clinical question）を設定し，その治療を実施するか・しないかの推奨を行っています[2]．

表2　統合失調症患者への薬物投与の基本

治療時期	薬物投与（治療）の基本
初発時	・第1世代薬よりも第2世代薬を勧める ・第2世代薬間の選択においては特定の薬剤を勧めない ・低用量で治療を開始し，効果判定しながら漸増することを勧める ・再発予防の観点からは，抗精神病薬の服用は少なくとも1年間続けることを勧める
再発・再燃時	・コンプライアンスが良好な場合の再発・再燃時は，増量する余地があればまず増量することを勧める ・忍容性の範囲内かつ推奨用量の範囲内で最大限増量し，増量後2〜4週間は反応を待つが，8週間後も反応がなければ他剤に切り替えることを勧める．急速増量や推奨用量を超える増量は勧めない ・向精神薬もしくは他の抗精神病薬の併用治療の効果は不確実で，副作用が増強する可能性があるため，単剤治療を勧める
維持期	・維持期においては，抗精神病薬の継続服薬が進められる ・治療継続，副作用の観点から，第1世代薬より，第2世代薬が勧められる．第2世代薬間の比較に関して十分なエビデンスはなく特定の薬剤は勧められない ・コンプライアンスの低下による再燃や患者が希望する場合は持効性注射剤の使用が勧められる
治療抵抗性	・治療抵抗性には，クロザピンが第一選択である ・クロザピンの副作用には対処方法がある ・クロザピンの効果不十分例には，修正型電気痙攣療法もしくはラモトリギンの併用療法がある一方，その他の気分安定薬・抗てんかん薬，抗うつ薬，ベンゾジアゼピン系薬の併用は勧められない ・クロザピンが使用できない，もしくは無効な場合には修正型電気痙攣療法が勧められる

［日本神経精神薬理学会（編）：統合失調症薬物療法ガイドライン，医学書院，p1-92，2016 を参考に作成］

Ⅱ 同種薬の違いについて知ろう！

A 第1世代抗精神病薬の違いがわかる！

表3 第1世代抗精神病薬の特徴

分類		一般名	剤形	GEの有無	力価*
フェノチアジン系	アルキルアミノ側鎖群	クロルプロマジン	錠，細粒	×	低
		レボメプロマジン	錠，散，細粒，顆粒	○	
	ピペリジン側鎖	プロペリシアジン	錠，細粒，内服液	×	中間
	ピペラジン側鎖	フルフェナジン	錠，散	×	高
		ペルフェナジン	錠，散	×	
		プロクロルペラジン	錠	×	
ブチロフェノン系		ハロペリドール	錠，細粒，内服液	○	高
		スピペロン	錠	×	
		チミペロン	錠	○	
		ブロムペリドール	錠，細粒	○	中間
ベンザミド系		ネモナプリド	錠	×	高
		スルピリド	錠，細粒，カプセル	○	中間
		スルトプリド	錠，細粒	○	
インドール系		オキシペルチン	錠，散	×	中間
そのほか		ゾテピン	錠，細粒	○	中間
		モサプラミン	錠，顆粒	×	
		クロカプラミン	錠，顆粒	×	

*低：低力価群，中間：中間群，高：高力価群

違いの着眼点 1 化学構造の違いに着目しよう！

Key Point

- クロルプロマジンやレボメプロマジンは低力価，ハロペリドールやフルフェナジンは高力価.
- 高力価は眠気や体重増加が生じにくいが，めまいや立ちくらみが起こりやすい.
- ハロペリドールは眠気や体重増加が起こりにくい.

1 抗精神病作用の強さ（力価）により分類される

　　第1世代抗精神病薬（以下，第1世代薬．定型抗精神病薬または従来型抗精神病薬とも呼ばれる）は，その化学構造の違いからフェノチアジン系，ブチロフェノン系，ベンザミド系などに分類されます．薬剤ごとに各種受容体への作用の強さは異なり，特にドパミン神経のD_2受容体遮断により示される抗精神病作用の強さにより，高力価〜低力価に分類されます.

　　ブチロフェノン系や，フェノチアジン系のうちピペラジン側鎖をもつ薬剤は高力価の抗精神病薬であり，フェノチアジン系のうちクロルプロマジンやレボメプロマジンは低力価の抗精神病薬です．高力価の薬剤は幻覚，妄想などの陽性症状に特に有効ですが，その反面，歩行障害や流涎，アカシジアなどの錐体外路症状発現の可能性が高いです．一方，低

力価の薬剤は高力価の薬剤に比べて錐体外路症状が少なく，眠気が多い傾向があります．

② 各受容体への親和性の違いにより副作用に特徴がある

　抗精神病薬の副作用の多くは，治療効果を発揮する作用点（各受容体）以外の作用点への影響により引き起こされます．薬剤間における副作用の差異は，各薬剤の力価と受容体への親和性（表4）からある程度の予測が可能です．錐体外路症状，高プロラクチン血症，起立性低血圧・心電図異常，口渇・便秘・排尿困難，眠気（鎮静），体重増加などの副作用は受容体との関連が明らかになっています．一方，糖代謝異常（高血糖，耐糖能異常）などについての詳細は必ずしも十分に明らかになっていません．

　低力価抗精神病薬に分類されているフェノチアジン系のクロルプロマジンやレボメプロマジンは錐体外路症状発現の危険性は低いですが，α_1受容体への作用が強いので鎮静，起立性低血圧，頻脈などの副作用が生じる可能性が高いことが予測できます（表5）．一方，高力価抗精神病薬に分類されているブチロフェノン系はアドレナリンα_1受容体やヒスタミンH_1受容体拮抗作用に基づく副作用が生じる可能性が比較的低いと考えられます．

表4　第1世代抗精神病薬の受容体拮抗作用

分類	一般名	受容体						
		D_2	5-HT$_{1A}$	5-HT$_{2A}$	5-HT$_{2c}$	α_1	mACh	H_1
フェノチアジン系	クロルプロマジン	++	−	+++	++	+++	+	++
	レボメプロマジン	++	−	++		+++	+	+++
	プロペリシアジン	++		++		++		
	フルフェナジン	++	−	+	+	++	±	+
	ペルフェナジン	++	−	++		++	±	++
ブチロフェノン系	ハロペリドール	++	−	+	−	+		±
	スピペロン	+++	++	++	+	+	±	±
	ブロムペリドール	++	−	±	−	+		+
ベンザミド系	ネモナプリド	+++	+	±		±		−
	スルピリド	+	±	±		±	±	±
	スルトプリド	++	−	±		±	±	−
そのほか	ゾテピン	++	+	+++	++	+++	+	+++
	モサプラミン	++	±	++	−	+	−	++
	クロカプラミン	++	±	+++	++	+	±	+

［田中千賀子ほか：NEW薬理学，改訂第7版：p282，2017を参考に作成］

表5　抗精神病薬の神経受容体とおもな症状

遮断される受容体	症状など
ドパミンD_2受容体	パーキンソニズム，急性ジストニア，アカシジア，遅発性ジスキネジアなど 高プロラクチン血症，女性化乳房，月経障害，性機能障害など
アドレナリンα_1受容体	起立性低血圧（めまい，立ちくらみ），心電図異常，突然死など 過鎮静
ムスカリン性アセチルコリン受容体 （mACh受容体）	口渇，便秘，排尿困難，視力調節障害など 認知機能障害
ヒスタミンH_1受容体	眠気（鎮静） 肥満
その他	発熱，筋強剛，クレアチンキナーゼ上昇，発汗など 糖代謝異常（高血糖，耐糖能異常），脂質代謝異常，低Na血症など

B 第2世代抗精神病薬の違いがわかる！

表6 経口・外用第2世代薬の特徴

分類	一般名	剤形	GEの有無	適応症	特徴と作用機序
SDA	リスペリドン	錠	○*	①統合失調症 ②小児期の自閉スペクトラム症に伴う易刺激性（3mg錠には適応なし）	・最も代表的な第2世代薬の1つ ・統合失調症に加え，小児の自閉スペクトラム症に伴う易刺激性の適応も有する ・多くの剤形があり，患者背景に適した選択が可能である ・臨床使用において，他の第2世代薬よりプロラクチンの上昇が多いことが報告されている ・高用量で，錐体外路症状が発現しやすい
		OD錠*	○*		
		細粒	○*		
		内用液	○*		
	パリペリドン	錠	×	統合失調症	・リスペリドンの主要代謝物で，第2世代薬のなかで唯一の腎排泄型薬剤 ・浸透圧を利用した放出制御システム（OROS）による放出制御型徐放錠で，1日1回，朝服用で安定した効果が得られる ・臨床使用において，他の第2世代薬よりプロラクチンの上昇が多いことが報告されている
	ペロスピロン	錠	○	統合失調症	・陽性症状，陰性症状のほか，不安や抑うつなどの改善効果が期待できる ・D_2受容体遮断作用が比較的強いが，錐体外路症状の発現は少ない ・半減期が短く，1日3回の投与が推奨される
	ブロナンセリン	錠	○	統合失調症	・日本で開発された第2世代薬である ・他のSDAと比較し，D_2受容体遮断作用が強いため，ドパミン・セロトニン遮断薬（SDA）と呼ばれることがある ・眠気，過鎮静，食欲増加，低血圧，口渇，便秘などの副作用は少ない ・主要代謝酵素がCYP3A4のため，一部のCYP3A4を阻害する薬剤との併用は禁忌
		散	○		
		テープ	×		
MARTA	ルラシドン	錠	×	①統合失調症 ②双極性障害におけるうつ症状の改善	・D_2受容体，$5-HT_7$受容体のほかに，うつ症状に関連する$5-HT_7$受容体遮断作用と，$5-HT_1$受容体部分作動薬としての作用を示す ・主要代謝酵素がCYP3A4のため，一部のCYP3A4を阻害する薬剤と，CYP3A4を誘導する薬剤との併用は禁忌
	クエチアピン	錠	○	統合失調症	・著しい血糖値の上昇，糖尿病ケトアシドーシス，糖尿病性昏睡などの重大な副作用が発現するおそれがある（糖尿病，糖尿病の既往のある患者へは禁忌） ・体重増加，眠気，注意力低下などをきたすことがある ・錐体外路症状，内分泌系の副作用は少ない
		細粒	○		
	オランザピン	錠	○	①統合失調症 ②双極性障害における躁症状およびうつ症状の改善	・統合失調症に加え，双極性障害の躁症状とうつ症状の改善に適応を有する ・著しい血糖値の上昇，糖尿病ケトアシドーシス，糖尿病性昏睡などの重大な副作用が発現するおそれがある（糖尿病，糖尿病の既往のある患者へは禁忌） ・臨床使用において，他の第2世代薬より体重増加の副作用が多いことが報告されている
		ザイディス錠*	○		
		細粒	○		
	アセナピン	舌下錠	×	統合失調症	・抗精神病薬として日本初の舌下錠で，速やかに口腔粘膜から吸収される ・最高血中濃度到達時間が短いため，急性期の治療にも効果が期待できる ・陽性症状，陰性症状のほか，不安，抑うつ症状を改善する ・バイオアベイラビリティの低下を防ぐため，舌下投与後10分間は飲食を避ける
	クロザピン	錠	×	治療抵抗性統合失調症	・治療抵抗性統合失調症に対する第二選択薬である ・クロザリル患者モニタリングサービス（CPMS）に基づく調剤が義務付けられている ・重大な副作用として無顆粒球症，心筋炎，糖尿病ケトアシドーシスなどが報告されている ・原則として投与開始後18週間は入院管理下で投与する
DPA	アリピプラゾール	錠	○*	①統合失調症 ②双極性障害における躁状態の改善 ③うつ病，うつ状態（既存治療で十分な効果が認められない場合） ④小児期の自閉スペクトラム症に伴う易刺激性（原則として6歳以上18歳未満）	・ドパミン神経伝達が過剰の場合にはD_2受容体アンタゴニスト，低下している場合にはアゴニストとして作用する ・ドパミン機能を安定化させるので，dopamine system stabilizer（DSS）と呼ばれることがある ・統合失調症に加え，小児の自閉スペクトラム症に伴う易刺激性，双極性障害における躁状態の改善に適応を有する ・著しい血糖値の上昇から，糖尿病ケトアシドーシス，糖尿病性昏睡などの重大な副作用が発現するおそれがある ・錐体外路症状，高プロラクチン血症，過鎮静などの副作用は発現しにくい
		OD錠*	○*		
		散	○*		
		内用液	○*		
SDAM	ブレクスピプラゾール	錠	×	統合失調症	・D_2受容体，$5-HT_{1A}$受容体に対しては部分作動薬として，$5-HT_{2A}$受容体に対しては遮断薬として作用する ・薬理学的な特性から，体重増加，糖代謝障害やアカシジアを含む錐体外路症状の軽減が期待される

*統合失調症の適応のみ

違いの着眼点 1 　受容体の選択性と副作用に着目しよう！

Key Point

- 各種受容体への親和性の違いにより，セロトニン・ドパミン遮断薬（SDA），多元受容体作用抗精神病薬（MARTA），ドパミン受容体部分作動薬（DPA），セロトニン・ドパミンアクティビティモジュレーター（SDAM）に分類される．
- 薬剤分類により，特性や予測される副作用を踏まえた薬剤選択が可能である．

　　第2世代薬の登場により，統合失調症のゴールが精神症状の制御からQOL改善と社会復帰の促進へと変化したともいわれています．第2世代薬は第1世代薬と比べ，同等あるいはそれ以上の有効性をもち，錐体外路症状が少なく，陰性症状や認知機能障害および感情面への改善効果が期待できるなどの特徴があります．一方で**体重増加，肥満，血糖値上昇，糖尿病の悪化など代謝異常の副作用**があり，慎重に使用する必要があります（表5,7）．

表7　抗精神病薬の各受容体への親和性（Ki値）

分類		一般名	解離定数：Ki（nM）								
			D_2	5-HT$_{1A}$	5-HT$_{2A}$	5-HT$_{2C}$	5-HT$_6$	5-HT$_7$	α_1	AChM	H$_1$
第2世代	SDA	リスペリドン	3.3	250	0.16	63	420	1.6	2.3	>5,000	2.6
		パリペリドン	4	380	0.25	71	−	1.3	4	3,570	10
		ペロスピロン	1.3	1.3	0.22	5.5	−	−	2.5	>5,000	2.2
		ブロナンセリン	0.14	804	0.81	26	42	183	27	100	765
	MARTA	クエチアピン	310	320	120	3,820	−	290	58	1,020	19
		オランザピン	17	2,720	1.9	7.1	2.5	120	60	26	3.5
		アセナピン	1.3	2.5	0.071	0.035	0.25	0.12	1.2	8,130	1.0
		クロザピン	150	180	3.3	13	4	21	21	34	2.1
	DPA	アリピプラゾール	0.74	5.6	8.7	7.6	570	10	26	6,780	25

Ki値：受容体との親和性を表す指標（値が小さいほど親和性が高い），−：データなし
［久住一郎：抗精神病薬の薬理作用と効果．別冊日臨 **37**：373-377，2017 を参考に作成］

抗精神病薬は抗ヒスタミン薬から開発された！？

　　クロルプロマジンは，1950年に抗ヒスタミン薬のプロメタジンをもとに開発された薬剤であり，プロメタジンと同様にフェノチアジン骨格を基本構造式として有しています（図）．フェノチアジン環N10位にあるアミノ基がドパミン受容体との結合に関与しており，神経伝達物質のドパミンと競合して受容体を遮断することにより鎮静作用を発揮します．1952年に外科医のLaboritがクロルプロマジンの鎮静作用を手術に利用した際，精神症状の変化に気付いたことを契機に，統合失調症（陽性症状）の治療薬として用いられるようになりました．その後，抗精神病薬としてフェノチアジン化合物などの類似薬が次々と開発されました．

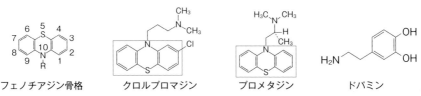

フェノチアジン骨格　　クロルプロマジン　　プロメタジン　　ドパミン

図　フェノチアジン骨格をもつ化学構造

1 セロトニン・ドパミン遮断薬（serotonin dopamine antagonist：SDA）

　リスペリドン，パリペリドン，ペロスピロンおよびルラシドンは，D_2受容体遮断作用に比べ$5\text{-}HT_{2A}$受容体遮断作用が相対的に強い薬剤です.

　リスペリドンはD_2**受容体への親和性が強く**，かつD_2受容体遮断作用が24時間以上持続する薬剤であり，**用量依存性に錐体外路症状の発現率が高くなります**. D_2受容体以外にα_1受容体に対する親和性があるため，**投与初期は起立性低血圧に注意が必要です**. H_1受容体に対しても親和性を示すので，眠気や体重増加には注意する必要があります.

　パリペリドンはリスペリドンの主要代謝物であり，リスペリドンとほぼ同じような受容体への親和性を示しますが，H_1受容体への親和性はリスペリドンよりやや弱い薬剤です.

　ペロスピロンはD_2受容体への親和性が強いですが，D_2受容体遮断作用は比較的短時間で低下するため，リスペリドンに比べ錐体外路症状の発現やプロラクチンへの影響が少ない薬剤です[7, 8]. また，$5\text{-}HT_{1A}$受容体への親和性が高く，不安や抑うつなどの改善効果が期待できます.

　ブロナンセリンは他のSDAに比較しD_2受容体遮断作用が強いため，ドパミン・セロトニン遮断薬（DSA）と呼ばれることもあります. α_1受容体への親和性は低く，H_1受容体にはほとんど作用しないため，低血圧，眠気，体重増加などの副作用発現が比較的少ない薬剤です.

　ルラシドンはSDAで唯一，「双極性障害におけるうつ症状の改善」の適応を有しています. H_1受容体やアセチルコリン受容体にはほとんど作用しないため，眠気や体重増加，口渇，便秘などの副作用発現が比較的少ないです.

2 多元受容体作用抗精神病薬（multi-acting receptor targeted antipsychotics：MARTA）

　クエチアピンはD_2受容体親和性が低く弱い結合であり，D_2受容体から速やかに解離する特徴を有するため，**錐体外路症状や高プロラクチン血症などの副作用が少ない薬剤です**. しかし，α_1受容体遮断作用およびH_1受容体遮断作用があり，めまい・立ちくらみなどの低血圧症状，眠気や体重増加などの副作用が発現する可能性があります.

患者

薬剤師

> この薬（クエチアピン）を1日3回毎食後に服用していますが，日中眠くなってしまい困っています．眠くならないよい方法は何かありませんか？

> 日中の眠気は夜間の睡眠状況と大きく関わりがあります．夜間はよく眠れていますか？　よく眠れていなければ，夜間の睡眠についても医師へ相談してください．
>
> 　この薬は（統合失調症の）症状を改善する一方で，眠気が発現しやすいお薬でもあります．日中に服用するお薬の量を減らし，服用時間を夕食後や寝る前中心に変更することで眠気が改善する可能性があります．また，眠くなりにくい特徴をもつ他のお薬（統合失調症治療薬）に変更する方法も考えられます．
>
> 　ただし，お薬の種類や飲み方を変更することで病状に変化が生じたり，新たな副作用が生じることがあるので，自己判断で調節せず，必ず医師に相談してください．

　オランザピンは D_2 受容体との結合が弱いため，**錐体外路症状などの副作用が少ない薬剤です**[7,8]．H_1 および 5-HT_{2C} 受容体遮断作用があり，食欲亢進や体重増加などの副作用が発現する可能性があります．mACh 受容体遮断作用による口渇，便秘，排尿障害などの副作用に注意が必要です．

　アセナピンは MARTA のなかでも D_2 受容体・5-HT_{2A} 受容体への親和性が高く，**α_1 受容体，H_1 受容体の遮断による眠気や体重増加に注意が必要です**．一方，mACh 受容体への親和性はほとんどありません．

　クロザピンは，他の MARTA と比較して D_2 受容体に対する親和性が低く，5-HT_{2A} 受容体，H_1 受容体に対して高い親和性を示します．他のセロトニン（5-HT_{2C}，5-HT_6，5-HT_7），mACh，α_1 を含む多くの受容体に対して親和性を示すため，各受容体の遮断作用に関連する副作用に注意が必要です．

③ ドパミン受容体部分作動薬（dopamine partial agonist：DPA）

　アリピプラゾールは SDA や MARTA とは異なる作用機序を有するドパミン受容体部分作動薬（DPA）として位置付けられています．他の受容体への作用は弱く，**錐体外路症状，高プロラクチン血症，体重増加，QTc 延長，過鎮静などの副作用は生じにくい薬剤です**．

④ セロトニン・ドパミンアクティビティモジュレーター（serotonin dopamine activity modulator：SDAM）

　ブレクスピプラゾールは D_2 受容体，5-HT_{1A} 受容体，5-HT_{2A} 受容体への親和性が高い薬剤です．D_2 受容体，5-HT_{1A} 受容体に対しては部分作動薬として，5-HT_{2A} 受容体に対しては遮断薬として作用します．アリピプラゾールと比較するとセロトニン受容体への作用が強い薬剤です．薬理学的な特性から，**体重増加，糖代謝障害やアカシジアを含む錐体外路症状の軽減**が期待されています．

違いの着眼点 2 適応症の違いに着目しよう！

Key Point

- リスペリドン，ルラシドン，オランザピン，アリピプラゾールは，統合失調症以外の適応症もある.
- クロザピンは治療抵抗性統合失調症に対する第一選択薬.

　　　第2世代薬のなかには，統合失調症以外の適応症をもつものがあります（表6）. リスペリドンは小児期の自閉スペクトラム症に伴う易刺激性に適応があります. ルラシドンは双極性障害におけるうつ症状の改善に，オランザピンは双極性障害の躁症状とうつ症状の両方の改善に適応を有している国内唯一の薬剤です. アリピプラゾールは双極性障害における躁症状の改善と，小児期の自閉スペクトラム症に伴う易刺激性，既存治療で十分な効果が認められないうつ病，うつ状態に適応があります. ただし，2021年5月現在，リスペリドンとほぼすべてのアリピプラゾールの後発医薬品の適応は統合失調症のみですので，注意が必要です.

　　　クロザピンは2種類以上の抗精神病薬を十分な量，十分な投与期間で治療したにも関わらず，効果が得られない患者が対象となります. 臨床試験では，自殺のリスクの高い患者に対し，オランザピンより自殺行動を有意に減少させるなどの高い自殺予防効果が報告されています[1]. そのため，日本神経精神薬理学会の『統合失調症薬物治療ガイドライン』においても，治療抵抗性統合失調症に対する第一選択薬となっています[1].

違いの着眼点 3 薬物動態の違いに着目しよう！

1 作用時間の違い

Key Point

- パリペリドン，ルラシドン，オランザピン，ブレクスピプラゾールは1日1回投与.
- ペロスピロンやクエチアピンは半減期が短く，高齢者に使いやすい.

　　　抗精神病薬は比較的，生物学的半減期（$t_{1/2}$）が長い薬剤が多いですが，ペロスピロンおよびクエチアピンはそれぞれ5～8時間，3.5時間と半減期が短い薬剤です. 一方，リスペリドンおよびアリピプラゾールは未変化体と同程度の薬理活性を有する活性代謝物があるため，特にアリピプラゾールは活性代謝物を含めた半減期が279時間と長くなっています（表8）. ルラシドンやオランザピン，ブレクスピプラゾールは1日1回で効果が得られるので，服薬アドヒアランスの向上が期待できる薬剤と考えられます.

表 8　経口第 2 世代抗精神病薬の用法と薬物動態

分類	一般名	t₁/₂（時）	用法	蛋白結合率 (%)（in vitro）	おもな代謝・排泄経路	未変化他尿中排泄率	代謝酵素（CYP）	食事の影響
SDA	リスペリドン	未変化体：3.9 活性代謝物（9-ヒドロキシリスペリドン）：21.7	1 日 2 回	約 90	肝代謝	2%（72 時間値）活性代謝物（9-ヒドロキシリスペリドン）：20%	CYP2D6 CYP3A4	ほとんど認められない（吸収が3%低下）
	パリペリドン	20〜23	1 日 1 回 朝食後	73.2	腎排泄	59.4（168 時間値）	CYP2D6 CYP3A4	絶食下では食後に比べ AUC が 30%低下
	ペロスピロン	5〜8	1 日 3 回 食後	96〜97	肝代謝	0.3〜0.4%（48 時間値）	CYP3A4（1A1, 2C8, 2D6 も関与）	絶食下では食後に比べ AUC が 59%低下
	ブロナンセリン	10.7〜16.2	1 日 2 回 食後	99.7 以上	肝代謝	検出されず（264 時間値）	CYP3A4	絶食下では食後に比べ AUC が 57%低下
MARTA	ルラシドン	22.45	1 日 1 回 食後	99.8%以上	肝代謝	0.2%以下	CYP3A4（2C8, 2C9, 2C19 も関与）	絶食下では食後に AUC が 41%低下
	クエチアピン	3.5	1 日 2 回 または 3 回	83	肝代謝	1%未満	CYP3A4	認められない
	オランザピン	28.5	1 日 1 回	93	肝代謝	7.3%*	CYP1A2 CYP2D6	認められない
	アセナピン	17.1	1 日 2 回（舌下投与）	97.3	肝代謝	0.02〜0.04%（72 時間値）	CYP1A2（2D6, 3A4 も関与）	食直後では絶食下に比べ AUC が 21%低下
	クロザピン	16	1 日 1〜3 回	90.9	肝代謝	0.5%（72 時間値）	CYP1A2 CYP3A4	ほとんど認められない（AUC が 3%低下）
DPA	アリピプラゾール	未変化体：61 活性代謝物（OPC-14857）：279	1 日 1 回 または 2 回	99.8〜99.9	肝代謝	未変化体，活性代謝物（OPC-14857）いずれも 1%未満（14 日間反復投与）	CYP2D6 CYP3A4	認められない
SDAM	ブレクスピプラゾール	52.9〜56.5	1 日 1 回	99.8	肝代謝	1%未満	CYP3A4 CYP2D6	認められない

＊：Brunton L et al：Goodman and Gilman's The Pharmacological Basis of Therapeutics, 12th Ed, McGraw-Hill Professional, New York, 2010
SDA：セロトニン・ドパミン拮抗薬 MARTA：多元受容体標的化抗精神病薬 DDS：ドパミン受容体部分作動薬
AUC：血中濃度 - 時間曲線下面積（area under the plasma concentration time curve）．薬の効果や副作用に関係する薬の曝露量を表す指標

❷ 食事の影響を受ける薬剤がある

Key Point

- 同じ SDA のなかでも，リスペリドンとブロナンセリンのテープ剤は食事の影響を受けない．
- パリペリドン，ペロスピロン，ブロナンセリン，ルラシドンは空腹時に服用すると吸収が低下する．
- アセナピン舌下錠の投与後 10 分間は飲食を避ける．

　パリペリドン，ペロスピロン，ブロナンセリン，ルラシドンは食事の影響を受けやすく，空腹時と比較して食後投与により C_{max} および AUC が上昇します（パリペリドン：C_{max} 1.44 倍，AUC 1.44 倍，ペロスピロン：C_{max} 1.6 倍，AUC 2.4 倍，ブロナンセリン：C_{max} 2.68 倍，AUC 2.69 倍，ルラシドン：C_{max} 2.4 倍，AUC 1.7 倍）．したがって，空腹時に服用すると食後と比べ作用が減弱する可能性があります．空腹時で投与を開始し，食後投与に切り替えた場合には血中濃度が大幅に上昇するおそれがあるため，注意が必要です．2019 年に発売されたブロナンセリンのテープ剤は，薬剤が経皮吸収されるため食事の影響を受

けず，定常状態では1日1回貼付で24時間安定した血中濃度を維持できます．

　アセナピンは，飲食によってバイオアベイラビリティが低下する可能性があるので，舌下投与後10分間は飲食を避ける必要があります．

3 蛋白結合率の高い薬剤が多い

Key Point

- パリペリドン以外の薬剤は，低アルブミン血症や低栄養状態の患者には注意が必要．

　血漿蛋白結合率はパリペリドンを除く薬剤が80%以上であり，低アルブミン血症や低栄養状態の患者では遊離型薬剤の血中濃度が上昇し作用が強く現れる可能性があるため，注意が必要です．

4 代謝・排泄経路の違いにより相互作用が異なる

Key Point

- ほとんどの抗精神病薬は肝代謝型薬剤であり，CYPで代謝される．
- パリペリドンは唯一の腎排泄型で相互作用が少ないが，中等度以上の腎機能障害には投与できない．

　ほとんどの抗精神病薬は肝代謝型であり，肝の薬物代謝酵素（CYP）で代謝されるため，各薬剤のおもな代謝酵素を考慮した薬物相互作用に注意が必要です．

　ブロナンセリン，ルラシドンは主要代謝酵素がCYP3A4であるため，CYP3A4を阻害するアゾール系抗真菌薬，HIVプロテアーゼ阻害薬，コビシスタットとの併用は禁忌です．マクロライド系抗菌薬，カルシウム拮抗薬，グレープフルーツジュースなどのCYP3A4阻害薬，抗てんかん薬や抗結核薬などのCYP3A4誘導薬は併用により血中濃度が変動する可能性があるため注意が必要です．ルラシドンではクラリスロマイシン，リファンピシンとフェニトインも併用禁忌です．

　オランザピンやアセナピンはCYP1A2と2D6により代謝されるため，CYP1A2阻害薬（フルボキサミン，シプロフロキサシン）およびCYP1A2誘導薬（カルバマゼピン，オメプラゾール，リファンピシン），CYP2D6阻害作用のあるパロキセチンとの併用は注意が必要です．また，喫煙によりCYP1A2が誘導されるため，オランザピンやアセナピンのクリアランスが増加し，血中濃度が低下する可能性があります．したがって，これらの薬剤を服用中の患者は喫煙状況を確認することが望ましいでしょう．

　リスペリドン，アリピプラゾールおよびブレクスピプラゾールはCYP2D6およびCYP3A4で代謝されるため，両者の誘導薬，阻害薬との併用には注意が必要です．

　パリペリドンは肝臓での代謝率は低く，肝代謝酵素の影響が少ないため薬物相互作用が生じにくい特徴があります．第2世代薬のなかで唯一の腎排泄型薬剤であり，腎機能障害においてはC_{max}とAUCの増加，$t_{1/2}$の延長，クリアランスの低下が認められ，軽度腎障害患者（クレアチニンクリアランス50 mL/分以上80 mL/分未満）では1日最大6 mgまで，中等度以上（50 mL/分未満）では禁忌となっており，重症度に応じた対応が必要です．

Key Point

- リスペリドンには多くの剤形があり，使いやすいものを選べる．

　　第2世代薬の剤形はおもに錠剤・散剤などの経口薬で，治療段階や患者状況に応じた適切な剤形を活用していくことが重要です．リスペリドンはそのほかに，口腔内崩壊錠（OD錠），内用液，持効性注射剤（表6には記載なし）があり，アドヒアランスの支援に有用です．ただし，リスペリドンの内用液は，茶葉抽出飲料（紅茶，ウーロン茶，日本茶など）やコーラと混ぜると含量が低下するため，希釈して使用することはできません．

　　口腔内崩壊錠の剤形があるリスペリドン，オランザピン，アリピプラゾールは水なしでも服用が可能であり，高齢者や嚥下機能が低下した患者に使い勝手がよいでしょう．

　　パリペリドンは浸透圧を利用した放出制御システム（osmotic controlled release oral delivery system：OROS）による放出制御型徐放錠であり，1日1回の服用で安定した血中濃度・治療効果が得られます．使用上の注意として，徐放性製剤なので粉砕・溶解をしないこと，錠剤の外皮が不溶性の成分と一緒に糞便中に排出されるため，**糞便中に製剤残渣が排泄されること**を事前に患者に説明しておく必要があります．

　　アセナピンは統合失調症治療薬で唯一の舌下錠であり，成分が口腔粘膜から速やかに吸収されます．肝臓および消化管吸収における初回通過効果が大きいため，**経口摂取しないように注意し，舌下投与後も10分間は飲食を避ける**よう患者へ説明する必要があります．

Key Point

- クエチアピン，オランザピン，アリピプラゾール，クロザピンは高血糖に注意．
- リスペリドン，パリペリドンは他の抗精神病薬よりもプロラクチン値が上昇しやすい．
- オランザピン服用患者は他の抗精神病薬よりも体重が増加しやすい．
- クロザピンは重大な副作用として無顆粒球症，心筋炎，耐糖能異常などが報告されており，クロザリル患者モニタリングサービス（CPMS）に基づく調剤が義務付けられている．

　　クエチアピン，オランザピン，アリピプラゾール，クロザピンには警告が出されています．著しい血糖値の上昇から，糖尿病ケトアシドーシス，糖尿病性昏睡などの重大な副作用が発現するおそれがあることを患者および家族に十分に説明し，症状が現れた場合にはただちに投与を中断し，医師の診察を受けるよう指導する必要があります．特に，オランザピン，クエチアピンは，糖尿病ケトアシドーシスによる死亡例の報告があるため，糖尿病患者，糖尿病の既往歴のある患者には禁忌です．これらは H_1 受容体遮断作用による食欲亢進や体重増加などの要因が推測されていますが，詳細は不明です．

　　パリペリドンはリスペリドンの主要な代謝物であるため，リスペリドン過敏症患者，および中等度〜重度の腎機能障害患者（クレアチニンクリアランス50mL/分未満）への投与は禁忌です．アセナピンは重度の肝機能障害（Child-Pugh分類C）への投与は禁忌です．

　　第2世代薬は，第1世代薬によって生じていた D_2 受容体遮断に由来した副作用が比較

的発現しづらくなっていますが，悪性症候群，遅発性ジスキネジア，麻痺性イレウス，横紋筋融解症，無顆粒球症，深部静脈血栓塞栓症，抗利尿ホルモン不適合分泌症候群などの重大な副作用は，第1世代薬と同様に発生する可能性があるので，十分注意する必要があります（表9）．

　治療抵抗性統合失調症に用いられるクロザピンでは，心筋炎・心筋症，無顆粒球症・白血球減少，痙攣，便秘・イレウス，耐糖能異常・体重増加，悪性症候群，肺塞栓・深部静脈血栓，劇症肝炎，流涎などの副作用が起こり得ます．特に，心筋炎は投与開始後3週までに，無顆粒球症は投与開始後18週までに発生することが多いので，原則として投与開始後18週間は入院管理下で十分な観察を行う必要があります．そのため，統合失調症の診断・治療に精通し，重篤な副作用に十分対応でき，かつクロザリル患者モニタリングサービス（Clozaril Patient Monitoring Service：CPMS）に登録された医師・薬剤師のいる登録医療機関・薬局において，登録患者に対してのみ投与することができます．投与に際しては，患者または代諾者に有効性および危険性を文書によって説明し，文書で同意を得る必要がある旨が「警告」の欄に記載されています．

　Huhn らが行った，32種類の経口抗精神病薬の臨床試験では，リスペリドン，パリペリドンはプロラクチン値の上昇，オランザピンは体重増加の副作用が他の抗精神病薬よりも発現しやすいことを報告しています[9]．

[香取祐介，平山武司]

 コラム　抗精神病薬の等価換算（クロルプロマジン換算）

　一般的に，抗精神病薬はクロルプロマジン換算[A] で500 mg/ 日程度まで治療反応性は上昇しますが（表），それ以上になると効果は頭打ちとなり，錐体外路症状などの副作用が増えます[B]．2016 年の診療報酬改定により，抗精神病薬の種類数が2種類以上減少した場合や，クロルプロマジン換算で2,000 mg/ 日以上の処方から1,000 mg/ 日以上削減した場合には，新たに「薬剤総合評価調整加算」が算定できるようになりました．

表　おもな抗精神病薬の等価換算

（クロルプロマジンを 100 としたときの等価換算）

第1世代薬				第2世代薬	
ウインタミン*1	100	ピモジド	4	リスパダール	1
ヒルナミン*2	100	プロピタン	200	インヴェガ	1.5
ニューレプチル	20	エミレース	4.5	ルーラン	8
フルメジン	2	ドグマチール	200	ロナセン	4
トリラホン*3	10	バルネチール	200	セロクエル	66
ノバミン	15	ホーリット	80	ジプレキサ	2.5
セレネース	2	ロドピン	66	シクレスト	2.5
トロペロン	1	クレミン	33	クロザリル	50
ブロムペリドール	2	クロフェクトン	40	エビリファイ	4

＊1：コントミンも同様，＊2：レボトミンも同様，＊3：ピーゼットシーも同様
（稲垣　中ほか：臨精薬理 20：89-97，2017 を参考に作成）
※レキサルティの等価換算はいまだ不明

文献

A）稲垣　中ほか：新規抗精神病薬の等価換算（その7）Asenapine. 臨精薬理 20：89-97，2017

B）稲垣　中：抗精神病薬の多剤大量投与の妥当性. Schizophrenia Front 6：134-138，2005

表 9　第 2 世代抗精神病薬の警告，禁忌，重大な副作用

分類	SDA					MARTA				DPA	SDAM
一般名	リスベリドン	パリペリドン	ペロスピロン	ブロナンセリン	ルラシドン	クエチアピン	オランザピン	アセナピン	クロザピン	アリピプラゾール	ブレクスピプラゾール
警告						●*1	●*1		●*1	●*1	
昏睡状態	●	●	●	●	●	●	●	●	●	●	●
バルビツール酸誘導体などの中枢神経抑制薬の強い影響下	●	●	●	●	●	●	●	●	●	●	●
禁忌 薬剤投与中	アドレナリン*2	アドレナリン*2	アドレナリン*2	アドレナリン*2，アゾール系抗真菌薬，HIVプロテアーゼ阻害薬，テラプレビル，コビシスタット	アドレナリン*2，アゾール系抗真菌薬，HIVプロテアーゼ阻害薬，コビシスタット，クラリスロマイシン，リファンピシン，フェニトイン	アドレナリン*2	アドレナリン*2	アドレナリン*2	アドレナリン*2	アドレナリン*2	アドレナリン*2
糖尿病　糖尿病の既往歴						●	●		(原則禁忌)		
無顆粒球症　重度好中球減少の既往									●		
骨髄抑制の可能性のある治療中									●		
重度の腎機能障害									●		
重度の肝機能障害（Child-Pugh 分類 C）								●	●		
重度の心疾患									●		
麻痺性イレウス									●		
その他*3		中等度から重度の腎機能障害（クレアチニンクリアランス 50 mL/分未満）							●		
重大な副作用 悪性症候群	●	●	●	●	●	●	●	●		●	●
遅発性ジスキネジア	●	●	●	●	●	●	●	●		●	●
麻痺性イレウス（腸閉塞，腸潰瘍，腸管穿孔含む）	●	●	●	●	●	●	●	●		●	
横紋筋融解症	●	●	●	●	●	●	●	●		●	●
無顆粒球症　症白血球減少	●	●	●	●	●	●	●	●		●	●
肺塞栓症　深部静脈血栓症	●	●	●	●	●	●	●	●		●	●
抗利尿ホルモン不適合分泌症候群	●	●	●		●						
高血糖，糖尿病ケトアシドーシス，糖尿病性昏睡	●	●	●	(類薬)	●	●	●	●	●	●	●
低血糖	●	●				●	●				●
痙攣			●		●	●	●	●	●	●	●
肝機能障害（肝炎，黄疸含む）	●	●	●		●	●	●	●	●	●	●
その他	不整脈，脳血管障害，持続性勃起症	不整脈，脳血管障害，持続性勃起症				薬剤過敏症症候群		ショック，アナフィラキシー，舌腫脹，咽頭浮腫	心筋炎，心筋症，心膜炎，心嚢液貯留，胸膜炎，てんかん発作，ミオクローヌス発作，起立性低血圧，失神，循環虚脱	アナフィラキシー	

●：該当あり
*1：投与中は血糖値の測定などの観察，口渇・多飲・多尿・頻尿などの症状発現時は，ただちに投与中止
*2：アドレナリンをアナフィラキシーの救急治療に使用する場合を除く
*3：CPMS に関する規定事項，持効性抗精神病薬投与中

■文 献

1) 日本精神神経薬理学会（編）：統合失調症薬物治療ガイドライン，医学書院，東京，p1-92, 2016
2) 稲田　健：日本精神神経学会の統合失調症薬物治療ガイドラインとその位置づけ．臨精薬理 **20**：1433-1439, 2017
3) Kapur S et al：Dose fast dissociation from the dopamine D_2 receptor explain the action of atypical antipsychotics? A new hypothesis. Am J Psychiatry **158**：360-369, 2001
4) 白川治ほか：抗精神病薬．NEW 薬理学，改訂第 7 版．南江堂，東京，p277-286, 2017
5) 諸岡良彦ほか：化学の視点から見たドパミン伝達と抗精神病薬の作用機序仮説．ファルマシア **51**：957-962, 2015
6) 久住一郎：抗精神病薬の薬理作用と効果．別冊日臨 **37**：373-377, 2017
7) Seeman P：Atypical antipsychotics：mechanism of action. Can J Psychiatry **47**：27-38, 2002
8) 武田俊彦：リスペリドン，ペロスピロン，クエチアピン，オランザピンはどこが違うのか．臨精医 **34**：405-414, 2005
9) Huhn M et al：Comparative efficacy and tolerability of 32 oral antipsychotics for the acute treatment of adults with multi-episode schizophrenia：a systematic review and network meta-analysis. Lancet **394**：939-951, 2019

非ステロイド抗炎症薬（NSAIDs）

- 非ステロイド抗炎症薬（nonsteroidal anti-inflammatory drugs：NSAIDs）は，主に炎症・痛み・発熱を抑える目的として，さまざまな急性期や慢性期の疾患に用いられる．
- 化学構造の違いで，酸性，中性，塩基性，その他に分類される．
- 2種類のシクロオキシゲナーゼ（cyclooxygenase：COX）であるCOX-1，COX-2の選択性を考慮する．
- 一般的に，急性期の疾患には半減期が短い薬剤を，慢性疾患には半減期が長い薬剤を選択する．
- 多くの剤形が開発されており，胃腸障害の副作用の軽減や作用増強，効果持続，即効性などの目的に合わせた剤形を選択する．
- 同じ解熱・鎮痛薬であるアセトアミノフェンにはない抗炎症作用がある．
- NSAIDsによる腎障害はCOX-1，COX-2選択性に関係なくある．

※アセトアミノフェンはNSAIDsには分類されないが，本章では便宜上，アセトアミノフェンについても触れている．

I 同効薬の違いについて知ろう！

表1 NSAIDsの全体像

分類		一般名（おもな先発品の商品名）	剤形	GEの有無	特徴と作用機序	$t_{1/2}$（時）
酸性	カルボン酸系 サリチル酸系	アスピリン（アスピリン）	末	局方品	・低用量では抗血小板凝集作用，高用量では解熱・鎮痛・消炎作用がある．COXを永続的に阻害．	0.4
		アスピリン・ダイアルミネート配合（バファリン配合錠A330）	錠	有	・ダイアルミネートの緩衝効果により，アスピリンの溶解・吸収を促進して急速かつ高い血中濃度が得られ，短時間で鎮痛，解熱，消炎などの効果が発揮される．また，緩衝効果により，胃中のpHを4〜6に維持するため胃障害は少ないといわれている．	0.4
		サリチルアミド・アセトアミノフェン配合（ペレックス配合顆粒）	顆粒	無	・複方アスピリン・フェナセチン・カフェイン散の処方をもとにした配合剤であり，サリチルアミドをアスピリンの代わりに，またアセトアミノフェンをフェナセチンの代わりに配合．カフェインは解熱鎮痛薬の効果を増強することが知られている．	—
	アントラニル酸系	メフェナム酸（ポンタール）	カプセル，散，細粒，シロップ	無	・中枢性の鎮痛作用と末梢性の消炎作用の両方をもち合わせている．	4
		フルフェナム酸アルミニウム（オパイリン）	錠	無	・消化管内でフルフェナム酸とアルミニウムに分解後，フルフェナム酸として吸収され，炎症組織に高濃度に移行するため，炎症への効果が期待できる．また，消化管内でフルフェナム酸よりも緩徐に吸収されるため，NSAIDsに共通にみられる消化器系の副作用が比較的少ないといわれている．	—
	アリール酢酸系 フェニル酢酸系	ジクロフェナクナトリウム（ナボール，ボルタレン）	錠，徐放カプセル，坐剤，注腸軟膏，ゲル，クリーム・ローション，バップ，テープ	有	・強力な解熱・鎮痛・消炎作用をもつ反面，胃腸障害の副作用の頻度が高い．坐薬を使用するときは過度の体温降下や血圧降下に注意が必要．	1.3
		フェルビナク（ナパゲルン，セルタッチ）	軟膏，クリーム，ローション，バップ，テープ，スプレー	有	・皮膚への浸透性が高．持続時間が短い．	—
	インドール酢酸系	スリンダク（クリノリル）	錠	無	・腎で活性型の排泄が少なく，腎機能低下患者で使われることがある．	二相性（1相：3，2相：11〜15）
		インドメタシン（インテバン）	坐剤，ゲル，クリーム，ゾル，軟膏，液，バップ，テープ	有	・坐剤は直腸粘膜刺激作用が少ないことが知られているが，解熱の適応はない．	2.4

（次頁に続く）

表1 続き

			剤形		特徴	半減期
酸性	アリール酢酸系	インドール酢酸系	インドメタシンファルネシル（インフリー）	カプセル	無	・インドメタシンに代謝されてから作用を発現するプロドラックであり，胃腸障害が比較的少ない．	1.5
			プログルメタシン（ミリダシン）	錠	無	・インドメタシンと同等の抗炎症・鎮痛効果を持ちますが，胃腸障害は弱いといわれている．	2
			アセメタシン（ランツジール）	錠	無	・インドメタシンに代謝されてから作用を発現するプロドラッグ．	1～2
		ナフタレン系	ナブメトン（レリフェン）	錠	無	・半減期が長いため，1日1回で使用される．	19
		ピラノ酢酸系	エトドラク（オステラック，ハイペン）	錠	有	・COX-2に選択性のある薬剤で半減期が6～8時間のため1日2回使用される．	6
		イソキサゾール酢酸系	モフェゾラク（ジソペイン）	錠	無	・日本国内で開発された基本構造にジフェニルイソキサゾール骨格をもつ．	2.2
	プロピオン酸系		イブプロフェン（ブルフェン）	錠，顆粒，クリーム，軟膏	有	・小児にも使用できる．	1.8
			ケトプロフェン（モーラス）	坐剤，ゲル，クリーム，ローション，パップ，テープ	有	・坐剤以外の外用剤は光線過敏症に注意が必要．	—
			フルルビプロフェン（フロベン）	錠，顆粒，パップ，テープ	有	・痙攣のリスクからニューキノロン系抗菌薬との併用には注意が必要．	2.7
			エスフルルビプロフェン（ロコア）	テープ	無	・フルルビプロフェンの活性本体（光学異性体：S体）．本剤2枚貼付時の全身暴露量がフルルビプロフェン経口剤の通常用量投与時と同程度であるため，内服のNSAIDsとの併用は避けるよう注意が必要．	—
			オキサプロジン（アルボ）	錠	無	・半減期が長く，1日1回で効果が認められる．	50
			チアプロフェン酸（スルガム）	錠	無	・胃粘膜でPGE$_2$の生合成をインドメタシン同様に抑制しますが，PGI$_2$の抑制作用が弱く，胃粘膜刺激作用が弱いといわれている．	2
			ナプロキセン（ナイキサン）	錠	無	・腫瘍熱にも効果的．	14
			プラノプロフェン（ニフラン）	錠，カプセル，液，点眼	有	・サリチル酸系とプロピオン酸系薬剤の薬理作用を併せもつ三環構造を基本骨格とする化合物で，日本で初のプロピオン酸系の酸性非ステロイド性鎮痛・抗炎症・解熱剤．	5.4
			ロキソプロフェン（ロキソニン）	錠，細粒，ゲル，液，スプレー，パップ，テープ	有	・プロドラックであり，胃腸障害が比較的少ない．速効性に優れた薬剤．	1.3
			ザルトプロフェン（ソレトン，ペオン）	錠	有	・強い鎮痛・抗炎症症作用を有しながら胃腸障害が弱い．	二相性（α：0.9，β：9）
	ピリミジン系		ブコローム（パラミヂン）	カプセル	無	・クマリン抗凝血薬の作用を増強する．	29
	オキシカム系		ピロキシカム（バキソ）	カプセル，坐剤，軟膏	有	・半減期が長く，1日1回で効果が認められる．	48
			アンピロキシカム（フルカム）	カプセル	有	・半減期が長く，1日1回で効果が認められる．	41
			メロキシカム（モービック）	錠	有	・半減期が長く，1日1回で効果が認められる．	28
			ロルノキシカム（ロルカム）	錠	有	・速やかな血中濃度の上昇と体内からの迅速な消失が特徴．	2.5
中性	コキシブ系		セレコキシブ（セレコックス）	錠	有	・COX-2を選択的に阻害し，胃腸障害が少ないが，心血管系リスクに注意が必要．アスピリン喘息の人にも安全に投与できる．ただし，添付文書上は禁忌．	5～9
塩基性			チアラミド（ソランタール）	錠	無	・日本で唯一の塩基性薬剤．COX阻害作用はなく，解熱作用はほとんどない．ヒスタミンやセロトニンをブロックすることで鎮痛．COX阻害作用がないので胃腸障害はほとんどない．	1.6
その他			アセトアミノフェン（カロナール）	錠，末，細粒，シロップ，坐剤	有	・COX阻害作用はほとんどなく，中枢に作用することで効果を発揮する．インフルエンザ罹患患者，小児，妊婦で多く使用される．	2.8～3.3

1 NSAIDs の基本的な選びかた

　NSAIDs は日常診療でよく使用される薬剤であり，急性疾患から慢性疾患への病状変化に合わせて使用される薬剤が異なります．各薬剤の化学構造や COX の選択性，半減期や剤形によって効果や副作用が異なることが知られており，その特徴を把握し薬剤を選択する必要があります．

❶ 急性疾患か，慢性疾患か

　一般的に，歯痛や小手術での痛みなど急性期の疾患は短時間作用型の薬剤を選択し，関

節リウマチ・椎間板ヘルニアなどの慢性期の疾患は長時間作用型を選択します（表1）.

❷ 剤形によって使い分ける

病状の変化やライフスタイルに対応するため，徐放性製剤，坐剤，経皮吸収剤など多彩な剤形が開発されているので，患者にあった剤形を選択します（表2）.

❸ 副作用を考慮する

胃腸障害を起こしやすい場合は，主としてプロドラッグ製剤，COX-2選択的阻害薬，坐剤，外用薬，アセトアミノフェンなどを選択します．また，腎機能障害患者では，プロピオン酸系薬の半減期の短いもの，アセトアミノフェンなどを選択します.

NSAIDsを使用する場合は，COX-2阻害により血栓形成のリスクが増えるため，心血管イベントに注意する必要があります.

❹ 小児での選びかた

現在，小児に対し適応のあるNSAIDsは，イブプロフェン，ジクロフェナクナトリウム，メフェナム酸などがあります．ただし，**ジクロフェナクナトリウムやメフェナム酸は，脳症との関連性の指摘から，ウイルス性疾患**（水痘，インフルエンザなど）**では原則として使用しません**．アセトアミノフェンは小児のインフルエンザ解熱薬として用いられます（表3）.

❺ 妊婦・授乳婦での選びかた

妊婦ではNSAIDsの使用は基本的に避けましょう．**アセトアミノフェンは催奇形性の**報告はなく[1]，短期間常用量であれば安全と考えられていますが，**長期間大量の服用で母体と胎児に肝毒性を起こすことが知られています**．参考として，表4にNSAIDsの催奇性リスク分類について示します.

一方，**授乳婦では，インドメタシン，イブプロフェン，ロキソプロフェンなどが安全に使用できる**と考えられています．また，アセトアミノフェン500 mgを授乳婦に投与すると，母乳中濃度は1〜2時間でピークとなりますが，100 mLの母乳を授乳したとしても母親への投与量の0.1%以下であることから，治療量では授乳することでの問題は少ないとされています[2].

表2　NSAIDsの剤形別分類

剤形分類	剤形	代表的な商品名	目的・特徴
経口	配合剤	バファリン	ダイアルミネート配合
	徐放剤	ボルタレンSR インテバンSR	持続的効果
	プロドラッグ	クリノリル ロキソニン フルカム	胃腸障害の減少
外用	ゲル	インテバン	表在性の疼痛局所作用 全身性の副作用の減少
	坐剤	ボルタレンサポ	経口・筋注と同等の効果 胃腸障害の減少．局所的副作用 投与方法が煩雑
	経皮吸収剤	カトレップ	表在性の疼痛局所作用 副作用の減少．局所効果

表3　幼児・小児に使用できる NSAIDs

一般名	剤形	対象	1回量	適応	注意事項
アセトアミノフェン	散 坐剤 シロップ	5 kg 10 kg 20 kg 30 kg	50～75 mg 100～150 mg 200～300 mg 300～450 mg	鎮痛 解熱	・4～6時間以上の間隔をあける ・インフルエンザでの解熱に使用 ・低体温に注意 ・母乳へ移行 ・シロップはオレンジの様な匂いがあり，味はわずかに甘い
イブプロフェン	散	5-7歳	200～300 mg/日	消炎 鎮痛 解熱	・急性上気道炎の解熱に使用 ・インフルエンザ脳症に対する致死率上昇の可能性 ・低体温に注意 ・母乳へ移行
		8～10歳	300～400 mg/日		
		11～15歳	400～600 mg/日		
ジクロフェナクナトリウム	坐剤	1～3歳未満	6.25 mg	消炎 鎮痛	・体温低下，血圧低下によるショック症状を起こす可能性あり ・新生児，乳児は過度の体温上昇などやむを得ない場合に限り使用 ・インフルエンザ脳症に対する致死率上昇の可能性 ・母乳へ移行
		3～6歳未満	6.25～12.5 mg		
		6～9歳未満	12.5 mg		
		9～12歳未満	12.5～25 mg		
メフェナム酸	シロップ	幼小児	6.5 mg/kg	鎮痛 解熱	・新生児，乳児は過度の体温上昇などやむを得ない場合に限り使用 ・インフルエンザ脳症に対する致死率上昇の可能性

服薬指導の会話例　妊娠中は飲まないほうがよいですか？

患者

妊娠しているのですが，痛み止めは使わないほうがよいのでしょうか？

薬剤師

催奇形性のリスクがありますので，NSAIDs の服用はできるだけ避けましょう．アセトアミノフェンは催奇形性の報告はなく，短期間に常用量の使用であれば安全と考えられています．医師・薬剤師に相談のうえ，用法・用量を守って使用しましょう．

コラム　NSAIDs には天井効果がある！

　　NSAIDs には天井効果が存在するため，投与量を増やしても鎮痛効果は頭打ちになります．NSAIDs 潰瘍は用量依存的にリスクが上昇しますので，標準投与量以上には使用しないようにしましょう．

表4 NSAIDsの催奇性リスク分類

一般名	添付文書	FDA	TGA
アスピリン	禁忌（出産予定日12週以内）有益性＞危険性（出産予定日12週以内を除く）		C
メフェナム酸	禁忌（妊娠末期）有益性＞危険性（妊娠末期以外）		C
ジクロフェナクナトリウム	内服・坐剤：禁忌 貼付剤・ゲル：有益性＞危険性	C/D	C
インドメタシン	内服・坐剤：禁忌 貼付剤：有益性＞危険性 軟膏・クリーム・ゲル・外用液：大量，広範囲，長期投与を避ける		C
ナブメトン	禁忌（妊娠末期）有益性＞危険性（妊娠末期以外）	C	C
イブプロフェン	禁忌（妊娠後期）有益性＞危険性（妊娠後期以外）	C	C
ケトプロフェン	禁忌（妊娠後期）有益性＞危険性（妊娠後期以外）	C	C
フルルビプロフェン	内服：禁忌（妊娠後期）貼付剤：有益性＞危険性	C	B2（眼科用）
ナプロキセン	禁忌（妊娠後期）有益性＞危険性（妊娠後期以外）	C	C
メロキシカム	禁忌	C/D	C
アセトアミノフェン	有益性＞危険性		A

米国 FDA Pregnancy Category Definitions	
カテゴリーA	ヒトの妊娠初期3ヵ月間の対照試験で，胎児への危険性は証明されず，またその後の妊娠期間でも危険であるという証拠もないもの．
カテゴリーB	動物生殖試験では胎仔への危険性は否定されているが，ヒト妊婦での対照試験は実施されていないもの．あるいは，動物生殖試験で有害な作用（または出生数の低下）が証明されているが，ヒトでの妊娠3ヵ月の対照試験では実証されていない，またその後の妊娠期間でも危険であるという証拠はないもの．
カテゴリーC	動物生殖試験では胎仔に催奇形性，胎仔毒性，その他の有害作用があることが証明されており，ヒトでの対照試験が実施されていないもの．あるいは，ヒト，動物ともに試験は実施されていないもの．ここに分類される薬剤は，潜在的な利益が胎児への潜在的危険性よりも大きい場合にのみ使用すること．
カテゴリーD	ヒトの胎児に明らかに危険であるという証拠があるが，危険であっても妊婦への使用による利益が容認されるもの（例えば，生命が危険にさらされている場合，重篤な疾病で安全な薬剤が使用できない場合，あるいは効果がない場合，その薬剤をどうしても使用する必要がある場合）．
カテゴリーX	動物またはヒトでの試験で胎児異常が証明されている場合，あるいはヒトでの使用経験上胎児への危険性の証拠がある場合，またはその両方の場合で，この薬剤を妊婦に使用することは，他のどんな利益よりも明らかに危険性の方が大きいもの．ここに分類される薬剤は，妊婦または妊娠する可能性のある婦人には禁忌である．

オーストラリア TGA Pregnancy Categoryの分類基準	
カテゴリーA	多数の妊婦および妊娠可能年齢の女性に使用されてきた薬だが，それによって奇形の頻度や胎児に対する直接・間接の有害作用の頻度が増大するといういかなる証拠も観察されていない．
カテゴリーB1	妊婦および妊娠可能年齢の女性への使用経験はまだ限られているが，この薬による奇形やヒト胎児への直接・間接的有害作用の発生頻度増加は観察さていない．動物を用いた研究では，胎仔への障害の発生が増加したという証拠は示されていない．
カテゴリーB2	妊婦および妊娠可能年齢の女性への使用経験はまだ限られているが，この薬による奇形やヒト胎児への直接・間接的有害作用の発生頻度増加は観察さていない．動物を用いた研究は不十分または欠如しているが，入手しうるデータでは，胎仔への障害の発生が増加したという証拠は示されていない．
カテゴリーB3	妊婦および妊娠可能年齢の女性への使用経験はまだ限られているが，この薬による奇形やヒト胎児への直接・間接的有害作用の発生頻度増加は観察さていない．動物を用いた研究では，胎児への障害の発生が増えるという証拠が得られている．しかし，このことがヒトに関してどのような意義をもつかは不明である．
カテゴリーC	催奇形性はないが，その薬理効果によって，胎児や新生児に有害作用を引き起こす薬，または，その疑いのある薬．これらの効果は可逆的なこともある．詳細は付記した本文を参照のこと．
カテゴリーD	ヒト胎児の奇形や不可逆的な障害の発生頻度を増す，または，増すと疑われる，またはその原因と推測される薬．これらの薬にはまた，有害な薬理作用があるかもしれない．詳細は付記した本文を参照のこと．
カテゴリーX	胎児に永久的な障害を引き起こすリスクの高い薬であり，妊娠中あるいは妊娠の可能性がある場合は使用すべきでない．

コラム　大量摂取に注意！　アセトアミノフェン中毒

　アセトアミノフェンは，2011年より1回用量が「300〜1,000mg」，1日総量が「4,000mg」に変更となり，添付文書に投与間隔「4〜6時間以上」および「空腹時の投与は避けさせることが望ましい」という文言が追加されました．常用量での副作用が比較的少なく，インフルエンザに対する解熱薬や妊婦などに使用できることから比較的安全な薬剤として知られています．しかし，自殺目的の大量摂取やアルコール依存症では治療量であっても中毒症状を起こす可能性があるため，注意が必要です．

　なお，アセトアミノフェンとして成人10g，150mg/kg以上の摂取が疑われるときは，添付文書にも記載があるように，解毒薬としてアセチルシステイン内用液17.6％を初回に140mg/kg，その4時間後から70mg/kgを4時間ごとに17回，計18回経口投与が行われます．

Ⅱ 同種薬の違いについて知ろう！

A 非ステロイド抗炎症薬（NSAIDs）の違いがわかる！

違いの着眼点 1 化学構造の違い・COX の選択性に着目しよう！

Key Point
- 化学構造の違いで，酸性，中性，塩基性，その他に分類される．
- COX の選択性を考慮して使い分ける．
- ジクロフェナクナトリウム，インドメタシン，スリンダクは鎮痛効果が強い．
- セレコキシブは胃腸障害が少なく，チアラミドは，COX 阻害作用はないため胃腸障害が少ないが，解熱作用も弱い．

1 化学構造の違いで酸性，中性，塩基性，その他に分類される

　　酸性型 NSAIDs は，COX を阻害しプロスタグランジン（prostaglandin：PG）E_2 産生を抑制することで解熱効果を発揮します．抗炎症効果は，マクロファージ，好中球，血管内皮細胞などの PG 合成を抑制することで効果を示します．さらに，発痛物質のブラジキニンやヒスタミンなどへの増強を抑制することで鎮痛効果を示します．一方，非酸性（中性，塩基性）型 NSAIDs は PG 系に作用しないと考えられており，ブラジキニンやリポキシゲナーゼの抑制や抗活性酸素作用などにより抗炎症作用を示しますが，解熱作用は弱いとされています．

2 酸性型 NSAIDs は作用が強いが，アスピリン喘息には使えない

　　酸性型はすべて COX-1 を阻害しますが，誘導体の分類により特徴が異なります．サリチル酸系薬剤であるアスピリンは血小板抑制作用のほかリウマチ熱に効果を示しますが，アスピリン喘息や Reye 症候群などの副作用が知られています．酢酸系薬剤であるジクロフェナクナトリウム，インドメタシン，スリンダクなどは非常に強力な鎮痛効果をもちます．

コラム　心血管リスクは COX-2 選択的薬剤のみではない！

　　COX-2 を選択的に阻害する rofecoxib（国内未発売）は，心血管イベントのリスクを高めるとして米国で発売中止になっています．そのため，同じく COX-2 を選択的に阻害するセレコキシブの添付文書の警告の項には，心血管リスクを高める可能性について記載があります．しかしながら，その後の検討の結果，COX-2 を選択的に阻害する薬剤に限らず，心血管イベントは他の NSAIDs との有意差はなく，共通のリスクであることが明らかになっています[A]．

文献

A) Nissen SE et al：Cardiovascular safety of Celecoxib, Naproxen, or Ibuprofen for arthritis. N Engl J Med **375**：2519-2529, 2016

③ 中性型・塩基性型 NSAIDs は胃腸障害が少ないが，作用は弱い

　　中性型のセレコキシブは，COX-2 を選択的に阻害します．COX-1 を阻害しないため**胃腸障害が少ない**という特徴があります．一方，血小板におけるトロンボキサン（thromboxane：TX）A_2 産生を抑制しないため，心筋梗塞など心血管・脳血管疾患に対するリスクが高くなることが問題視されており[3]，セレコキシブの添付文書の警告の項にも，心血管リスクを高める可能性について記載があります．

　　塩基性型のチアラミドは，COX 阻害作用はなく，ヒスタミンやセロトニンをブロックすることで鎮痛効果を発揮します．効果としては解熱作用も弱く COX も阻害しないため，胃腸障害などの副作用が少ないです．

④ COX の選択性に違いがある

　　COX-1 は，血小板，血管内皮細胞，腎臓の集合管，胃粘膜で大量に発現し，胃粘膜保護，血小板凝集，血流維持，利尿など生理機能を維持する役割を果たしています[4]．COX-2 は，脳，腎臓，女性生殖器において発現する量は非常に少ないですが，サイトカインなどの起炎性刺激により特異的に誘導され，炎症反応の進展に関与することから重要な酵素です．

　　国内で発売されている NSAIDs のほとんどは，COX-1・COX-2 の両方に阻害作用を示します．**セレコキシブは COX-2 のみに選択的に阻害し，エトドラクやメロキシカムは比較的 COX-2 に選択性が高く，アスピリンやインドメタシンは逆に COX-1 に選択性が高い**ことが明らかとなっています[5]．表 5 に代表的な NSAIDs の選択性を示します．

NSAIDs 過敏症（アスピリン喘息）はなぜ起こるの？

　気管支喘息の素因をもつ人は，酸性型 NSAIDs を使用すると COX-1 が阻害され，アラキドン酸の遊離が増加します．これを材料として気管支収縮を引き起こす物質のロイコトリエン（leukotriene：LT）C_4，LTD_4 の合成が大量に行われるため，喘息の発作が誘発されると考えられています．アセトアミノフェンでは 1 回 300 mg 以下，COX-2 に比較的選択性の高いエトドラクやメロキシカム，COX-2 選択的阻害薬セレコキシブは，添付文書上はアスピリン喘息には禁忌と記載されていますが，COX-2 選択的であるため，比較的安全に投与できるとされています[A]．

文献

A）谷口正実：アスピリン喘息．日内会誌 **102**：1426-1432，2013

アスピリンは適応症によって投与量が異なる！

　アスピリンは，解熱，鎮痛，消炎，抗リウマチおよび血小板凝集抑制作用をもち合わせており，目的により投与量が変わります．鎮痛・解熱作用（1,000 〜 1,500 mg/ 日）や抗リウマチ作用（2,500 〜 3,000 mg/ 日）に用いられる用量では，COX を阻害することにより，TXA_2 産生と PGI_2 産生を阻害します．しかし，血小板凝集抑制作用（50 〜 100 mg/ 日）に用いられる用量では血小板内の COX だけに作用し，TXA_2 生産を抑えることが知られています（アスピリンジレンマ）．

違いの着眼点2 　作用時間に着目しよう！

Key Point

- ジクロフェナクナトリウム，ロキソプロフェンナトリウムなどの短時間作用型は炎症の急性期に使用する．

1 急性疾患か慢性疾患によって NSAIDs を使い分ける

　　炎症の急性期は，効果発現が早い短時間作用型薬剤を選択します．最高血中濃度到達時間（T_{max}）が早いことから，歯痛や小手術での痛みや，消炎効果として有用であると考えられます．

　　炎症の慢性期は，服薬アドヒアランスを高めるうえで，1日1回投与の長時間作用型薬剤を選択し，持続的な血中濃度を維持することで，長期間にわたる痛みのコントロール（慢性的な腰痛，がん性疼痛など）が可能となります．

表5　COX 選択性による分類

選択性	NSAIDs
COX-2 ↑	セレコキシブ
	エトドラク，メロキシカム
	メフェナム酸，ジクロフェナク
	ロキソプロフェン，ザルトプロフェン
	スリンダク，ナブメトン
	ナプロキセン，ピロキシカム
	アスピリン
	インドメタシン，フルルビプロフェン
↓ COX-1	ケトプロフェン，オキサプロジン

コラム　COX-1，COX-2 のほかに COX-3 を発見！

　2002 年，アセトアミノフェン，フェナセチン，アンチピリンなどが中枢の COX-3 のみを特異的に阻害することにより解熱鎮痛作用を発揮することが発見され，COX-3 の構造が決定されました[A]．心臓と大脳皮質（ヒト）に多く存在して痛みに関与することもわかってきています．この COX-3 の発見が，「アセトアミノフェンやピリン系は抗炎症効果がほとんどないが，鎮痛・解熱効果がある」という疑問を解くうえでの鍵と考えられていますが，一方で COX-3 の存在を否定する意見もあります．

文献

A) Chandrasekharan NV et al : COX-3, a cyclooxygenase-1 variant inhibited by acetaminophen and other analgesic/antipyretic drugs: cloning, structure, and expression. Proc Natl Acad Sci U S A **99** : 13926-13931, 2002

COX-1, COX-2 選択性の違いは化学構造からも説明できる！

　COX-2 選択的な薬剤と非選択的な薬剤の差は，化学構造から説明することができます．薬剤が作用を発揮するためには，薬剤が働く場所，いわゆる active site へ到達しなければなりません．COX-1 はCOX-2 と比較して入り口が広い構造を有していて，入口を通過できない薬剤は active site へ到達できずに作用を発現することができません（図 A）．既存の NSAIDs のカルボキシル基は COX-1 およびCOX-2 に共通の 120 番目のアルギニンに親和性を示し，両者を非選択的に阻害します．一方，セレコキシブは他の NSAIDs と比べて，立体構造的に大きく COX-2 に比べ入り口が狭い COX-1 に結合しにくく，カルボキシル基を有さないことから COX-1 に対する親和性は低くなっています（図 B）．COX-2 に対しては，セレコキシブのスルホンアミド基がサイドポケットに入り，90 番目のヒスチジン，513 番目のアルギニンおよび 518 番目のフェニルアラニンと水素結合し，さらにセレコキシブのもう片方のメチルフェニル基が COX-2 の疎水性の基質結合部位に親和性を示すことで強い阻害作用を示すことが報告されています [A]．

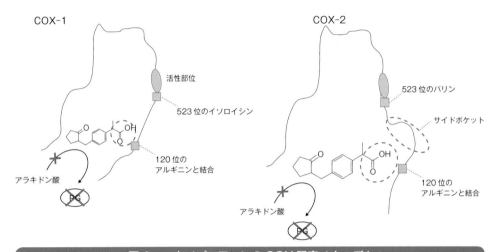

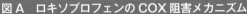

図 A　ロキソプロフェンの COX 阻害メカニズム

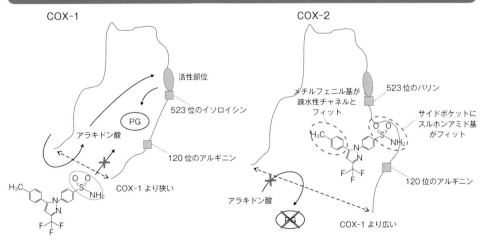

図 B　セレコキシブの COX-2 阻害メカニズム

文献

A) Kurumbail R G et al：Structural basis for selective inhibition of cyclooxygenase-2 by anti-inflammatory agents. Nature **384**：644-648, 1996

作用時間	一般名	T$_{max}$（時）	t$_{1/2}$（時）	作用の強さ※	用法
長時間型	ナブメトン	4	19	—	1日1回
	オキサプロジン	3.7	50	強い	1日1〜2回
	ピロキシカム	4.9	48	強い	1日1回
	アンピロキシカム	4	41	強い	1日1回
	メロキシカム	7	28	強い	1日1回
中間型	スリンダク	4	二相性 （1相：3, 2相：11〜15）	強い	1日2回
	エトドラク	1.4	6	強い	1日2回
	ナプロキセン	2〜4	14	—	1日2〜3回
	ザルトプロフェン	1.2	2相性 （α：0.9, β：9）	強い	1日3回
	セレコキシブ	2	5〜9	—	1日2回
短時間型	アスピリン	0.5	0.4	—	適応・剤形によって異なる
	メフェナム酸	2	4	強い	適応・剤形によって異なる
	ジクロフェナクナトリウム	0.8	1.3	強い	適応・剤形によって異なる
	インドメタシン	2	2.4	強い	適応・剤形によって異なる
	プログルメタシン	2.4	2	—	1日3回
	アセメタシン	1.5	1〜2	—	1日3〜4回
	モフェゾラク	1.3	2.2	強い	1日3回
	イブプロフェン	2.1	1.8	強い	1日3回
	フルルビプロフェン	1.4	2.7	—	1日3回
	チアプロフェン酸	1.2	2	—	1日3回
	ロキソプロフェン	0.5	1.3	強い	1日3回

表6　作用時間による分類

※アスピリンと比較，—はデータなし

　薬物動態から，T$_{max}$が1時間以内のものはアスピリン，ジクロフェナクナトリウム坐剤，ロキソプロフェン，ロルノキシカム，チアラミド，アセトアミノフェンなどであり，即効性を期待して用いられます（**表6**）．

　一方，1日1〜2回の内服薬としては，ジクロフェナクナトリウム徐放，ナブメトン，エトドラク，オキサプロジン，ピロキシカム，アンピロキシカム，メロキシカムなどがあります（**表6**）．

Key Point

- 病状の変化やライフスタイルに合わせて経口薬，外用薬などを選択する．
- 効果持続，速効性，胃腸障害などの副作用の軽減を目的とした剤形もある．

　　　　NSAIDs は，病状の変化やライフスタイルに対応するために，経口薬，外用薬など多彩な剤形があります．さらには，効果持続，速効性，胃腸障害などの副作用の軽減を目的にしたものなどを目的にした剤形も開発されています（**表 2**）．病態の変化やライフスタイルに応じて選択しましょう．

1 剤形による適応症の違い

　　　　メフェナム酸の場合，シロップの適応は急性上気道炎の解熱・鎮痛のみですが，カプセル・散・細粒の適応は，シロップの適応に加え，手術後，および外傷後の炎症および腫脹の緩解，変形性関節症，腰痛症，症候性神経痛，頭痛，副鼻腔炎，月経痛，分娩後痛，歯痛に広がります．

　　　　同様に，ジクロフェナクナトリウムなども剤形によって適応が異なるため注意が必要です．ジクロフェナクナトリウム坐剤では関節リウマチ，変形性関節症，腰痛症，後陣痛のの鎮痛・消炎ですが，錠剤では上記の適応に加え，腱鞘炎，頸肩腕症候群，神経痛，骨盤内炎症，月経困難症，膀胱炎，前眼部炎症，歯痛に広がります．急性上気道炎に関しては，坐剤は他の鎮痛薬では効果が期待できないか，あるいは，他の解熱薬の投与が不可能な場合の限定的な適応となります．

2 剤形による副作用の違い

　　　　ジクロフェナクナトリウム坐剤は，幼小児，高齢者などに過度の体温降下・血圧降下によるショックが現れやすいことが知られており，添付文書に警告が記載されています．この副作用は経口薬とは異なるため注意が必要です．

Key Point

- 胃腸障害のリスクがある場合は，プロドラッグ，COX-2 選択的阻害薬，アセトアミノフェン，坐剤，ゲル・クリームなどの外用薬を選択する．
- 高齢者や腎機能低下例では，半減期の短いプロピオン酸系やアセトアミノフェンを選択する．

1 胃腸障害は COX-1 阻害により生じる

　　　　COX-1 阻害により胃障害が起こりやすいため，胃腸障害を起こしやすい患者では，主としてプロドラッグ，COX-2 選択的阻害薬，アセトアミノフェン，チアラミド，坐剤，ゲル・クリームなどの外用薬などを選択します．また，必要に応じてプロトンポンプ阻害

コラム　相互作用に注意（蛋白結合率）！

　NSAIDs は蛋白結合率が高い薬剤です．たとえば，蛋白結合率が高いワルファリンカリウムと併用することにより，代謝を阻害することによってワルファリンカリウムの濃度を上昇させるため，抗凝固作用が増強されます[A]．同様に，スルホニル尿素系血糖降下薬は，蛋白結合率が高いため，併用により低血糖症状を発現することが知られています．

文献

A）高折修二ほか（訳）：グッドマン・ギルマン薬理書—薬物治療の基礎と臨床［上］，第 12 版，廣川書店，東京，p1245-1246, 2013

薬やプロスタグランジン誘導体であるミソプロストールを併用することを考慮します．

2 腎障害が起こりやすくなる

　NSAIDs を使用することで，腎血流量の増加など，腎機能維持の役割をもつ PGE_2 の合成が阻害されることにより，腎血流量が減少し，腎障害が起こります．高齢者や腎機能が低下している患者に NSAIDs を使用する際は，半減期の短いプロピオン酸系やアセトアミノフェン，スリンダクなどを選択します．腎機能が低下している場合は 1 日の投与量を減らす工夫もよいでしょう．

　炭酸リチウム（他の薬剤：メトトレキサートやジゴキシン）と NSAIDs の併用は，糸球体濾過が減少し血中濃度が上昇することで薬効を増強して中毒を引き起こすことが考えられます[6]．

［矢島　領，伊勢雄也］

■文 献

1）Riggs BS et al : Acute acetaminophen overdose during pregnancy. Obstet Gynecol **74** : 247-253, 1989

2）Bitzén PO et al : Excretion of paracetamol in human breast milk. Eur J Clin Pharmacol **20** : 123-125, 1981

3）FitzGerald GA : COX-2 and beyond : Approaches to prostaglandin inhibition in human disease. Nat Rev Drug Discov **2** : 879-890, 2003

4）水島　裕（編）：NSAIDs の使い方コツと落とし穴，中山書店，東京，p24-36, 2006

5）Cryer B et al : Cyclooxygenase-1 and cyclooxygenase-2 selectivity of widely used nonsteroidal anti-inflammatory drugs. Am J Med **104** : 413-421, 1998

6）杉山正康：新版　薬の相互作用としくみ，日経 BP 社，東京，p83, 2016

13 オピオイド鎮痛薬（麻薬性鎮痛薬）

- オピオイド鎮痛薬には弱オピオイド鎮痛薬と強オピオイド鎮痛薬があり，痛みの強さにより使い分ける．
- 『WHO がん疼痛ガイドライン 2018』では，「疼痛の重症度を 3 段階に分けて，弱オピオイド鎮痛薬（第 2 段階）と強オピオイド鎮痛薬（第 3 段階）の使い分けを基本とする．これは厳密なプロトコルではないとしている．
- オピオイド鎮痛薬使用の原則には，①経口的に，②時刻を決めて，③患者ごと個別の量で，④細かい配慮をの 4 つがある．

I 同効薬の違いについて知ろう！

表 1 オピオイド鎮痛薬の全体像

分類	一般名	商品名	特徴
弱オピオイド	トラマドール	トラマール OD 錠 トラマール注 ワントラム錠 トラムセット配合錠	・オピオイド受容体刺激作用（内臓痛に効果あり）とノルアドレナリン・セロトニンの再取り込み阻害による下行抑制路の活性化（神経障害性疼痛に効果あり）による鎮痛効果あり ・肝臓（CYP2D6）で代謝され，オピオイド受容体に作用する活性代謝物 M1（主鎮痛効果）になる ・活性代謝物 M1 は腎代謝されるため腎機能の影響は少ない ・1 日 400 mg を越えないこと ・鎮痛効力は経口モルヒネの 1/5
	コデイン	コデインリン酸塩錠 コデインリン酸塩散	・コデインの約 10% が肝臓（CYP2D6）で代謝されモルヒネとなり鎮痛効力を発揮する ・モルヒネの活性代謝物モルヒネ -6- グルクロニド（M-6-G）は腎排泄される ・1 回量 30 mg 以上を必要，ceiling effect（有効限界：代謝量限界）1 回 200 ～ 300 mg ・鎮痛効力は経口モルヒネの 1/10
	モルヒネ硫酸塩水和物	MS コンチン錠 MS ツワイスロンカプセル	・さまざまな経路，剤形による投与が可能である
強オピオイド	モルヒネ塩酸塩	アンペック坐剤 アンペック注 オプソ内服液 パシーフカプセル プレペノン注シリンジ モルペス細粒 モルヒネ塩酸塩錠・末・注	・呼吸中枢の反応を低下させ，呼吸数を減らす作用があり，呼吸困難感時に使用できる（他のオピオイドよりエビデンスあり） ・肝臓で代謝（グルクロン酸抱合）され，生成する活性代謝物モルヒネ -6- グルクロニド（M-6-G）は腎排泄であり，腎機能低下時の投与は推奨しない ・相互作用が少ない ・注射剤の鎮痛効力は経口モルヒネの 1.5 ～ 2 倍
	オキシコドン	オキシコンチン錠・TR 錠 オキノーム散 オキファスト注	・肝臓で代謝（CYP3A4 と CYP2D6）されるため，肝機能低下時には血中濃度上昇し作用が増強する可能性がある ・活性代謝物オキシモルフォンは肝代謝されるため血中の生成量はオキシコドンの 1% 未満であり，腎機能低下患者への影響は少ない ・オキシコンチン TR 錠は容易に砕けない，水を含むとゲル化することにより，粉砕，水溶化による薬物の抽出を困難にさせ，注射による静脈内投与（乱用）を防止している
	フェンタニル	デュロテップ MT パッチ ワンデュロパッチ アブストラル舌下錠 イーフェンバッカル錠 フェントステープ フェンタニル注射液	・脂溶性が高く皮膚や粘膜を通過しやすく，貼付薬や口腔粘膜から吸収するバッカル錠，舌下錠がある ・バッカル錠と舌下錠は，他の速放性製剤と適応症が異なり，突出痛にのみ使用可で 1 日 4 回までに留めること（添付文書） ・肝臓で代謝（CYP3A4）されるため，肝機能低下時には血中濃度が上昇し，作用が増強する可能性がある ・活性代謝物なし ・注射剤の鎮痛効力は経口モルヒネの 100 倍
	タペンタドール	タペンタ錠	・オピオイド受容体刺激作用とノルアドレナリン再取り込み阻害作用による鎮痛効果がある ・肝臓で代謝（グルクロン酸抱合）される ・活性代謝物はなし
	ヒドロモルフォン	ナルサス錠 ナルラピド錠 ナルベイン注	・モルヒネ同様に肝臓で代謝（グルクロン酸抱合）される ・相互作用が少ない ・代謝物（ヒドロモルフォン -3- グルコシド，ヒドロモルフォン -3- グルクロニド）の活性は弱く（ヒドロモルフォンの 1/249，1/2280），腎機能低下患者への影響は少ない ・鎮痛効力は経口モルヒネと比較して，内服薬は 5 倍，注射薬は 25 倍
	メサドン	メサペイン錠	・オピオイド受容体刺激作用と NMDA 受容体阻害作用の鎮痛効果から他のオピオイドに反応しない痛みに対して使用 ・QT 延長や心室頻拍などの重大な副作用や多くの薬物相互作用があり，血中濃度の半減期など体内動態も個人差が大きく，他オピオイドとの効力比も不明なため専門医による処方が推奨される ・肝臓で代謝（CYP3A4，CYP2B6 など）される ・活性代謝物はなし

1 オピオイド鎮痛薬の基本的な選びかた

❶ オピオイド鎮痛薬使用の原則 [1]

1. 経口的に（by mouth）

・可能な限り経口投与で行います.

2. 時刻を決めて規則正しく（by the clock）

・適正な決まった時刻に投与します.

・薬の効果がなくなる前に次回分を投与します.

・鎮痛効果が持続するように投与時間を決め，原則，1日3回であれば8時間おき，1日2回であれば12時間おきに投与します.

・必ずしも等間隔にしなくてもよく，患者に合った投与スケジュールを決めて，規則正しく投与します.

3. 患者ごとの個別の量で（for the individual）

・上記の2つの事項とともに，痛みの種類（侵害受容体性痛，侵害受容内臓痛，神経障害性疼痛など），痛みの場所，最適な治療法などについて，注意深く評価します.

・適切な投与量とは，患者が納得するレベルまで痛みが取れる量とします.

4. そのうえで細かい配慮を（with attention to detail）

・1日の最初と最後の投与は，患者が起きている時間に行います.

・患者と家族が使用できるように，投与設計（薬品名，使用理由，投与量，投与間隔）と可能性のある副作用について，指導します.

　モルヒネ，オキシコドン，フェンタニル，ヒドロモルフォンなどの強オピオイド鎮痛薬は，有効限界（天井効果ともいう）がなく，増量すればその分効果は高まりますが，弱オピオイド鎮痛薬のコデインやトラマドールなどには有効限界があるため，標準投与量以上に増量しないことになっています.

❷ 弱オピオイド鎮痛薬と強オピオイド鎮痛薬の使い分け

　オピオイドは強オピオイド鎮痛薬と弱オピオイド鎮痛薬に分類（**表1**）され，前述の3段階除痛ラダーを基本にして，痛みの程度により選択します.

　痛みの程度に応じた薬剤選択が重要であり，第1段階，第2段階，第3段階と必ずしも段階を踏まなくてもよいです.

2 オピオイド鎮痛薬のガイドラインによる選びかた

　薬剤選択は「WHO方式がん疼痛治療法三段階除痛ラダー」が基本となります. 三段階除痛ラダーは，疼痛の重症度に基づく薬剤選択の一般的な概念です [1]（**図1**）. 第1段階から治療を開始し，痛みの残存または増強により次の段階へ移行しますが，第2段階（弱オピオイド）は有効限界があるため，省略してもよいとされています. また，痛みの程度に応じて，初めから第2段階（弱オピオイド），または第3段階（強オピオイド）からの開始が推奨されています. 神経障害性疼痛の治療などに使用される鎮痛補助薬は，必要に応じてすべての段階で追加します.

　ただし，この概念は疼痛管理の一般的な指針に過ぎず，使用薬剤は個々の患者の痛みの種類，程度などを慎重に評価して，選択する必要があります. 効果の観点から第2段階，

第3段階はそれぞれ第1段階に上乗せするが原則とされていましたが，現在ではNSAIDs長期投与の副作用予防の観点から，各段階に切り替えた後に，必要に応じてNSAIDsを追加するほうが望ましいとされています．第3段階のメサドンは，他の強オピオイドで治療困難な場合に限り，切り替えて使用できますが，重大な副作用（呼吸抑制，心室頻拍など），個体差の大きい薬物動態，確立していない他の強オピオイドとの投与量換算比などの特徴があります．投与開始は慎重に判断し，開始後の十分なモニタリングが不可欠です．

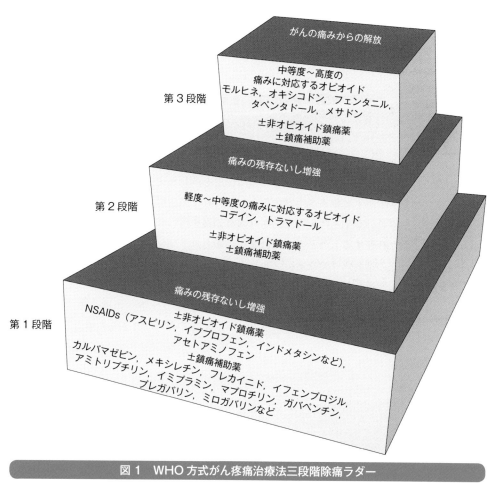

がんの痛みからの解放

第3段階

中等度～高度の
痛みに対応するオピオイド
モルヒネ，オキシコドン，フェンタニル，
タペンタドール，メサドン

±非オピオイド鎮痛薬
±鎮痛補助薬

痛みの残存ないし増強

第2段階

軽度～中等度の痛みに対応するオピオイド
コデイン，トラマドール

±非オピオイド鎮痛薬
±鎮痛補助薬

痛みの残存ないし増強

第1段階

±非オピオイド鎮痛薬
NSAIDs（アスピリン，イブプロフェン，インドメタシンなど），
アセトアミノフェン
±鎮痛補助薬
カルバマゼピン，メキシレチン，フレカイニド，イフェンプロジル，
アミトリプチリン，イミプラミン，マプロチリン，ガバペンチン，
プレガバリン，ミロガバリンなど

図1　WHO方式がん疼痛治療法三段階除痛ラダー

[WHO guidelines for the pharmacological and radiotherapeutic management of cancer pain in adults and adolescents, 2018より引用]

II 同種薬の違いについて知ろう

A 弱オピオイド鎮痛薬の違いがわかる！

表2 おもな弱オピオイド鎮痛薬の特徴

一般名	商品名	剤形	規格	GEの有無	投与経路	放出機構	投与間隔（定時投与）	T_max（時）	t_{1/2}（時）
リン酸コデイン	コデインリン酸塩錠	錠	20 mg	×	経口	徐放性	4時間	–	–
	コデインリン酸塩散 10%	散	100 mg/1 g	×	経口	徐放性	4時間	–	–
トラマドール*	トラマールOD錠	OD錠	25 mg, 50 mg	×	経口	速放性	6時間	1.3～1.8	5.3～6.1
	ワントラム錠	錠	100 mg	×	経口	速放＋徐放性	24時間	9.5～12.0	6.4～7.9
	トラムセット配合錠	錠	37.5 mg（アセトアミノフェン 325 mg）	○	経口	速放性	6時間	1～2（1）	5.0～5.5（3）
	トラマール注	注	100 mg	×	筋肉内	–	4～5時間	–	–

＊麻薬および向精神薬取締法では，非麻薬指定

違いの着眼点 作用の違いと鎮痛効力に着目しよう！

Key Point

- トラマドールは，内臓痛や神経障害性疼痛にも有効である．
- トラマドールは，コデインリン酸塩の約2倍の鎮痛効力である．

　コデインリン酸塩は，チトクロム（CYP）2D6でO-脱メチル化を受けてモルヒネに変換され，オピオイド受容体を介して鎮痛作用を示します．トラマドールは，CYP2D6による代謝物M1がオピオイド受容体を介し，おもな鎮痛作用（未変化体の約100倍）を示します．いずれの薬剤も代謝物がおもな鎮痛効果を示し，その代謝能力は患者ごと，薬剤ごとに上限が存在するものと考えられます．また，トラマドールはオピオイド作動性による上行伝導路の抑制だけでなく，ノルアドレナリン・セロトニンの再取り込み阻害による下行抑制路の活性化により鎮痛作用を発揮し，内臓痛や神経障害性疼痛にも有効です．

　なお，経口モルヒネとの鎮痛効力の比較では，トラマドールは1/5，コデインは1/10相当とされています．つまり，トラマドールはコデインの約2倍の鎮痛効力となります．

表3　おもな強オピオイド鎮痛薬の特徴

一般名	商品名	剤形	規格	GEの有無	投与経路	放出機構	レスキューとしての使用	投与間隔（定時投与）	T_{max}（時）	$t_{1/2}$（製剤投与時）（時）
硫酸モルヒネ	MSコンチン	錠	10mg, 30mg, 60mg	×	経口	徐放性	不可	12時間ごと	2.7±0.8*	2.6±0.9*
	MSツワイスロン	カプセル	10mg, 30mg, 60mg	×	経口	徐放性		12時間	1.9±1.3	ND
	モルペス	細粒	2%：秤量品 10mg/0.5g/包 6%：秤量品 30mg/0.5g/包	○	経口	徐放性		12時間	2.4〜2.8	6.9〜8.7
塩酸モルヒネ	モルヒネ塩酸塩	末, 錠	秤量品 10mg	×	経口	速放性	可	4時間ごと レスキュー：1時間程度（C_{max}以降）	0.5〜1.3	2.0〜3.0
	オプソ	内服液	5mg, 10mg	×	経口	速放性		4時間ごと レスキュー：1時間程度（C_{max}以降）	0.5±0.2*	2.9±1.1*
	アンペック	坐剤	10mg, 20mg, 30mg	×	直腸内	−	原則不可	6〜12時間ごと レスキュー：2時間程度（C_{max}以降）	1.3〜1.5（反復）	4.2〜6.0*
	モルヒネ塩酸塩注射液 アンペック プレペノン	注 ＜プレペノン＞ プレフィルドシリンジ	10mg, 50mg, 200mg ＜プレペノン＞ 100mg	○	皮下 静脈内 硬膜外 くも膜下 ＜プレペノン＞ 皮下 静脈内	−	可	皮下・静脈内：単回・持続	静脈内：<0.5	静脈内：2.0
オキシコドン	オキノーム	散	2.5mg, 5mg, 10mg	○ ＜錠＞	経口	速放性	可	定期投与：6時間ごと レスキュー：1時間程度（C_{max}以降）	1.7〜1.9	4.5〜6.0
	オキシコンチン	錠	5mg, 10mg, 20mg, 40mg	○	経口	徐放性	不可	12時間	2.7〜3.0	4.9〜5.4
	オキファスト	注	10mg, 50mg	○	皮下静脈内	−	可	単回・持続	0.083	3.3±0.8
フェンタニル	デュロテップ	貼付剤	2.1mg, 4.2mg, 8.4mg, 12.6mg, 16.8mg	○	経皮	徐放性	不可	72時間（3日間）	31〜37	21〜23
	ラフェンタ	貼付剤	1.38mg, 2.75mg, 5.5mg, 8.25mg, 11mg	○	経皮	徐放性		72時間		
	ワンデュロ	貼付剤	0.8mg, 1.7mg, 3.4mg, 5mg, 6.7mg	○	経皮	徐放性		24時間	8〜26	17〜26
	フェントス	貼付剤	1mg, 2mg, 4mg, 6mg, 8mg	○	経皮	徐放性	不可	24時間	20〜21	27〜38
	フェンタニル	注	0.1mg, 0.25mg, 0.5mg	○	静脈内 硬膜外 くも膜下	−	可	静・硬：持続 くも膜下：単回	静脈内：投与直後	静脈内：3.7±0.2
クエン酸フェンタニル	イーフェン	バッカル錠	50μg, 100μg, 200μg, 400μg, 600μg, 800μg	×	口腔粘膜	速放性	突出痛に限り可	＜用量調節期＞ 投与から30分後以降に同一用量までを1回のみ可 ＜維持期＞ 用量調節期を除き，4時間以上間隔をあけて，1日4回以下	0.59〜0.67*	3.0〜3.4（30分後嚥下）
	アブストラル	舌下錠	100μg, 200μg, 400μg	×	舌下	速放性		＜用量調節期＞ 投与から30分後以降に同一用量までを1回のみ可 ＜維持期＞ 用量調節期を除き，2時間以上間隔をあけて，1日4回以下	0.5〜1.0	5.0〜6.7
タペンタドール	タペンタ	錠	25mg, 50mg, 100mg	×	経口	徐放性	不可	12時間	2.0〜12.0	4.7〜6.1
ヒドロモルフォン	ナルサス	錠	2mg, 6mg, 12mg, 24mg	×	経口	徐放性	不可	24時間	3.3〜5.0	8.9〜16.8
	ナルラピド	錠	1mg, 2mg, 4mg	×	経口	速放性	可	4時間ごと レスキュー：1時間程度（C_{max}以降）	0.5〜1.0	5.6〜18.3
	ナルベイン	注	2mg, 20mg	×	皮下静脈内	−		単回・持続	約0.1	2.5±0.36
メサドン	メサペイン	錠	5mg, 10mg	×	経口	徐放性	不可	8時間	3.3〜4.9	37.2〜38.3

違いの着眼点 1　剤形の違いに着目しよう！

Key Point

- 経口投与が困難な場合に，フェンタニル貼付剤が有効である．

　　各オピオイド鎮痛薬にはさまざまな剤形があり，患者の状況に適した剤形を，使用目的や投与経路，使用時の生活の質（QOL）などを考慮して選択する必要があります．

　　経口投与が基本ですが，フェンタニル貼付剤は経口困難な場合にも使用可能であり，繁用されています．注射薬は持続投与が可能であり，経口不可や厳密なコントロールを必要とする患者の持続痛のコントロールに適した剤形です．しかしながら，管理の制限や投与デバイスなどによる患者 QOL の低下から，可能であれば他の剤形を優先すべきです．

違いの着眼点 2　適応（レスキュー使用）の違いに着目しよう！

Key Point

- フェンタニルのバッカル錠と舌下錠は，突出痛レスキュー使用専用の製剤である．

　　フェンタニルの速放性製剤であるバッカル錠と舌下錠は，他の強オピオイド鎮痛薬と違って適応が突出痛のレスキュー・ドーズのみです（**表 3**）．いずれの製剤も，1 回投与量は定時投与量とは関係なく少量（50 μg または 100 μg）から開始し，1 回の投与で十分な鎮痛効果がえられるよう，1 段階ずつ漸増して用量調節するように規定されています．このように，フェンタニルのバッカル錠と舌下錠は，他のオピオイドの速放性製剤とは使用方法が異なるため，添付文書の用法・用量を十分に理解したうえで投与する必要があります．

違いの着眼点 3　副作用の違いに着目しよう！

Key Point

- フェンタニルは，モルヒネ，オキシコドンより便秘，悪心・嘔吐が少ない．
- 便秘の発現のしやすさは，モルヒネ＞オキシコドン＞フェンタニル．
- 行動抑制（眠気）の発現しやすさは，フェンタニル＞モルヒネ≒オキシコドン．
- 呼吸抑制の発現のしやすさは，フェンタニル＞＞オキシコドン＞モルヒネ．

1 発現頻度の高い副作用

　　オピオイド鎮痛薬における発現頻度の高い副作用は，嘔気・嘔吐，便秘，眠気，せん妄・幻覚，呼吸抑制，口渇，掻痒感，排尿障害です．いずれも，オピオイド受容体を介した作用のため，オピオイド鎮痛薬に共通した副作用ですが，受容体への親和性および選択性，投与経路，さらには患者の個体差により，発現頻度や強度に差異が認められます．

　　強オピオイドであるモルヒネ，オキシコドン，フェンタニルの 3 薬剤を比較すると，μ_1 受容体選択性の高いフェンタニルは，モルヒネ，オキシコドンより便秘，悪心・嘔吐

コラム　徐放性製剤と速放性製剤の使い分け

　　強オピオイド鎮痛薬で治療するがん性疼痛は，一定の痛みではありません．そこで，定時で徐放性製剤を使用し，痛むときの頓用として速放性製剤を組み合わせて使用します．

①徐放製剤の定時投与

・がん性疼痛は，ほぼ１日中痛みがある．

・徐放製剤の定時投与（注射剤の持続投与）により血中濃度を保ち，効果を持続させることができる．

②速放性製剤の頓用（レスキュー・ドーズ）

・痛みは一定ではなく，定時薬を使用していても「痛い」と感じたら，速放性製剤の頓用（レスキュー・ドーズ）を用いる．

・徐放性製剤は血中濃度の立ち上がりが遅く，効果発現までに時間を要するため，レスキュー・ドーズには用いない（図）．

③翌日の投与量

・レスキュー・ドーズの１日総量を定時投与量に追加し，翌日の定時投与量（１日投与量）とする．

・レスキュー・ドーズの１回投与量は，

　　内　　服　　：１日量の 1/6 を目安（速放性製剤）

　　持続静・皮下注：１日量の 1/24（１時間量）の早送り

　　点滴投与時　：１日量の 1/10 ～ 12 を 0.5 ～ 1 時間かけて投与

・使用回数に制限はない．

＜レスキュー・ドーズの１回投与量＞

・海外：経口，静脈的，皮下の１回量は，１日定時投与量の 10 ～ 20％相当量 [A-C)]

・日本：経口投与の１回量は，１日定時投与量のでは約 1/6，静脈内・皮下投与では 1/12 ～ 1/10 を30 ～ 60 分間で投与，あるいは１時間量（１日量の 1/24）の急速投与

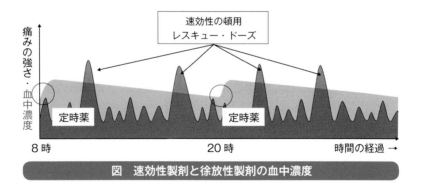

図　速効性製剤と徐放性製剤の血中濃度

文献

A) Mercadante S et al : Transmucosal fentanyl vs intravenous morphine in doses proportional to basal opioid regirnen for episodic ? breakthrough pain.　B J Cancer **96** : 1828-1833, 2007

B) Mercadante S et al : Intravenous morphine for breakthrough (episodic-) pain in an acute palliative care unit a confirmatory study.　J Pain Sympton Manage **35** : 1307-1313, 2008

C) Enting RH et al : The "pain" for breakthrough cancer pain: a promising treatment. J Pain Symptom Manage **29** : 213-217, 2005

が少ないとされています[2]．動物データ（マウス）ですが，薬理作用の50％有効血中濃度を比較した結果[3]，消化管運動抑制における50％有効用量は，モルヒネ，オキシコドンでは鎮痛用量より明らかに少ない量ですが，フェンタニルでは鎮痛用量を超え，他の2剤より大量を要しています．すなわち，**便秘の発現しやすさはモルヒネ＞オキシコドン＞フェンタニル**です．同様に，**行動抑制（眠気）の発現しやすさはフェンタニル＞モルヒネ≒オキシコドン**であり，**呼吸抑制の発現のしやすさは，フェンタニル＞＞オキシコドン＞モルヒネ**の順です．

② 重大な副作用

各オピオイド鎮痛薬における重大な副作用について**表3**に示します．フェンタニルにおける不整脈，期外収縮，心停止，興奮，筋強直，チアノーゼ，メサドンにおける心停止，心室細動，心室頻拍（Torsades de pointes を含む），心不全，期外収縮（頻度不明），QT延長などは，それぞれの薬剤に特有の重大な副作用であり，特に注意が必要です．

違いの着眼点3　代謝経路と代謝物の活性に着目しよう！

Key Point
- 腎機能低下時は，モルヒネの活性代謝物による副作用が起こりやすいため，フェンタニルやオキシコドンへの変更が有効．

高度な腎機能障害患者において，モルヒネ製剤を使用した場合，活性代謝産物であるM6G，M3Gが蓄積し，眠気やミオクローヌス，その他の副作用が出現する可能性があります．このような場合，代謝物に活性のないフェンタニル製剤や活性代謝物の生成が微量であるオキシコドン製剤へのオピオイドスイッチングが有効です．ヒドロモルフォン製剤は代謝物の活性が弱く，軽度腎機能低下時の投与が可能と考えられます（**図2**）．

表3　オピオイド鎮痛薬の重大な副作用

重大な副作用	モルヒネ	オキシコドン	フェンタニル	ヒドロモルフォン	タペンタドール	メサドン	トラマドール	コデイン
依存性	○	○	○	○	○	○	○	○
呼吸抑制	○	○	○	○	○	○（呼吸停止）		○
錯乱，せん妄	○	○	○		○	○		
無気肺，気管支痙攣，喉頭浮腫	○					○（肺水腫）		
麻痺性イレウス，中毒性巨大結腸	○					○（腸閉塞）		
肝機能障害	○					○		
血圧降下			○					
ショック，アナフィラキシー		○	○		○	○		
不整脈，期外収縮，心停止			○					
興奮，筋強直			○					
チアノーゼ			○					
心停止，心室細動，心室頻拍（Torsades de pointes を含む），心不全，期外収縮，QT延長						○		
痙攣					○		○	
意識消失							○	

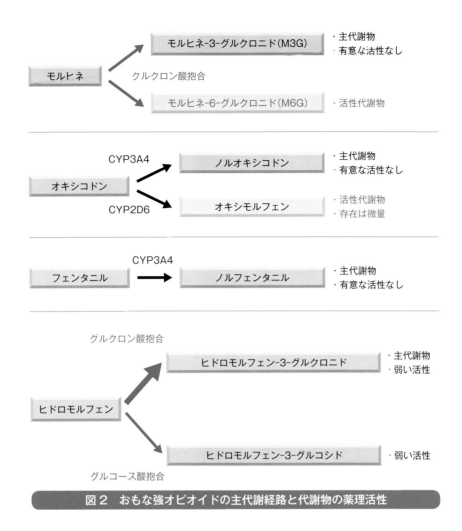

図2 おもな強オピオイドの主代謝経路と代謝物の薬理活性

違いの着眼点 4 　耐性の発現に着目しよう！

　同じオピオイドを長期に継続して投与した場合，耐性が形成され，得られる鎮痛効果が減弱し，オピオイドを増量しても期待する効果が得られないことがあります．このような時に，オピオイドスイッチングを行うことにより鎮痛効果が適切に発揮され，疼痛治療に必要なオピオイドの投与量を，スイッチング以前の等換算量よりも減らすことができる場合があります．

　これは，異なるオピオイド間では，交差耐性が不完全であるためです．すなわち，1つのオピオイドに対して耐性を獲得しても，他のオピオイドに対しては，耐性を獲得しているとは限りません．特に，フェンタニルの鎮痛効果は耐性を獲得しやすいので，**フェンタニル製剤からオピオイドスイッチングする際には，過量投与にならないよう注意**する必要があります．

違いの着眼点5 相互作用の違いに着目しよう！

Key Point

- オキシコドン，フェンタニル，メサドンは，CYP3A4阻害薬およびCYP3A4誘導薬との併用に注意が必要．
- モルヒネとヒドロモルフォン，タペンタドールは，グルクロン酸抱合を抑制する薬物との併用に注意が必要．

　各オピオイド鎮痛薬の薬物相互作用について，**表4**に示します．

　薬物代謝に関わる相互作用としては，グルクロン酸抱合を受けて代謝されるモルヒネとヒドロモルフォン，タペンタドールはグルクロン酸抱合を抑制する薬物との併用で作用が増強する可能性があります．一方，おもにCYP3A4により代謝される**オキシコドン，フェンタニル，メサドンは，CYP3A4阻害薬およびCYP3A4誘導薬との併用により容易に代謝能（クリアランス）が変化**するため，作用が増強および減弱する可能性があります．

　モルヒネ，オキシコドン，ヒドロモルフォンでは，クマリン系抗凝固薬の作用が増強されることがあります．また，モルヒネ，オキシコドン，メサドンは抗コリン作用を有する薬物との併用により抗コリン作用を増強するため，麻痺性イレウスに至る重篤な便秘または尿閉，せん妄などに注意が必要です．メサドンは，QT延長を起こす薬，低カリウム血症を起こす薬との併用で，メサドンの副作用である不整脈を誘発します．そのほか，オピオイド鎮痛薬は，麻薬拮抗性鎮痛薬であるブプレノルフィンやペンタゾシンと併用するとオピオイド受容体への結合が阻害され，鎮痛作用の減弱や離脱症候が発現する可能性があります．

コラム　オピオイドスイッチング（投与量換算比）による使い分け

　オピオイドスイッチングの適応は，①副作用が強くオピオイドの投与の継続や増量が困難な場合，②鎮痛効果が不十分な場合です．広義には③投与経路を変更する場合も含まれます．日本緩和医療学会のガイドライン2020年版では，「薬物の変更のみ」と定義しています[A]．

　いずれの場合においても，スイッチング前後の製剤間における投与量換算比を正しく理解する必要があります．しかし，その投与量換算比は対象とするオピオイドの組み合わせごとに用いる報告や成書により異なります．各種オピオイド製剤間の換算投与量（比）はあくまでも「目安」であり，オピオイド間の不完全な交差耐性や，薬物に対する反応の個体差などから，換算表通りにならないことを理解したうえで，十分なモニタリングをもとにタイトレーション（調節）する必要があります．

　また，製剤ごとに血中濃度の推移，すなわち表2に示した最高血中濃度到達時間や定常状態到達時間（血中濃度半減期×4〜5倍）を考慮したうえでレスキュー・ドーズを適宜用い，オピオイドスイッチング後の患者の痛み，副作用を注意深く観察し，最適投与量を決定する必要があります．なお，スイッチング対象患者の投与量が比較的大量，病態が重症，高齢などの場合は，一度に全量を切り替えずに数回に分割して変更するのがよいでしょう．

文献

A) 日本緩和医療学会緩和医療ガイドライン作成委員会（編）：オピオイドスイッチング．がん疼痛の薬物療法に関するガイドライン2020年版，金原出版，東京，p58，2020

表4　オピオイド鎮痛薬の相互作用一覧

	モルヒネ	オキシコドン	フェンタニル	ヒドロモルフォン	メサドン	タペンタドール	トラマドール	コデイン	おもな機序
中枢神経抑制薬（フェノチアジン誘導体，バルビツール酸誘導体など）	↑	↑	↑	↑	↑	↑	↑	↑	中枢抑制作用の増強
抗凝固薬（ワルファリン）	↑	↑		↑			↑	↑	不明
抗コリン作用薬	↑	↑		↑	↑			↑	抗コリン作用の増強
セロトニン作用薬［選択的セロトニン再取り込み阻害薬（SSRI），セロトニン・ノルアドレナリン再取り込み阻害薬（SNRI），MAO阻害薬など］			↑			↑	↑		セロトニン作用の増強
QT延長を起こす薬（抗不整脈薬・抗精神病薬など）					↑				QT延長作用の増強
低カリウム血症を起こす薬（利尿剤・副腎皮質ステロイドなど）					↑				低カリウム作用による不整脈の誘発
麻薬拮抗性鎮痛薬（ブプレノルフィン，ペンタゾシンなど）	▽	▽		▽	▽	▽	▽		受容体結合の変化
グルクロン酸抱合を抑制する薬物（シメチジン，メトトレキサート，シスプラチン，プロベネシドなど）	△			△	△				肝代謝の変化
CYP3A4阻害薬（イトラコナゾール，アミオダロン，クラリスロマイシン，ジルチアゼム，フルボキサミンなど）		△	△		△				肝代謝の変化
CYP3A4誘導薬（リファンピシン，カルバマゼピン，フェノバルビタール，フェニトインなど）		▽	▽		▽				肝代謝の変化

↑／↓：併用薬の作用増強／減弱　　　△／▽：オピオイドの作用増強／減弱

　　オピオイド鎮痛薬は，中枢神経抑制薬（フェノチアジン誘導体，バルビツール酸誘導体，ベンゾジアゼピン系薬剤など），吸入麻酔薬，モノアミン酸化酵素（MAO）阻害薬，三環系抗うつ薬，β遮断薬，アルコール，抗ヒスタミン薬との併用により相加的に中枢神経抑制作用を増強させるため，併用時には呼吸抑制，めまい，低血圧および鎮静などに注意が必要です.

服薬指導の会話例 疼痛ケアへの心理的アプローチの重要性

患者

がんの痛み止め（オキシコドン徐放錠）を服用しています.
痛いときに追加で飲むように散剤（オキファスト）も処方してもらっていますが，できるだけ使用しないほうがよいでしょうか.

薬剤師

何か心配なことがあり，痛み止めはできるだけ使用しないほうがよいと思っているのですね．心配なことをもう少し詳しく聞かせてもらえませんか？

患者

痛み止めを飲むと癖になり，だんだん薬が効かなくなってくるのではと心配です．今後，どんどん薬が増えたらどうしようかと不安でたまりません.

薬剤師

薬が効かなくなり，薬がどんどん増えていったらと，不安な気持ちなのですね．痛みを我慢していると，痛みの通り道が常に興奮状態「痛みの感作」になり，痛みをより強く感じるようになり，より強力な薬が必要になることがわかっています．さらに，痛みは日常生活を送るにあたり，身体的にも精神的にもストレスになります.
今は，痛みを我慢することで結果的により多く痛み止めが必要にならないように，そして少しでもストレスから解放されるように，痛みがつらいときは我慢をせずに痛み止めを服用されてはいかがでしょうか.

[平山武司，黒山政一]

■文 献

1) World Health Organization：WHO Guidelines for the pharmacological and radiotherapeutic management of cancer pain in adults and adolescents. ＜https://www.who.int/ncds/management/palliative-care/cancer-painguidelines/en/＞（2020 年 12 月 7 日閲覧）
2) 的場元弘ほか：代替オピオイドの選択と位置づけ．ターミナルケア **13**：11-15, 2003
3) Nakamura A et al：Distinct relations among plasma concentrations required for different pharmacological effects in oxycodone, morphine, and fentanyl. J Pain Palliat Care Pharmacother **25**：318-334, 2011

Chapter

14 抗ヒスタミン薬

● 第1世代は，中枢性の副作用が発症しやすい．第2世代は，脳内移行性が低く中枢抑制作用・抗コリン作用といった副作用が少ない傾向にある．

● 第一選択は第2世代．なかでも非鎮静性を選択する．

● 抗ヒスタミン薬には多くの剤形があり，投与可能年齢や患者の好みも考慮して選択する．

● 重大な副作用や禁忌の違いを理解する．

● 患者のアドヒアランスと食事の影響を考慮する．

I 同効薬の違いについて知ろう！

表1　抗ヒスタミン薬の全体像

分類		おもな一般名（代表的な商品名）	鎮静性分類※1	自動車運転などの記載区分※2	妊婦・授乳婦への投与※3	特徴
第1世代薬	エタノールアミン系	ジフェンヒドラミン（レスタミンコーワ）	鎮静性	×	豪：A 授乳：成育○	・脂溶性が高く分子量が小さいため，血液脳関門を通過しやすく，中枢性の副作用を発現しやすい文献2) ・作用時間に関わらず，中枢抑制作用・抗コリン作用は強い ・前肥大症患者や緑内障患者には禁忌 ・口渇，尿閉，便秘，痰の粘稠化などの副作用があるため，高齢者には注意 ・OTC薬に配合されている抗ヒスタミン薬は多くが第1世代であり，欧米では小児用のOTC薬の風邪薬や咳止め薬の4～6歳未満の小児への適用は制限されている文献7)
		ジフェンヒドラミン（ベナパスタ）	—	（なし）		
		クレマスチン（タベジール）		×	豪：A 授乳：L4	
	プロピルアミン系	dl-クロルフェニラミン（クロルフェニラミンマレイン酸塩，クロダミン，アレルギン，ネオレスタミンコーワ）	—	×	豪：A	
		d-クロルフェニラミン（ポララミン）	—	×	豪：A 授乳：L3	
	フェノチアジン系	プロメタジン（ピレチア，ヒベルナ）	—	×	豪：C	
		アリメマジン（アリメジン）	—	×	豪：C	
	ピペラジン系	ヒドロキシジン（アタラックス，アタラックス-P）	—	×	豪：A	
		ホモクロルシクリジン（ホモクロルシクリジン）	鎮静性	×	—	
	ピペリジン系	シプロヘプタジン（ペリアクチン）	鎮静性	×	豪：A	
第2世代薬		ケトチフェン（ザジテン）	鎮静性	×	豪：B1	・第1世代に比べ血液脳関門を通過しにくいため，中枢性の副作用が少ない傾向がある ・ケトチフェン，アゼラスチン，オキサトミド：第1世代の抗コリン作用を減弱させたもの ・エピナスチン，エバスチン，フェキソフェナジン，ベポタスチン，オロパタジン：脂溶性が低く中枢抑制作用を弱め，受容体親和性を高めたもの ・レボセチリジン：セチリジンの光学活性体 ・デスロラタジン：ロラタジンの活性代謝物 ・ルパタジン：抗ヒスタミン作用に加えて，抗PAF（血小板活性化因子）作用を併せもつ
		オキサトミド（オキサトミド）	鎮静性	×	豪：B3 授乳：L3	
		メキタジン（ゼスラン，ニポラジン）	軽度鎮静性	×	—	
		アゼラスチン（アゼプチン）	軽度鎮静性	×	—	
		フェキソフェナジン（アレグラ）	非鎮静性	（なし）	豪：B2 授乳：L2，成育○	
		エピナスチン（アレジオン）	非鎮静性	×	授乳：L3	
		エバスチン（エバステル）	非鎮静性	×	—	
		セチリジン（ジルテック）	非鎮静性	×	豪：B2 授乳：L2	
		レボセチリジン（ザイザル）	非鎮静性	×	豪：B2 授乳：L2	
		ベポタスチン（タリオン）	非鎮静性	×	—	
		エメダスチン（レミカット，アレサガ）	軽度鎮静性	×	—	
		オロパタジン（アレロック）	非鎮静性	×	豪：B1	
		ロラタジン（クラリチン）	非鎮静性	（なし）	豪：B1 授乳：L1，成育○	
		デスロラタジン（デザレックス）	—	（なし）	豪：B1 授乳：L2，成育○	
		ビラスチン（ビラノア）	非鎮静性	（なし）		
		ルパタジン（ルパフィン）		（なし）		

※1：Yanai K et al：The clinical pharmacology of non-sedating antihistamines. Pharmacol Ther **178**：148-156, 2017 に基づいて示した．脳内H₁受容体占有率50%以上を「鎮静性」，50～20%を「軽度鎮静性」，20%以下を「非鎮静性」とした
※2：△：添付文書に「自動車の運転等危険を伴う機械の操作に注意すること」と記載された薬剤．×：添付文書に「自動車の運転等危険を伴う機械の操作には従事させないよう十分注意すること」と記載された薬剤
※3：妊婦（胎児）への危険度を豪州ADEC基準で示した
授乳：授乳婦（乳児）への危険度表示を「Medications and Mother's Milk 2019」の評価基準に基づいて示した（基準の詳細は成書参照）
成育○：国立成育医療研究センターのホームページで「授乳中に安全に使用できると考えられる薬」としてあがっている薬剤を示した

1 抗ヒスタミン薬の全体像

抗ヒスタミン薬は，アトピー性皮膚炎において外用薬との併用で多くの臨床試験が行われており，痒みを軽減することが報告されています．日本皮膚科学会の『アトピー性皮膚炎診療ガイドライン2018』[1]でも，第2章の「アトピー性皮膚炎のEBNs」のClinical Questions 7で「抗ヒスタミン薬は，抗炎症外用薬と保湿外用薬による治療との併用で掻痒を軽減する可能性があり，これらの外用療法の補助療法として推奨されています」（推奨度：1，エビデンスレベルB）と記載されています．

抗ヒスタミン薬は，鎮静作用や抗コリン作用が比較的強い第1世代と，眠気，インペアード・パフォーマンス（眠気の自覚を伴わない集中力，判断力，作業効率などの低下），倦怠感などが少なく抗コリン作用のない非鎮静性抗ヒスタミン薬（非鎮静性第2世代）があります．

2 抗ヒスタミン薬の基本的な選びかた

❶鎮静性を考慮して選ぶ

抗ヒスタミン薬は，受容体親和性の高い官能基の導入により，第1世代に比べ第2世代は眠気，インペアード・パフォーマンス，抗コリン作用が少なくなっています．第2世代でも，鎮静性は大きく異なっており，**最も低いのはビラスチンで，次いでフェキソフェナジン**となっています[4]．治療効果に差がないことから，非鎮静性のなかから選択します．

現時点では，エメダスチン，デスロラタジンおよびルパタジンの鎮静性は未検証です．

❷年齢に注意して選択する

抗ヒスタミン薬は小児に使用できる薬剤とできない薬剤があります．小児への投与は薬剤ごとに安全性が確立されている年齢が異なるため，薬剤選択時および処方監査時に確認する必要があります．

❸患者に応じて剤形で選ぶ

抗ヒスタミン薬は錠剤やカプセル剤以外にも口腔内崩壊錠，シロップ，ドライシロップ，内服液，口腔内フィルム，テープ剤など多くの剤形があります．花粉症など患者本人でも軽視しがちなので，患者の好みも考慮して，アドヒアランスが向上するような剤形の選択が大切です．後発医薬品は先発医薬品にはない剤形が販売されていることがあります．

❹禁忌や副作用は個々に異なるので，痙攣など特に小児では注意する

第2世代の抗ヒスタミン薬でも，禁忌や重大な副作用が異なることから，違いを理解して患者に説明しなくてはなりません．排泄経路に応じて，肝機能や腎機能を考慮し，必要に応じて用量を調節します．**小児では痙攣やてんかんを誘発する抗ヒスタミン薬を避けることが不可欠です**．

❺妊婦・授乳婦での選択

わが国の添付文書では妊婦への投与に関する情報は十分ではないため，オーストラリア医薬品評価委員会（ADEC）の分類基準や厚生労働省事業「妊娠と薬情報センター」を参考にして選択します．

3 抗ヒスタミン薬のガイドラインによる選びかた

抗ヒスタミン薬の選択について，日本皮膚科学会の『アトピー性皮膚炎診療ガイドライ

コラム　抗ヒスタミン薬の初期療法とインバース・アゴニスト作用

　従来，受容体はアゴニストが結合して，情報が伝わると考えられていました．最近では，アゴニストが存在しなくても情報が伝わることが明らかとなりました．ヒスタミン受容体などのG蛋白質共役型受容体では，図A上に示すように，不活性型受容体と活性型受容体が平衡を保っています．抗ヒスタミン薬は，図A下に示すように，アゴニストがなくても不活性型受容体と結合することで平衡がシフトし，不活性型受容体が増加します．その結果，アゴニストのヒスタミンが来ても，シグナルの伝達が抑制されます．降圧薬のARBにおいてもインバース・アゴニスト作用が認められています．抗ヒスタミン薬の花粉症における初期療法（花粉飛散開始前から服用する療法）は，ヒスタミン作用の遮断ではなく，構成的活性化の抑制によるアレルギー反応の低下を目的としています．抗ヒスタミン薬はインバース・アゴニスト活性をもつフェキソフェナジン，セチリジン，クロルフェニラミン，ジフェンヒドラミン，エピナスチンと，ニュートラルアンタゴニスト活性をもつロラタジン，オロパタジンに分類されています．インバース・アゴニスト活性をもつ抗ヒスタミン薬は，もたない抗ヒスタミン薬に比べ，ヒスタミン非存在下のH_1受容体mRNA発現の抑制効果がより強く認められています[A]．

　インバース・アゴニスト作用の臨床における意義について説明します．蕁麻疹患者に対して，かゆみや症状がなくても毎日抗ヒスタミン薬を投与した「予防的投与群」と，痒みや症状が出たときだけ服用した「対症的投与群」の8週間後の治療効果を比較した結果，図B左に示す予防的投与群はスコアが有意に低下したのに対し，右に示す対症的投与群では有意な差は認められませんでした．

文献

A) Mizuguchi H et al : Usefulness of HeLa cells to evaluate inverse agonistic activity of antihistamines. Int lmmunopharcol **15** : 539-543, 2013

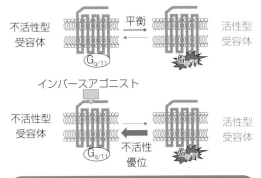

図A　G蛋白質共役型受容体では，アゴニスト非存在下でも薬（インバースアゴニスト）により不活性化となる

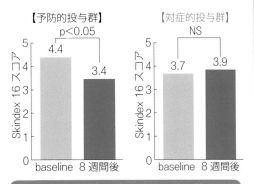

図B　予防的投与と蕁麻疹の症状改善の関係

[古川福実ほか：臨皮 **63**：691-699, 2009]

ン 2018』[1] の Clinical Questions 7 では「使用に際しては非鎮静性抗ヒスタミン薬を選択することが望ましい」と記載されています．第一選択は第 2 世代薬の非鎮静性の薬剤から選択すべきです．

　日本皮膚科学会の『アトピー性皮膚炎診療ガイドライン 2018』[1] の「抗ヒスタミン薬」の項目では，痙攣やてんかんなどに関しての注意喚起がされており，小児に使用する場合は特に注意するように記載されています．

　妊婦・授乳婦に関しては，『鼻アレルギー診療ガイドライン 2020 年版』[5] で，**妊娠前期（妊娠 2 ～ 4 ヵ月）は催奇形性の危険があるため，原則として薬剤の投与は避けたほうが安全**とされています．後期（妊娠 5 ヵ月以降）は奇形の危険は少なくなりますが，治療は「薬を使用しない治療を中心に，どうしても必要な場合には局所用薬を少量使用する，しかし，症状がひどい場合には内服薬を使用することもある」と記載されています．授乳に関しては，Medicaiton and Mothers'Milk[6] 2019 の評価基準に従って選択することが推奨されています．

妊婦・授乳婦への使用はガイドラインなどを参考に

　日本で販売されている抗ヒスタミン薬の妊婦への投与に関する安全性は確立されておらず，添付文書には「禁忌」，「投与しないことが望ましい」，「治療上の有益性が危険性を上回ると判断されたときのみ投与可能」と記載されています．妊婦に対して投与禁忌と明記されているオキサトミドは，妊娠時期にかかわらず使用できません．これらの薬剤が妊娠可能な女性に定期的に処方されている場合にも注意が必要です．

　「オーストラリア ADEC 基準」では，第 1 世代の *d* および *dl-* クロルフェニラミン，ジフェンヒドラミン，ヒドロキシジン，シプロヘプタジン，クレマスチンが最もリスクの低い「A」になっています．第 2 世代では，ケトチフェンやオロパタジン，ロラタジン，デスロラタジンが「B1」，セチリジンやフェキソフェナジン，レボセチリジンが「B2」として評価されています．

　すべての抗ヒスタミン薬は乳汁中への移行が認められているため，授乳婦へ抗ヒスタミン薬を投与する際には授乳中止が基本となります．一方，国立成育医療研究センターのホームページで「授乳中に安全に使用できると考えられる薬」が公開されており，ジフェンヒドラミン，デスロラタジン，フェキソフェナジン，ロラタジンの 4 剤があがっています．

Ⅱ 同種薬の違いについて知ろう！

A 第2世代抗ヒスタミン薬の違いがわかる！

違いの着眼点 1 　鎮静性・非鎮静性に着目しよう！

Key Point

- ビラスチンが最も眠くなりにくい.
- 同じ第2世代でも，ケトチフェンやオキサトミドは第1世代のクロルフェニラミンより眠気が強い.

1 脳内受容体占拠率が高いほど眠気が強くなる

　抗ヒスタミン薬の第1世代は，鎮静作用が比較的強く，副作用として眠くなりやすい傾向があります．この眠くなりやすさは，薬剤の脳内への移行のしやすさ，すなわち脳内H_1受容体占拠率に関係しており，表1では脳内H_1受容体占拠率50％以上を「鎮静性」，50〜20％を「軽度鎮静性」，20％以下を「非鎮静性」と3群に分けています[4].

　第2世代の抗ヒスタミン薬は中枢性の副作用が少なく，脳内H_1受容体占拠率も第1世代と比べて低い薬剤が多いのですが，なかには第2世代でもケトチフェンやオキサトミドのように，第1世代のクロルフェニラミンよりも脳内H_1受容体占拠率が高い鎮静性の薬もあります.

　ビラスチンが最も眠くなりにくく，次いでフェキソフェナジン，レボセチリジン，エピナスチン，エバスチン，ロラタジン，セチリジン，オロパタジン，ベポタスチンも眠くなりにくい薬です．これらはすべて「非鎮静性」に分類されています.

2 自動車運転に関する注意書き

　脳内受容体占拠率と添付文書における「自動車の運転など危険を伴う機械の操作」の記載はよい対応関係にありますが，ロラタジンやベポタスチンなど一部対応関係が一致していない薬剤もあります．服薬説明では表1に示すように「記載がない」「操作に注意させる」「操作には従事させない」の区分をしっかりと整理して行うことが大切です．フェキソフェナジン，ロラタジン，デスロラタジン，ビラスチンは，添付文書では運転注意の記載がありません.

3 眠気と効果の強さは相関しない

　眠気が少ない非鎮静性抗ヒスタミン薬（多くが第2世代）登場後も，眠気の強い第1世代抗ヒスタミン薬の使用頻度は低くありません．その理由として，処方する医師も処方される患者側も，「眠気が強い」＝「効果も強い」と考えているからです．しかしながら，鎮静性抗ヒスタミン薬の代表であるd-クロルフェニラミン，ケトチフェンと非鎮静性のベポタスチンを比較した試験（ACROSS Trial）において，抗ヒスタミン薬の眠気と効果

の強さは相関しないという研究結果が発表されており，治療効果は鎮静性，非鎮静性で差がないことがわかっています．

4 眠気・倦怠感には個人差がある

昼間は脳内ヒスタミン遊離量が多く，抗ヒスタミン薬による鎮静効果などの副作用は昼間に顕著に認められます．作用時間が長い抗ヒスタミン薬では翌朝以降への眠気の持ち越し効果が現れることで，朝の転倒の原因にもなります．眠気などは個人差がある場合もあり，患者に積極的に質問することで最適な薬剤を選択すべきです．

違いの着眼点 2 　用法や剤形の違いに着目しよう！

Key Point

• 年齢によって使用できる抗ヒスタミン薬が異なり，生後 6 ヵ月から投与可能なものとしては，オキサトミドやケトチフェンなどがある．

1 投与可能な年齢の違い

第 2 世代抗ヒスタミン薬は**表 2** に示すように，小児への使用可否に大きな違いがあります．小児への投与は，各薬剤で安全性が確立されている年齢が異なるため，薬剤選択時や処方監査時には注意が必要です．

1 歳未満の乳幼児には慎重投与という条件付きですが，オキサトミドやケトチフェン，レボセチリジンのドライシロップを投与することができます．

2 剤形の違い

薬剤選択は，アドヒアランスの観点から剤形も重要な要素です．**表 2** に示すように，抗ヒスタミン薬には多くの剤形があり，患者の年齢や好みなどを考慮して選択します．水なしで服用可能な口腔内崩壊錠が多くの抗ヒスタミン薬で販売され，先発医薬品にはない剤形も後発医薬品で販売されています．最近では，エメダスチンのテープ剤が市販されています．

違いの着眼点 3 　既往歴や注意すべき病態に着目しよう！

Key Point

• ケトチフェンは，てんかん既往歴のある場合には使えない．
• 痙攣を誘発しない抗ヒスタミン薬には，フェキソフェナジンやエピナスチンなどがある．
• ほとんどの第 1 世代の抗ヒスタミン薬は，中枢抑制作用および抗コリン作用に注意する必要があるが，第 2 世代で抗コリン作用が問題となるのはメキタジンのみ．

1 痙攣やてんかんが誘発される

抗ヒスタミン薬は痙攣発作が誘発されることが報告されています．機序としては脳内ヒ

表2 第2世代抗ヒスタミン薬の小児適応と剤形・用法

小児への 適用年齢	おもな一般名	剤形	GE の有無 (GE のみにある剤形)	1日投与回数 (服用時点)
生後6ヵ月以上	ケトチフェン	カプセル，シロップ，ドライシロップ	○	2回（朝食後，就寝前）
	フェキソフェナジン	ドライシロップ	○	2回（朝食後，就寝前）
	レボセチリジン	シロップ	×	（6ヵ月〜1歳）1回 （1歳以上）2回（朝食後，就寝前）
1歳以上	メキタジン	小児用細粒，錠，小児用シロップ	○	2回
2歳以上	セチリジン	ドライシロップ	○（OD錠）	2回（朝食後，就寝前）
	オロパタジン	顆粒	○（DS）	2回（朝食後，就寝前）
3歳以上	ロラタジン	ドライシロップ	○（OD錠）	1回（食後）
7歳以上	フェキソフェナジン	錠，OD錠	○	
	オロパタジン	錠，OD錠	○（DS）	2回（朝食後，就寝前）
	セチリジン	錠	○（OD錠）	2回（朝食後，就寝前）
	ベポタスチン	錠，OD錠	○	2回
	レボセチリジン	錠，OD錠	なし	2回（朝食後，就寝前）
	ロラタジン	錠，レディタブ錠	○（OD錠）	1回（食後）
12歳以上	デスロラタジン	錠	なし	1回
	ルパタジン	錠	なし	1回
年齢記載なし	オキサトミド	錠，ドライシロップ，シロップ	○	2回（朝，就寝前）
	エピナスチン	錠，ドライシロップ	○（液）	1回
適応なし	アゼラスチン	錠	○	2回（朝食後，就寝前）
	エバスチン	錠，OD錠	○	1回
	エメダスチン	カプセル（レミカット），テープ（アレサガ）	○	カプセル：2回 テープ：1回
	ビラスチン	錠	なし	1回（空腹時）

スタミン神経系がヒスタミン H_1 受容体を介して痙攣の抑制系として作用しているため，抗ヒスタミン薬によりそれが阻害され，痙攣が誘発されると考えられています．そのため，使用する際には**過去に「痙攣」があったかどうかの確認が必要**となります．**小児では常用量でも痙攣が発現**することもあるので，特に注意が必要です[8]．

ケトチフェンはてんかんまたはその既往歴のある患者で禁忌，セチリジン，レボセチリジンでは慎重投与です．そのほか重大な副作用として痙攣が記載されているものもあるので，添付文書での痙攣やてんかんに関する記載には注意しましょう．

痙攣を誘発しない抗ヒスタミン薬としては，フェキソフェナジンやエピナスチン，ベポタスチン，オロパタジンなどを選ぶとよいでしょう（**表3**）．

2 腎・肝機能障害時の違い

腎機能障害時の投与ではセチリジンおよびレボセチリジンにのみ「禁忌」があります（表3）．この2剤と，オロパタジンおよびベポタスチンの4種類は腎機能障害の際には投与量の調節が必要になります．

肝機能障害では添付文書の「慎重投与」の記載内容が2つに分かれています．肝障害が悪化する薬剤（表3の「慎重投与1」）と，血中濃度の上昇や半減期の延長が起こる薬剤（表3の「慎重投与2」）です．このように，同じ慎重投与でもその内容をしっかりと確認することが大切です．

表3　第2世代抗ヒスタミン薬の注意事項と禁忌

おもな一般名	痙攣などに関する注意事項	腎・肝機能障害時の注意※		そのほかの禁忌・慎重投与など			
		腎機能障害時	肝機能障害時	高齢者	妊婦またはその可能性	閉塞隅角緑内障	前立腺肥大症など下部尿路閉塞性疾患
ケトチフェン	禁忌：てんかんまたは既往歴 重大な副作用：痙攣，興奮	—	—	注	注	—	—
オキサトミド	なし	—	慎重投与1	—	禁	—	—
メキタジン	なし	慎重投与	—	慎	注	禁	禁
アゼラスチン	なし	—	—	注	注	—	—
フェキソフェナジン	なし	—	—	—	注	—	—
エピナスチン	なし	—	慎重投与1	注	注	—	—
エバスチン	なし	—	慎重投与1	注	注	—	—
セチリジン	慎重投与：てんかんなどの痙攣性疾患または既往歴 重大な副作用：痙攣	禁忌（重度），慎重投与3	慎重投与2	慎	注	—	—
レボセチリジン	慎重投与：てんかんなどの痙攣性疾患または既往歴 重大な副作用：痙攣	禁忌（重度），慎重投与3	慎重投与2	慎	注	—	—
ベポタスチン	なし	慎重投与3	—	—	注	—	—
エメダスチン	なし	—	慎重投与1	注	注	—	—
オロパタジン	なし	慎重投与3	慎重投与1	慎	注	—	—
ロラタジン	重大な副作用：痙攣・てんかん	慎重投与	慎重投与2	慎	注	—	—
デスロラタジン	重大な副作用：痙攣・てんかん	慎重投与	慎重投与2	慎	注	—	—
ビラスチン	なし	慎重投与		注	注	—	—
ルパタジン	重大な副作用：痙攣，てんかん	慎重投与	慎重投与2	慎	注	—	—

※慎重投与：1；肝障害が悪化，2；血中濃度上昇，半減期延長，3；要投与量の調節

3 抗コリン作用の強さ

　　第1世代の抗ヒスタミン薬は H_1 受容体選択率も低く，多くの受容体に結合し，拮抗作用を示すため多種多様の副作用を生じます．末梢性の副作用は主として抗コリン作用に基づくもので，排尿困難，眼圧上昇，便秘，下痢，口渇，インポテンスなどがあります．そのため，**第1世代の抗ヒスタミン薬は前立腺肥大症などの尿路閉塞疾患や閉塞隅角緑内障には禁忌**となっています．

　　第2世代の抗ヒスタミン薬は第1世代に比べて中枢抑制や抗コリン作用が弱いのが特徴ですが，**メキタジンだけは抗コリン作用が強く，第1世代と同様に前立腺肥大症などの尿路閉塞疾患や閉塞隅角緑内障には禁忌**です．

4 副作用の違いにも注意する

　　オキサトミドにはドパミン拮抗作用があるため，錐体外路症状を発現することがあります．薬剤ごとに副作用が異なりますので，十分理解したうえで服薬説明をすることが大切です．

患者

> 花粉症の薬を飲んでいるのですが，生理不順と関係がありますか？

薬剤師

> 花粉症に治療には抗ヒスタミン薬という薬を使用しますが，多くの薬で頻度は低いものの，
> 月経異常や月経不順が報告されています．一度，医師と相談して下さい．

　抗ヒスタミン薬では，中枢性あるいは抗コリン作用が注目されますが，頻度は低いものの，共通した副作用があります．月経異常や月経不順は第2世代の抗ヒスタミン薬で大部分に記載されています．記載されていない薬剤は，ビラスチン，デザレックス，ルパタジンと，比較的新しく承認された薬剤です．今後，処方量が増えると追加されるかもしれません．同様に「味覚異常」も大部分の第2世代の抗ヒスタミン薬で記載されており，覚えておくべき副作用です．エピナスチンでは，頻度不明ですが「女性型乳房」や「乳房腫大」の副作用が認められています．

違いの着眼点4　薬物動態の違いに着目しよう！

Key Point

- 作用発現が速いのはアゼラスチン，ルパタジンのほか，レボセチリジン，オロパタジン，ビラスチンなどである．
- 高齢者には，相互作用のないエピナスチンやベポタスチンを選ぶ．
- フェキソフェナジンやエピナスチン，ビラスチンは食事により吸収が低下する．
- レボセチリジン，デスロラタジン，ルパタジンは，食事に関係なく服用できる．
- ルパタジン，フェキソフェナジンは，グレープフルーツジュースと一緒に服用しない．

コラム

インペアード・パフォーマンスは患者への説明が重要！

　抗ヒスタミン薬の副作用では眠気も重要ですが，「インペアード・パフォーマンス」すなわち「自覚しにくい集中力・判断力の低下」がより重要です．この副作用は眠気と異なり，抗ヒスタミン薬の脳内受容体占拠率と相関し，第2世代でも差があります（**表1**）．クロルフェニラミン2mgによるインペアード・パフォーマンスはウイスキーシングル3杯に相当することが報告されています[A]．OTC薬の咳止め薬など1回にクロルフェニラミン2mgを服用し，1日6回まで服用可能であることから，ウイスキーシングル18杯を飲んでいる状態になります．インペアード・パフォーマンスは自覚がないことから，患者にも十分な情報提供をしましょう．

文献

A) Okumura N et al : Functional neuroimaging of cognition impaired by a classical antihistamine, d-chlorpheniramine. Br J Pharmacol **129** : 115-123, 2000

1 作用発現の違い

慢性疾患の場合は問題となりませんが，急性蕁麻疹の場合などは，作用発現が速い薬剤を選択します．最高血中濃度到達時間（T_{max}）が短く速効性があるのはアゼラスチン，オロパタジン，ベポタスチン，セチリジン，レボセチリジン，デスロラタジン，ルパタジンであり，初回投与時は速やかな効果発現が期待できます．**エバスチンやロラタジンなどは半減期が長く持続性があるので1日1回の投与**となっています．ただし，持続性は，受容体親和性や乖離なども関与しているため，半減期のみで判断はできません．

2 薬物間相互作用があるものと，ないものがある

第2世代の抗ヒスタミン薬ではオロパタジン，フェキソフェナジン，セチリジンおよびエピナスチンのように代謝されずに未変化体として排泄されるものや，ロラタジンやエバ

コラム　化学構造の視点からみた抗ヒスタミン薬の違い：第2世代抗ヒスタミン薬は構造で分類する

第2世代の抗ヒスタミン薬は，受容体親和性の高い親水性の官能基であるカルボキシル基（-COOH）あるいはアミノ基（-NH$_2$）を導入することで脂溶性を低くし血液脳関門を通過しにくくして，第1世代よりも鎮静作用が低減されるように開発されました．カルボキシル基型のほうがアミノ基型よりもH$_1$受容体への特異性が高いという特徴があります．

● カルボキシル基をもつ：ビラスチン，レボセチリジン，フェキソフェナジン，オロパタジン，ベポタスチンなど

● アミノ基をもつ：エピナスチン，メキタジン，デスロラタジン

第2世代の抗ヒスタミン薬は，フェノチアジン骨格と三環系骨格をもつものに分かれます（**図**）．骨格が同じものは副作用や効果が類似していることが多いので，たとえばフェノチアジン骨格のフェキソフェナジンで十分な効果が得られなかった場合は，三環系骨格のロラタジンに切り替えるとよいでしょう．

ピペラジン骨格	三環系骨格
<フェキソフェナジン>	<エピナスチン>
フェキソフェナジン	ロラタジン
ベポタスチン	デスロラタジン
エバスチン	エピナスチン
セチリジン	ケトチフェン
オキサトミド	オロパタジン
ビラスチン	アゼラスチン
エメダスチン	ルパタジン

図　第2世代抗ヒスタミン薬の構造による分類

表4　第2世代抗ヒスタミン薬の薬物動態

おもな一般名	薬物動態[活性代謝物] Tmax（時）	t1/2（時）	エリスロマイシン	シメチジン	テオフィリン	リトナビル	中枢神経抑制薬	アルコール	ピルジカイニド	その他
ケトチフェン	2.8	6.7					●	●		
オキサトミド	2.6	4.8					●	●		
メキタジン	6.7	α:5.4 β:32.7					●	●		抗コリン作用薬，メトキサレン
アゼラスチン	0.6	4.0				（なし）				
フェキソフェナジン	2.2	9.6	●							制酸薬
エピナスチン	1.9	9.2				（なし）				
エバスチン	4.9	18.3	●							
セチリジン	1.4	6.7			●	●	●	●	●	
レボセチリジン	1.0	7.3			●	●	●	●		
ベポタスチン	1.2	2.4				（なし）				
エメダスチン	3.1	7.0					●	●		
オロパタジン	1.0	8.8				（なし）				
ロラタジン	1.6 [2.3]	14.8 [14.5]	●	●						
デスロラタジン	1.8	19.5	●	●						
ビラスチン	1.0	10.54	●							ジルチアゼム
ルパタジン	0.9 [2.1]	4.76 [不明]	●					●		CYP3A4阻害薬，グレープフルーツジュース

スチンのように代謝酵素チトクロム P450（CYP）で代謝されるものがあり，表4に示すように薬物間相互作用のない薬剤とある薬剤があります．高齢者は，ポリファーマシーに注意が必要であり，転倒なども考慮するとエピナスチンやベポタスチンを優先的に選ぶことが大切です．

　ロラタジンやエバスチンは肝臓での代謝酵素 CYP によって代謝されるため，CYP3A4 阻害薬であるエリスロマイシンとの併用には注意が必要です．一方，添付文書の併用注意に「CYP3A4 阻害剤」と明記されている薬剤はルパタジンだけです．

　フェキソフェナジンは CYP でほとんど代謝されない薬剤ですが，エリスロマイシンとの併用により血中濃度が2倍に増加します．これは，エリスロマイシンがP-糖蛋白質（P-gp）を阻害するためにフェキソフェナジンの排泄が低下し，吸収が増加するためと考えられています．

　そのほかに，セチリジンおよびレボセチリジンとピルシカイニドの併用では，両剤の血中濃度が上昇し，副作用が発現することがあります．メキタジンとメトキサレン（オクソラレン）の併用では，協力作用により光線過敏症を引き起こすおそれがあります．フェキソフェナジンと制酸薬との併用では，アルミニウムやマグネシウムがフェキソフェナジンを吸着し，吸収を低下させます．

3 食事の影響を受けるものがある

　抗ヒスタミン薬は花粉症など，初期療法で使用する場合では連用することになるため，1日の服用回数やいつ服用するかなど，生活スタイルに合わせて選択することが望まれま

表5 第2世代抗ヒスタミン薬の食事の影響

一般名		食事の影響
ケトチフェン	なし	
オキサトミド	なし	
メキタジン	なし	
アゼラスチン	なし	
フェキソフェナジン	●	AUC 15%低下 C_{max} 14%低下 T_{max} 1.5時間の遅延
エピナスチン	●	AUC38%低下 Cmax33%低下
エバスチン	なし	
セチリジン	なし	
レボセチリジン	なし	AUC 影響なし C_{max} 35%低下 T_{max} 1.3時間遅延
ベポタスチン	●?	AUC 7%低下
エメダスチン	なし	
オロパタジン	●?	AUC 16%低下 Tmax 0.33時間遅延
ロラタジン	なし	
デスロラタジン	なし	
ビラスチン	●	AUC 約40%低下 C_{max} 約60%低下 T_{max} 約2.0時間の遅延
ルパタジン	なし	AUC 31%増加 C_{max} 影響なし 活性代謝物影響なし

す. 抗ヒスタミン薬には添付文書に記載はなくても, 食事の影響を受ける薬剤があります (**表5**). ビラスチンも食事の影響を受け, バイオアベイラビリティが低下することから空腹時服用とされています. ただし, 食事前後2時間以上空ければ影響はありません.

なお, ルパタジンはグレープフルーツジュースにより血中濃度が上昇し副作用が増強するおそれがあります. フェキソフェナジンは添付文書には記載がないものの, グレープフルーツジュースやオレンジジュース, アップルジュースなどの果汁ジュースの飲用により, 吸収が低下することが報告されています. これは, グレープフルーツジュースやアップルジュース[10]は小腸粘膜上皮に分布するP-gpを阻害するためと考えられています. ルパタジンもまたフェキソフェナジンと同様にグレープフルーツジュース以外の果汁ジュースでも影響を受ける可能性があるので注意が必要です. エメダチンのテープ剤は食事の影響を受けません.

[大谷道輝]

■**文献**

1) 加藤則人ほか：アトピー性皮膚炎診療ガイドライン. 日皮会誌 128：2431-2502, 2018

2) 渡邊建彦ほか：分子を標的とする薬理学, 第2版, 医歯薬出版, 東京, p106-107, 2008

3) Mizuguchi H et al：Usefulness of HeLa cells to evaluate inverse agonistic activity of antihistamines. Int Immunopharcol **15**：539-543, 2013

4) Yanai K et al：The clinical pharmacology of non-sedating antihistamines. Pharmacol Ther **178**：148-156, 2017

5) 鼻アレルギー診療ガイドライン作成委員会（編）：鼻アレルギー診療ガイドライン—通年性鼻炎と

花粉症―2020年版（改訂第9版），ライフ・サイエンス，東京，2020

6）Hale TW：Medication and Mothers'Milk 2019, 18th Ed, Springer, 2019

7）Joshua M et al：Over the counter but no longer under the radar—pediatric cough and cold medications. N Engl J Med **357**：2321-2324, 2007

8）飯沼一宇：抗ヒスタミン薬と痙攣．アレルギー免疫 **12**：286-291, 2005

9）Okumura N et al：Functional neuroimaging of cognition impaired by a classical antihistamine, d-chlorpheniramine. Br J Pharmacol **129**：115-123, 2000

10）小手川勤：フルーツと医薬品の相互作用．Clin Eval **37**：251-257, 2009

11）今野昭義ほか：花粉症治療における第2世代抗ヒスタミン薬の患者満足度と受療意識の向上大規模花粉症患者アンケート調査からみた薬剤選択．Prog Med **28**：2285-2296, 2008

 コラム

配合剤（ディレグラ）はどう使うのか？：ディレグラは中等症状以上に

　花粉症患者の調査では，初診時に中等症以上の患者の割合が多く[A]，これらの患者では抗ヒスタミン薬単独治療では鼻閉などの効果に関する不満が66％と高くなっています．花粉症に対する薬物療法では抗ヒスタミン薬と鼻噴霧用ステロイド外用剤などの併用処方が多いですが，鼻噴霧用ステロイド外用剤はアドヒアランスの問題があります．このような患者ではフェキソフェナジンと塩酸プソイドエフェドリンとの配合剤のディレグラが適しています．

　配合されているプソイドエフェドリンはエフェドリンと名称が類似していることから，循環器系への影響を心配して処方を控える医師も多いですが，エフェドリンと異なり投与により有意な影響は認められるものの，収縮期血圧で0.99 mmHg，心拍数で2.83 bpmと日内変動より小さい影響です．OTC薬でも「パブロン鼻炎錠S」，「ベンザブロックL」，「プレコール鼻炎カプセルLX」，「コンタック600プラス」など多くの製品に繁用されています．配合剤は副作用や相互作用が増えているので，十分な注意が必要です．禁忌でもディレグラは閉塞隅角緑内障や尿閉がありますが，フェキソフェナジンにはいずれもありません．

文献

A）今野昭義ほか：花粉症治療における第2世代抗ヒスタミン薬の患者満足度と受療意識の向上大規模花粉症患者アンケート調査からみた薬剤選択．Prog Med **28**：2285-2296, 2008

15 抗リウマチ薬

- メトトレキサート（MTX）が第一選択薬である.
- MTX を 3～6 ヵ月以上継続してもコントロール不良の場合は，生物学的製剤や JAK 阻害薬を導入する.
- 寛解および低疾患活動性を目標に治療開始 3 ヵ月で有効性を評価し，半年以内に治療目標達成を目指す.
- 抗リウマチ薬の重篤な副作用として感染症に注意する.

I 同効薬の違いについて知ろう！

表 1　抗リウマチ薬の全体像

	分類	おもな一般名（先発品の商品名）	作用機序
低分子抗リウマチ薬 (cs)DMARDs	免疫調節薬	ブシラミン（リマチル） サラゾスルファピリジン（アザルフィジン EN） イグラチモド（ケアラム，コルベット） アクタリット（オークル，モーバー） オーラノフィン（オーラノフィン）	・免疫系を調節
	免疫抑制薬	メトトレキサート（リウマトレックス） レフルノミド（アラバ） タクロリムス（プログラフ） ミゾリビン（ブレディニン）	・免疫系を抑制
(ts)DMARDs	ヤヌスキナーゼ（JAK）阻害薬	トファシチニブ（ゼルヤンツ） バリシチニブ（オルミエント） ペフィシチニブ（スマイラフ） ウパダシチニブ（リンヴォック）	・JAK を阻害してサイトカイン産生を抑制
生物学的製剤（b）DMARDs サイトカイン阻害薬	腫瘍壊死因子（TNF）阻害薬	インフリキシマブ（レミケード） エタネルセプト（エンブレル） アダリムマブ（ヒュミラ） ゴリムマブ（シンポニー） セルトリズマブペゴル（シムジア）	・TNF を阻害
	インターロイキン（IL-）6 阻害薬	トシリズマブ（アクテムラ） サリルマブ（ケブザラ）	・IL-6 を阻害
	T 細胞選択的共刺激調節薬	アバタセプト（オレンシア）	・CD80/86 を阻害
その他	NSAIDs	ロキソプロフェン（ロキソニン）， セレコキシブ（セレコックス）， メロキシカム（モービック）	・消炎，鎮痛作用
	副腎皮質ステロイド	プレドニゾロン（プレドニン，プレドニゾロン）， デキサメタゾン（デカドロン）	・強力な消炎，鎮痛作用
	抗 RANKL 抗体薬	デノスマブ（プラリア）	・骨吸収抑制
	漢方薬	葛根加朮附湯，桂枝加朮附湯	

表2　疾患修飾性抗リウマチ薬（DMARDs）の分類		
従来型抗リウマチ薬	conventional synthetic	(cs) DMARDs
分子標的型抗リウマチ薬	targeted synthetic	(ts) DMARDs
生物学的製剤	biologica	(b) DMARDs
オリジナル	original	(bo) DMARDs
シミラー	similar	(bs) DMARDs

1 抗リウマチ薬の基本的な選びかた

❶ 基本的な考えかた

　現在，関節リウマチ治療では抗リウマチ薬（疾患修飾性抗リウマチ薬，disease modifying antirheumatic drugs：DMARDs）が第一選択薬となります（表2）．DMARDs は，関節リウマチの原因となる免疫の異常に作用し，その活動性をコントロールすることで関節の破壊を抑える働きがあり，すべての関節リウマチ患者が適応となります．

　DMARDs は，合成抗リウマチ薬（synthetic DMARDs：sDMARDs）と生物学的製剤（biologic DMARDs：bDMARDs）の2つに大きく分けられます．合成抗リウマチ薬は内服薬であり，生物学的製剤は注射薬が中心となります．合成抗リウマチ薬はまた，従来型（conventional synthetic DMARDs：csDMARDs）と，分子標的型（targeted synthetic DMARDs：tsDMARDs）であるヤヌスキナーゼ（janus kinase：JAK）阻害薬に分けられ，おもにこれら3つが治療の中心になります．

　抗リウマチ薬は効果が現れるのに平均2〜3ヵ月程度かかります．そのため，当面の関節腫脹や疼痛を軽減するために，即効性のある NSAIDs やアセトアミノフェン，鎮痛補助薬や副腎皮質ステロイド（ステロイド）を対症的に併用します．

❷ JAK 阻害薬と生物学的製剤の使い分け

　関節リウマチでは，滑膜組織から腫瘍壊死因子（tumor necrosis factor：TNF）-α，インターロイキン（IL）-1，IL-6 などの炎症性サイトカインが過剰に分泌され，免疫細胞を活性化して炎症を引き起こしています．

　過剰に分泌されたこれらのサイトカインのうち，TNF-α や IL-6 のように1種類の特定のサイトカインを細胞外で阻害するのが生物学的製剤（bDMARDs）です．生物学的製剤は免疫グロブリンを分子生物学的に改変した蛋白質であるため，構造が複雑で分子量は15万にもなります．高分子のため細胞内に入ることはなく，内服しても消化酵素により分解されてしまうため注射薬として投与します．血中半減期が長いのは免疫グロブリンに特異的な性質です．

　一方の JAK 阻害薬（tsDMARDs）は，低分子のため細胞膜を通過し免疫細胞のなかに入り込み，細胞内でサイトカイン刺激を伝える JAK を阻害して，複数種類のサイトカイン刺激をブロックします．生物学的製剤とほぼ同じような効果が期待できます（表3）が，低分子化合物であるため経口投与可能であり，注射に抵抗のある患者，手指変形のために自己注射がむずかしい患者，関節痛などがあり注射のために頻回に通院することがむずかしい患者に推奨されます．生物学的製剤とほぼ同等の関節破壊抑制作用が認められるので，生物学的製剤の効果がない場合にも有効です．半減期が短いため，副作用発現時に中止することで，速やかに影響を低減できるメリットがあります．

　生物学的製剤や JAK 阻害薬はサイトカインや T 細胞の働きを抑える作用があるので，

	表3　生物学的製剤と JAK 阻害薬のおもな相違点	
	生物学的製剤（bDMARDs）	JAK 阻害薬（tsDMARDs）
原薬の製造方法	細胞培養で生産	おもに化学合成
分子の大きさ	高分子蛋白製剤（数千～15万程度）	低分子化合物（500 程度以下）
阻害標的	細胞外分子	細胞内分子
投与法	おもに注射，自己注射 （週1回～4週に1回）	経口など多種類 （1日1～2回内服）
半減期	数時間～数週間	数時間～数日
治療効果みられるまでの期間	1～2週	
MTX 併用による増強効果	あり（IL-6 阻害薬やアバタセプトは増強効果が弱い）	
感染症の副作用リスク	同程度（結核，肺炎，敗血症などの重篤な感染症を含む）	
一定期間あたりの薬価	高価	

[くすりの適正使用協議会（編）：これだけは知っておきたいバイオ医薬品< https://www.rad-ar.or.jp/bio/pdf/whats_bio_pro.pdf >を参考に作成]

コラム　Treat to Target（T2T）strategy

　関節リウマチの基本的な治療戦略は Treat to Target（T2T）strategy といい，寛解および低疾患活動性を目標に治療を行って，定期的に疾患活動性を評価しながら治療を強化したり調整するアプローチです[A]．たとえば，糖尿病では HbA1c を指標としますが，関節リウマチでは1つの指標ではなく，関節の圧痛や腫脹などの身体所見に患者や医師の主観的評価（visual analogue scale：VAS）などを組み合わせた評価を行います．これらの評価基準として simple disease activity index（SDAI），clinical disease activity index（CDAI），disease activity score28-erythrocyte sedimentation rate（DAS28-ESR）などが用いられています．疾患活動性が高いと関節破壊が進行することを意味します．

表　疾患活動性評価

	SDAI	CDAI	DAS28-ESR
	圧痛関節数＋腫脹関節数＋患者 VAS ＋医師 VAS ＋ C 反応性蛋白：CRP（mg/dL）	圧痛関節数＋腫脹関節数＋患者 VAS ＋医師 VAS	各項目（圧痛関節数，腫脹関節数，血沈，患者 VAS）の係数を定めた計算式で算出
高	26	22	5.1
中	11	10	3.2
低	3.3	2.8	2.6
寛解			

文献

A) Smolen JS et al: Treating rheumatoid arthritis to target: 2014 update of the recommendation of an international task force. Ann Rheum Dis **75**: 3-15, 2016

　免疫低下による感染症が副作用として問題となります．JAK 阻害薬は内服だからといって安全性が生物学的製剤より高いわけではなく，感染リスクも同程度なので慎重なモニタリングが必要です．

❷ 抗リウマチ薬のガイドラインによる選びかた

『関節リウマチ診療ガイドライン 2020』[1] の薬物治療アルゴリズム（図 1）に従い，関節リウマチと診断されたらフェーズⅠから開始し，原則 6 ヵ月以内に「臨床的寛解または低疾患活動性」が達成されなければ，次のフェーズへ進みます．リウマトイド因子（RF）/抗シトルリン化蛋白抗体（ACPA）陽性（特に高力価陽性）や，早期からの関節破壊があれば，積極的治療が必要なため 3 ヵ月で治療評価します．

❶ 関節リウマチと診断されたら：フェーズⅠ

まずは可能な限り早期にメトトレキサートを開始し，原則すべてのフェーズにおいて基本薬として継続します．単剤で効果が得られない場合には csDMARDs の併用を考慮します．メトルキサートの禁忌，肺合併症などで副作用リスクが高い患者は，メトトレキサート以外の csDMARDs で治療を開始します．

太い矢印は "強い推奨"，細い矢印は "弱い推奨" であることを示す．
点線矢印（┉┉►）はエキスパートオピニオンであることを示す．

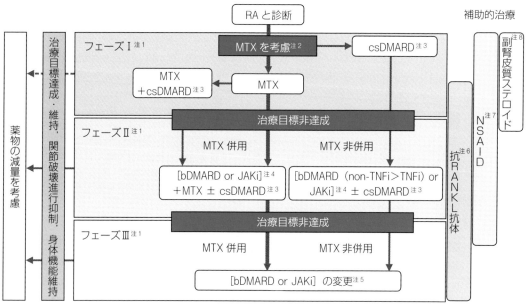

注 1：原則として 6 か月以内に治療目標である「臨床的寛解もしくは低疾患活動性」が達成できない場合には，次のフェーズに進む．
治療開始後 3 か月で改善がみられなければ治療を見直し，RF/ACPA 陽性（特に高力価陽性）や早期からの骨びらんを有する症例は関節破壊が進みやすいため，より積極的な治療を考慮する．
注 2：禁忌事項のほかに，年齢，腎機能，肺合併症等を考慮して決定する．
注 3：MTX 以外の csDMARD を指す．
注 4：長期安全性，医療経済の観点から bDMARD を優先する．
注 5：TNF 阻害薬が効果不十分な場合は，非 TNF 阻害薬への切替を優先する．
注 6：疾患活動性が低下しても骨びらんの進行がある患者，特に RF/ACPA 陽性患者で使用を考慮する．
注 7：疼痛緩和目的に必要最小量で短期間が望ましい．
注 8：早期かつ csDMARD 使用 RA に必要最小量を投与し，可能な限り短期間（数か月以内）で漸減中止する．再燃時等で使用する場合も同様である．

図 1　関節リウマチ診療ガイドライン 2020 薬物治療アルゴリズム

［日本リウマチ学会（編）：関節リウマチ診療ガイドライン 2020，診断と治療社，p17，2021 より許諾を得て転載］

❷ フェーズⅠが効果不十分か副作用で継続できない場合：フェーズⅡ

いずれもメトトレキサートは継続，メトトレキサート以外の csDMARDs を必要に応じて併用し，bDMARDs または JAK 阻害薬を開始します．長期安全性などから bDMARDs が優先されます．メトトレキサート非併用患者は，bDMARDs のうち TNF 阻害薬より IL-6 阻害薬のほうが疾患活動性を抑制します．

❸ フェーズⅡが効果不十分か副作用で継続できない場合：フェーズⅢ

他の bDMARDs か JAK 阻害薬に変更します．TNF 阻害薬が効果不十分な場合は，非 TNF 阻害薬（IL-6 阻害薬，T 細胞選択的共刺激調節薬）へ変更します（コラム参照）．bDMARDs 内の併用は，副作用が増加するので行いません．

❹ 補助的治療

ステロイドは，長期連用により感染症などのリスクが上昇するため，csDMARDs 使用患者に対し，低用量で短期間（数ヵ月以内）に限り，フェーズⅠ期間内に中止します．なお，ステロイド関節内投与は，非薬物治療・外科的治療のアルゴリズムのなかで保存的治療として位置付けられています．NSAIDs は，疼痛緩和目的に必要最少量を短期間の使用が望ましく，抗 RANKL 抗体薬（RANKL 阻害薬）は DMARDs との併用で骨びらんの進行抑制効果があることから，骨びらんを伴い疾患活動性を有する患者にフェーズⅠの中ほどからの使用が考慮されます．

海外の抗リウマチ薬

非 TNF 阻害薬として，IL-6 阻害薬，T 細胞選択的共刺激調節薬以外に，リツキシマブがあります．海外では，関節リウマチ治療薬として承認され，エビデンスが蓄積されています．ヒドロキシクロロキンも，世界的には標準治療薬の 1 つとして位置付けられています．いずれも，わが国では関節リウマチに対する保険適用がありません．

Ⅱ 同種薬の違いについて知ろう！

A csDMARDs（免疫調整薬，免疫抑制薬）の違いがわかる！

表4 csDMARDsの特徴

分類	一般名	剤形	GEの有無	代謝	妊婦投与の可否	副作用
免疫調節薬	ブシラミン	錠	○	腎	妊娠判明まで可	皮疹，蛋白尿，消化器症状，黄色爪
	アクタリット	錠	○	腎	禁忌	皮疹，腹痛
	サラゾスルファピリジン	腸溶錠	○	肝	可	皮疹，肝機能障害，血液障害，光線過敏症
	イグラチモド	錠	×	肝	禁忌	血液障害，消化器症状，間質性肺炎，肝機能障害，腎機能障害
免疫抑制薬	メトトレキサート	カプセル	○	腎	禁忌	間質性肺炎，骨髄障害，肝障害，脱毛，肝機能障害，口内炎，消化器症状，感染症，血液障害
	レフルノミド	錠	×	腎	禁忌	間質性肺炎，骨髄障害，肝障害，下痢，感染症，消化器症状
	ミゾリビン	錠OD錠	○	腎	禁忌	高尿酸血症，感染症
	タクロリムス	カプセル	○	肝	可	腎障害，高血圧，糖尿病，感染症，消化器症状

違いの着眼点 1 ガイドラインの推奨の強さに着目しよう！

Key Point

- メトトレキサートが第一選択．メトトレキサートが禁忌のとき他のcsDMARDsを開始，メトトレキサート単剤で効果不十分のとき，他のcsDMARDsを併用する．

　　　メトトレキサートは，国内外のガイドライン[2]で強く推奨される**第一選択の標準薬**です．関節リウマチは，滑膜細胞が病的に増殖し関節炎を起こしていますが，メトトレキサートはこの細胞増殖に必要な葉酸の合成を阻害します．効きすぎると細胞増殖の盛んな骨髄細胞や肝細胞の増殖も抑制し，骨髄抑制，肝障害，消化器症状などの副作用が出現します．そのため高齢患者にもメトトレキサートが第一選択ですが，一般に高齢者は4mg/週から開始し，増量速度も遅くします．これらの副作用を軽減し，メトトレキサート継続率を上げるために，葉酸を併用することが強く推奨されます．

　　メトトレキサートが禁忌のとき，サラゾスルファピリジンなどcsDMARDsを使用します．また，メトトレキサート単剤で効果不十分なとき，ブシラミン，イグラモチド，タクロリムスなどcsDMARDsの併用による効果が期待されています．

Key Point

・サラゾスルファピリジンはメトトレキサートと同等の効果があると考えられており，重篤な副作用が少ないので，早期から使われることが多い．

・タクロリムスの副作用には肝機能障害がないため，メトトレキサートで肝機能障害を認めた場合によい適応となる．

　生物学的製剤や JAK 阻害薬の副作用のほとんどは感染症ですが，csDMARDs は，血液障害，肝機能障害，腎機能障害などのさまざまな副作用があることが特徴です．サラゾスルファピリジンは比較的早期の軽症〜中等症がよい適応であり，重篤な副作用も少ないので高齢者や合併症のある患者にも比較的安全に使用できます．ただし，頻度は少ないものの骨髄障害に注意します．また，発疹，掻痒感などの皮膚障害，消化器症状，肝障害は，服用開始 1 ヵ月以内に多くみられます．

　メトトレキサートは肝障害の頻度が高く，そのほかに AST，ALT 上昇頻度が高い薬剤として，イグラチモド（17 〜 19％），レフルノミド（10 〜 11％）にも注意が必要です．レフルノミドは蛋白結合率が 99％ と高く，腸肝循環があることから，血中半減期が 15 〜 16 日と長いのが特徴です．したがって，肝障害，間質性肺炎などの副作用発現時に薬を中止しても遷延するおそれがあるため，重篤な副作用出現時には，陰イオン交換樹脂であるコレスチラミンを投与して腸肝循環を阻害し，半減期を短縮します．タクロリムスの副作用には腎機能障害，消化器症状，耐糖能異常などがありますが，肝機能障害がないため，メトトレキサートで肝機能障害を認めた場合によい適応となります．

　メトトレキサートは 80 〜 90％ が腎排泄のため，特に高齢者など腎機能低下患者に使用する際は，脱水に注意します．

Key Point

・メトトレキサートは，妊婦には禁忌．

・妊活はメトトレキサート中止後，1 月経周期をあける．

・妊娠希望者には，サラゾスルファピリジン，タクロリムス，TNF 阻害薬が使用可能である．

　メトトレキサートは，乳汁移行性は低いと予想されるものの，催奇形性の報告があることから，妊娠前に中止し，中止後 1 月経周期をあけて妊活します[1]．一方，リスクベネフィットを勘案し，妊娠初期から通して使用可能なのは，サラゾスルファピリジン，タクロリムス，TNF 阻害薬です（表 5）．

　また，サラゾスルファピリジン，タクロリムス，bDMARDs，バイオシミラー製剤は，母乳栄養のメリットを考慮し授乳中も使用可能です．

表5 おもな DMARDs の妊婦への使用可否

	分類	一般名	妊婦への使用
(cs)DMARDs	免疫調節薬	ブシラミン	容認できる
		サラゾスルファピリジン	可能
		イグラチモド	使用しない
		アクタリット	容認できる
		オーラノフィン	容認できる
	免疫抑制薬	メトトレキサート	使用しない
		レフルノミド	使用しない
		タクロリムス	可能
		ミゾリビン	使用しない
(ts)DMARDs	JAK 阻害薬	トファシチニブ バリシチニブ ペフィシチニブ ウパダシチニブ	使用しない
(b)DMARDs	TNF 阻害薬	インフリキシマブ エタネルセプト アダリムマブ ゴリムマブ セルトリズマブペゴル	可能
	IL-6 阻害薬	トシリズマブ	容認できる
		サリルマブ	容認できる
	T 細胞選択的共刺激調節薬	アバタセプト	容認できる

使用しない：動物実験でリスクあり，ヒトでの経験がないか乏しい
可能：動物実験の（リスク問わず or リスクなし），ヒトでの疫学研究においてリスクなし
容認できる：動物実験でリスクなし，ヒトでの限られた報告でリスクなし or ヒトでの疫学研究はないが類薬でリスクなし or 上市後長い年月が経ち，明らかな有害事象の報告なし

B JAK 阻害薬（tsDMARDs）の違いがわかる！

表6 JAK 阻害薬の特徴

一般名	剤型	GE の有無	発売年	作用機序	用法	おもな代謝経路	相互作用のあるおもな薬剤	帯状疱疹発現率
トファシチニブ	錠	×	2013	JAK1,3 阻害	1 日 2 回	肝	CYP3A4 阻害薬 フルコナゾール グレープフルーツジュース CYP3A4 誘導薬	11.9%（427 例中）
バリシチニブ	錠	×	2017	JAK1,2 阻害	1 日 1 回	腎	プロベネシド	8.2%（514 例中）
ペフィシチニブ	錠	×	2019	JAK1,2,3,TYK2 阻害	1 日 1 回	肝	タクロリムス，ミダゾラム，ベラパミル併用注意[1]	12.9%（1,052 例中）
ウパダシチニブ	錠	×	2020	JAK1 阻害	1 日 1 回	肝	CYP3A4 阻害薬 CYP3A4 誘導薬	100 人あたり年 7.5 mg 群 7.8 人，15 mg 群 12.4 人[2]

1）日本リウマチ学会（編）：全例市販後調査のためのペフィシチニブ適正使用ガイド. < https://www.ryumachi-jp.com/publish/guide/guideline_peficitinib/ > （2021 年 5 月 11 日閲覧）
2）医薬品インタビューフォーム. 2020 年 11 月改定（第 3 版）

違いの着眼点 1　代謝経路の違いに着目しよう！

1 排泄経路の違い

Key Point

- バリシチニブは，腎機能に応じて用量調節が必要.

　　バリシチニブは腎臓から排出されるため，腎臓の機能が低下している場合には減量する必要があります. 腎臓の機能が高度に低下している場合には使用することができません. 患者にはシックデイ対策として，高度の脱水を引き起こす発熱，食欲低下，下痢時には，休薬するよう指導しましょう.

　　ペフィシチニブとウパダシチニブには腎機能障害のある場合での用量の制限はありませんが，重度の肝機能低下が認められる場合には使用できません.

2 排泄の違いによる相互作用の違い

Key Point

- トファシチニブとウパダシチニブは，CYP3A4 阻害薬および誘導薬との併用に注意.

　　トファシチニブとウパダシチニブは CYP3A4 でおもに代謝されるため CYP3A4 阻害薬や CYP3A4 誘導薬との併用に注意が必要です.

　　トファシチニブは，グレープフルーツジュースと一緒に服用すると作用が強くなる場合があるので，一緒に飲まないようにしましょう.

違いの着眼点 2　適応の違いに着目しよう！

Key Point

- トファシチニブには潰瘍性大腸炎の適応あり.

　　JAK 阻害薬の適応は既存治療で効果不十分な関節リウマチですが，トファシチニブだけは潰瘍性大腸炎などの治療に使われる場合もあります. 1 日用量は，関節リウマチで 10 mg ですが，潰瘍性大腸炎の導入では 20 mg を投与します. ステロイドや TNF 阻害薬の効果が不十分なときにも効果が期待されています.

C 生物学的製剤（bDMARDs）の違いがわかる！

表 7　生物学的製剤の特徴

分類	一般名	点滴	皮下	BS の有無	製剤名	MTX 併用	投与間隔	抗薬物抗体出現頻度（%）[1-3]
TNF 阻害薬	インフリキシマブ	○		○	キメラ型抗 TNFα モノクローナル抗体製剤	必須	4〜8 週ごと	25.3
	エタネルセプト		◎	○	TNF 受容体とヒト IgG-Fc の融合蛋白製剤	併用*	毎週	1.2
	アダリムマブ		◎	○	完全ヒト抗 TNFα モノクローナル抗体製剤		隔週	14.1
	ゴリムマブ		◎	×	完全ヒト抗 TNF-α モノクローナル抗体製剤		4 週ごと	3.8
	セルトリズマブペゴル		◎	×	PEG 化ヒト化抗 TNFα モノクローナル抗体製剤		2〜4 週ごと	6.9
IL-6 阻害薬	トシリズマブ	○	◎	×	ヒト化抗 IL-6 受容体モノクローナル抗体製剤	不要**	◎ 1〜2 週 ○ 4 週	0.7〜2.0
	サリルマブ		◎	×	完全ヒト型抗 IL-6 受容体モノクローナル抗体製剤		隔週	
IL-1 阻害薬	カナキヌマブ		○	×	遺伝子組み換えヒト IgG1 モノクローナル抗体製剤		4 週ごと	
T 細胞選択的共刺激調節薬	アバタセプト	○	◎	×	CTLA4 とヒト IgG-Fc の融合蛋白製剤		◎ 1 週 ○ 4 週	1.7

◎オートインジェクターあり

＊併用：必須ではないが併用のほうが効果高い，＊＊不要：原則不要だが併用も可能

BS：バイオシミラー

1) Thomas SS et al: Comparative immunogenicity of TNF inhibitors: impact on clinical efficacy and tolerability in the management of autoimmune diseases. a systematic review and meta-analysis. Bio Drugs **29** : 241-258, 2015

2) Iwahashi M et al: Efficacy, safety, pharmacokinetics and immunogenicity of abatacept administered subcutaneously or intravenously in Japanese patients with rheumatoid arthritis and inadequate response to methotrexate: a Phase II/III, randomized study. Mod Rheumatol **24** : 885-891, 2014

3) Burmester GR et al: Low immunogenicity of tocilizumab in patients with rheumatoid arthritis Ann Rheum Dis **76** : 1078-1085, . 2017

[日本リウマチ学会（編）：関節リウマチ診療ガイドライン 2020，診断と治療社，2021 を参考に作成]

違いの着眼点 1　投与方法の違いに着目しよう！

Key Point

- エタネルセプトは，週 1 回だが副作用の管理がしやすい．
- 通院がむずかしい場合には，4 週ごとゴリムマブがよい．

　生物学的製剤は csDMARDs に比べ，効果が早く骨破壊抑制作用が強力であることが利点です．生物学的製剤はすべて注射薬ですが，製剤によってその投与間隔に違いがあります．

　エタネルセプト（$t_{1/2}$ が 3〜4 日）のような，半減期が短いものは毎週投与が必要ですが，免疫抑制の程度を軽減する目的で投与間隔を調節しやすいのが利点で，副作用管理が

しやすく高齢者に使いやすい製剤となります.

　一方で，通院が難しい患者にはゴリムマブのような半減期が長く（$t_{1/2}$ が 12 ～ 13 日），投与間隔が 4 週ごとと長い注射剤や在宅自己注射の選択が望ましいでしょう．ボタンを押すだけで針先をみずに簡単に薬を注入できるようにしたオートインジェクター（自動注射器）など，手指の痛みや可動域の制限などで自己注射が困難な関節リウマチ患者にとって使いやすい形状の工夫や，補助具も多くあり，患者個々に応じた選択が可能です.

違いの着眼点 2　メトトレキサート併用の有無に着目しよう！

Key Point
- TNF 阻害薬はメトトレキサートと併用すると効果が高い．特にインフリキシマブはメトトレキサートが必須.
- IL-6 阻害薬やアバタセプトは，メトトレキサートの併用なしで効果を発揮する.

　TNF 阻害薬はメトトレキサートを併用することにより，単剤と比べてより高い治療効果が示されています[3]．特に，インフリキシマブはメトトレキサートが必須，アダリムマブは原則併用が推奨されます.

　注目すべきは，TNF 阻害薬がメトトレキサートの単剤治療に勝る効果を示せていない一方で，IL-6 阻害薬やアバタセプトが，メトトレキサート併用なしで効果を発揮する製剤であることです．そのため，たとえばメトトレキサートにより肝機能障害や消化器症状などの副作用が発現した場合など，メトトレキサートの内服が困難な症例で推奨されます.

　TNF 阻害薬とメトトレキサートの併用は，治療効果が向上するだけでなく副作用も軽減されます．特に，キメラ抗体に分類されるインフリキシマブはマウス由来の蛋白質を含むため，点滴時に重篤な infusion reaction（急性の過敏反応）および中和抗体（薬剤の活性を打ち消す抗製剤抗体）産生のリスクがありますが，メトトレキサートを併用することで中和抗体の出現率が低下し，効果減弱が抑制され，副作用の発現率を低下させます.

　インフリキシマブは infusion reaction だけでなく投与 3 日以上経過後の遅発性過敏症が現れることもあるので，患者には発疹，発熱，掻痒，顔面浮腫，頭痛などが発現したら受診するように説明しましょう．頻度はまれですが，トシリズマブも infusion reaction の報告があります.

違いの着眼点 3　二次無効に着目しよう！

Key Point
- インフリキシマブとアダリムマブは二次無効に注意が必要である.

　TNF 阻害薬の効果発現は，他の生物学的製剤と比べて速い傾向にあります．一方で，二次無効といって長期間使用していると抗薬物抗体を誘導し，効果が弱くなることがあります．システマティックレビューでは，TNF 阻害薬全体の抗薬物抗体出現頻度は 12.7% と高く[4]，特にインフリキシマブとアダリムマブには注意が必要です（表 7）.

違いの着眼点 4 バイオシミラー（BS）の有無に着目しよう！

Key Point

- インフリキシマブ，エタネルセプト，アダリムマブにはバイオシミラーがある．

　　生物学的製剤のように，遺伝子組換え技術や細胞培養技術を用いて製造された蛋白質を有効成分とする医薬品を「バイオ医薬品」といい，「遺伝子組換え医薬品」と呼ぶこともあります．

　　生物学的製剤は非常に高額で，健康保険適用の3割負担でおよそ2〜4万/月の自己負担となります．そのため，経済的な問題で治療の継続がむずしい場合がありますが，先行品である生物学的製剤（バイオ医薬品）をより安価なバイオシミラーに変更することで，薬剤費が軽減され治療が継続できるようになります．インフリキシマブ，エタネルセプト，アダリムマブにはバイオシミラーがあり（先行バイオ医薬品の43〜65％の薬価：2021年4月），医療費の負担を考慮すると，バイオシミラーの有無は薬剤選択の大きなポイントになります．

　　注意すべき点として，バイオシミラーは薬事申請上，新薬やジェネリック医薬品と異なる区分として分類されており，特別な規制要件があります（表8）．トレーサビリティ（副作用の追跡管理）が必要なことから，バイオ医薬品とバイオシミラーの混用（意味のない交互使用）は避けなければなりません（切り替えは規制がありません）．

服薬指導の会話例　医療費への不安に対応

患者

> 注射をはじめてから劇的によくなったのですが，いつまで続けるのですか？　経済的に不安です．

薬剤師

> 症状の改善が続けば減量する可能性はありますが，リウマチ治療の中止は症状の悪化につながるため推奨されていません．高額な薬なので，継続には不安がありますよね．バイオシミラーといわれる安価な薬や，医療費助成制度もありますので，継続できるよう一緒に考えましょう．

表8　ジェネリック医薬品とバイオシミラーの特徴

	ジェネリック医薬品	バイオシミラー（バイオ後続品）
共通の特徴	特許期間，再審査期間満了後に別の製薬会社が開発した医薬品	
製造	化学合成により製造	細胞培養技術を用いた製法
製品特性	低分子化合物（多くは分子量500以下）同一性を示すことが容易	高分子化合物（数千〜15万程度）アミノ酸配列が同じでも分子レベルでの同一性を示すことが困難
規制要件	先発医薬品と生物学的同等性が証明されれば，先発医薬品の安全性，有効性に基づき承認	先行バイオ医薬品と同等，同質の品質，安全性および有効性を示すことが必要，新薬と同様多くの試験が必要
一般的な薬価	先発品の60％	先発品の70％

［くすりの適正使用協議会（編）：これだけは知っておきたいバイオ医薬品 < https://www.rad-ar.or.jp/bio/pdf/whats_bio_pro.pdf >を参考に作成］

関節リウマチ患者にとって，生物学的製剤をいつまで使うかといった不安や経済的な負担は大きな問題です．服薬指導では，常にこれらのことを考え，患者に寄り添って支援をすることが必要になります．いつまで継続するかは，国の医療費の観点からも重大な問題であり，寛解導入後に生物学的製剤を休薬して「バイオフリー」とする試みが注目されています．厚生労働省の研究班もバイオフリー，ドラッグフリー寛解の可能性も視野に入れた目標を提言していますが，バイオフリーすなわち生物学的製剤中止を実現するためには，発症後，より早期に生物学的製剤を使って寛解を得ることが重要で，長期的には医療経済的にも有用であるといわれています．

　関節破壊は関節リウマチの発症1〜2年以内に急速に進行し，その後進行速度が遅くなることがわかっています．治療効果が最も期待できるこの期間（window of opportunity）に，ガイドラインに沿ってメトトレキサートや生物学的製剤などの標準治療を開始することが重要です．

違いの着眼点5　胎盤通過性に着目しよう！

Key Point

- **インフリキシマブ，アダリムマブは児への移行量が多い．**

　抗体製剤は，FcRnレセプター（neonatal Fc receptor）を介して胎盤を通過するため，Fc部位のある製剤は胎盤通過性が高いといえます．一方でFc領域をもたない**セルトリズマブペゴル**は胎盤透過性が低いことがわかっています[5]．一方で，Fc部位をもつインフリキシマブ，アダリムマブは胎盤通過性が高く，出生6ヵ月まで児の血中に検出されています．現時点では，妊娠末期にbDMARDsを使用した場合，いずれの製剤であっても，児への生ワクチンは生後6ヵ月後まで投与しないことが推奨されています[6]．

違いの着眼点6　感染症リスクの違いに着目しよう！

Key Point

- **アバタセプトは他剤と比べて感染リスクが低く，呼吸器合併症の患者に使いやすい．**

コラム　肺感染症の危険因子とは？

　DMARDs投与中の関節リウマチ患者の肺炎の危険因子として，高齢，既存肺疾患，ステロイド薬併用，Steinbrocker病期分類Ⅲ期以上などが指摘されています．特に，ステロイドはメトトレキサートや生物学的製剤より肺炎リスクが高いことから[A]，ステロイドは減量するようにし，可能な限り中止します．

　肺膿瘍の基礎疾患として最も多いのは歯周病であることから，生物学的製剤治療を開始する前に歯周病治療を先行することも重要でしょう．

文献

A) Wolfe F et al: Treatment for rheumatoid arthritis and the risk of hospitalization for pneumonia: associations with prednisone, disease-modifying antirheumatic drugs, and anti-tumor necrosis factor therapy. Arthritis Rheum **54** : 628-634, 2006

❶ 生物学的製剤と感染症のリスク

　生物学的製剤は，本来，生体防御に関わる免疫グロブリンを分子生物学的に改変した蛋白質です．そのため，化学合成された csDMARDs や NSAIDs でみられるような血液障害，肝機能障害，腎機能障害などの重篤な臓器障害はほとんど認められません．

　生物学的製剤の副作用のほとんどが感染症であり，感染症には特に注意して使用することが重要となります．

❶ 感染症リスクが低い薬剤

　感染症の発症が少ない薬剤として，アバタセプトがあげられます．他の生物学的製剤が炎症発生の下流でサイトカインを直接阻害するのに対し，アバタセプトはその上流でサイトカインを作り出す T 細胞への刺激を抑制する特徴的な作用機序の薬です．他剤と比べて感染リスクが低く，呼吸器合併症の患者や高齢者にも使いやすいでしょう．さらに，抗 CCP 抗体高値の患者に治療反応性が高いことが示され，アバタセプトは抗 CCP 抗体の観点からも選択されています[7]．デノスマブは，炎症を制御するのでなく破骨細胞形成を抑制することで関節破壊を抑制することから，国内臨床試験中に感染症の報告はありません．生物学的製剤同士の併用は感染症リスクが増加するため原則行いませんが，デノスマブは，生物学的製剤と併用しても免疫抑制に伴う有害事象の発生頻度は低いことが報告されています[8]．

❷ 感染症リスクが高い薬剤

　一方，アバタセプトに比べてエタネルセプト，インフリキシマブ，リツキシマブなどの

感染症を予防するには

　関節リウマチ患者はもともと免疫低下があり感染リスクが高いうえ，生物学的製剤の免疫抑制作用による感染増悪が問題となります．特に呼吸器感染症に注意が必要です．

　結核は，既感染者の再燃が多いため，治療開始前のスクリーニングが重要になります．潜在性結核感染症では，イソニアジド（原則として 300 mg/ 日，低体重者には 5 mg/kg/ 日）を生物学的製剤投与 3 週間前から開始し，生物学的製剤開始後 6 ヵ月間（関節リウマチ以外に，糖尿病や腎疾患などがある場合は 9 ヵ月間）継続投与します．

　生物学的製剤治療中のニューモシスチス肺炎予防を目的としたスルファメトキサゾール・トリメトプリム（ST）合剤投与は保険適用となっており，特に高齢者や既存肺病変，ステロイド併用などハイリスク患者で考慮されます．しかしながら，ST 合剤による副作用も懸念されることから具体的な適応と投与期間は示されていません．治療中は血清 β-D グルカンなどの慎重なモニタリングが必要です．

　服薬指導として，手洗い，うがい，マスク着用など感染症対策を指導し，生物学的製剤投与中における発熱，咳，呼吸困難がある場合は受診勧告を行います．

　DMARDs 全般において，HBs 抗体，HBc 抗体陽性の既感染では，再活性化による劇症肝炎のリスクがあることから，HBV-DNA を 1 〜 3 ヵ月ごとに測定します．HBV-DNA 量測定で検出感度以上なら核酸アナログ製剤を投与します．csDMARDs であるメトトレキサートも治療開始半年間の再活性化が多いことが明らかであり，メトトレキサート開始半年間は，月 1 回のモニタリングが推奨されます．

文献

A）日本呼吸器学会：生物学的製剤と呼吸器疾患診療の手引き，日本呼吸器学会，東京，2014

TNF 阻害薬は，感染症の発症が有意に高いことが報告されています．特に高齢，慢性肺疾患，DAS28-CRP，MTX>8 mg/ 週，プレドニゾロン使用量 10 mg/ 日は重症感染症のリスクとされているため[1]，これらの患者に対する使用は慎重に行う必要があります．IL-6 阻害薬は，どの薬剤もその作用機序から CRP や血沈値の上昇が起こりにくく発熱も潜在するため，感染症の発見が遅れることがあり注意が必要です．

[柴田ゆうか]

■文 献

1) 日本リウマチ学会（編）：関節リウマチ診療ガイドライン 2020，診断と治療社，東京，2021
2) 日本リウマチ学会 MTX 診療ガイドライン策定小委員会（編）関節リウマチ治療におけるメトトレキサート（MTX）診療ガイドライン 2016 年改訂版，羊土社，東京，2016
3) 日本リウマチ学会（編）：関節リウマチ（RA）に対する TNF 阻害薬使用の手引き．< https://www.ryumachi-jp.com/publish/guide/guideline_tnf/ >（2021 年 5 月 7 日閲覧）

半減期と術前休薬期間

　抗リウマチ薬を使用中の患者の周術期管理として，免疫抑制作用による術後創傷治癒遅延，手術部位感染（SSI）が懸念されます[A]．特に，TNF 阻害薬については各国のガイドラインで休薬期間に言及しており，米国で少なくとも 1 週間[B]，英国で半減期の 3 〜 5 倍の休薬[C] を推奨しています（表）．

　これらは，休薬による関節リウマチ増悪の懸念があるので，患者リスクに応じた判断が必要となります．TNF 阻害薬以外の DMARDs の周術期休薬に関するエビデンスは，ほとんどありません．

　整形外科手術でメトトレキサート 12 mg/ 週以下を継続しても，術後感染や創傷治癒に影響しないことから，休薬せず周術期継続します[D]．ただし，出血量が多い手術や，高齢者，腎機能低下患者などメトトレキサートによる副作用リスクが高い患者の周術期継続は，個別に検討が必要です．一方，整形外科以外の手術，およびメトトレキサート 12 mg/ 週を超える使用量に関する根拠はないことに注意します．ペニシラミンとブシラミンは，血小板減少などが手術患者で多かったことから，手術直後原則禁忌となっています．

表　各薬剤の半減期と各国のガイドラインを考慮した休薬期間の目安

分類	一般名	半減期	術前休薬期間の目安
TNF 阻害薬	インフリキシマブ	8 日	4 週
	エタネルセプト	3 〜 4 日	2 週
	アダリムマブ	11 〜 14 日	4 週
	ゴリムマブ	12 〜 13 日	4 週
	セルトリズマブペゴル	11 〜 13 日	4 週

文献

A) 日本リウマチ学会（編）：関節リウマチ（RA）に対する TNF 阻害薬使用の手引き．< https://www.ryumachi-jp.com/publish/guide/guideline_tnf/ >（2021 年 5 月 7 日閲覧）
B) Saag KG et al: American College of Rheumatology 2008 recommendations for the use of nonbiologic and biologic disease-modifying antirheumatic drugs in rheumatoid arthritis. Arthritis Rheum 59 : 762-784, 2008
C) Ding T et al: BSR and BHPR rheumatoid arthritis guidelines on safety of anti-TNF therapies. Rheumatology (Oxford) **49** : 2217-2219, 2010
D) 日本リウマチ学会（編）：関節リウマチ診療ガイドライン 2020，診断と治療，東京，2021

4） Thomas SS et al: Comparative immunogenicity of TNF inhibitors: impact on clinical efficacy and tolerability in the management of autoimmune diseases. a systematic review and meta-analysis. Bio Drugs **29**：241-258, 2015

5） 伊藤　聡：RA 診療における Women of Child-Bearing Age 患者の治療．臨リウマチ **31**：7-14, 2019

6） Mahadevan U et al：Placental transfer of anti-tumor necrosis factor agents in pregnant patients with inflammatory bowel disease. Clin Gastroenenterol Hepatol **11**：286-292, 2013

7） 吉田雄介ほか：生物学的製剤の作用機序，臨床的特徴とその使い分け．リウマチ科 **59**：567-573, 2018

8） Lau AN et al：Occurrence of serious infection in patients with rheumatoid arthritis treated with biologics and denosumab observed in a clinical setting. J Rheumatol **45**：170-176, 2018

不活化ワクチンは接種可，弱毒化生ワクチンは接種不可

　関節リウマチ患者の免疫抑制療法中の感染予防を目的として，国内外の学会からワクチン接種に関する推奨 1 が公表され，ワクチン接種の重要性が認識されています．有害事象は健常人と大きな違いはないことから，ワクチン接種の有効性が低下する可能性を考慮しても，特に，呼吸器感染症予防を目的としてインフルエンザワクチンは可能な限り接種すべきであり，かつ 65 歳以上の高齢者の肺炎球菌ワクチン接種が推奨されています．アダリムマブやトシリズマブでは，ワクチン効果に影響を与えず，感染防御に必要な抗体価がほぼ得られることが報告されています．一方，メトトレキサートは，インフルエンザワクチン投与前 2 週間の中止で抗体価が得られやすいことが報告されています [A]．

　不活化ワクチン（インフルエンザ，肺炎球菌，B 型肝炎，日本脳炎，百日咳，狂犬病など）は接種可能ですが，弱毒化生ワクチン［帯状疱疹（水痘），麻疹，風疹，おたふくかぜ，BCG など］は接種禁忌であるため，ワクチンの種類を確認する必要があります．日本リウマチ学会の「関節リウマチ（RA）に対する TNF 阻害薬使用の手引き」では，すでに TNF 阻害薬を投与している場合，生ワクチンは TNF 阻害薬を投与中止して 3～6 ヵ月後に投与することが推奨されています．

　また，帯状疱疹は，関節リウマチ自体が発症のリスクとなることがわかっています．そのため免疫抑制治療をすることで発症しやすくなることが懸念されますが，これまでの帯状疱疹ワクチンは生ワクチンのみであったのが，新たに不活化ワクチンが発売され，関節リウマチ患者への有用性が期待されています．

文献

A） Park JK et al: Impact of temporary methotrexate discontinuation for 2 weeks on immunogenicity of seasonal influenza vaccination in patients with rheumatoid arthritis: a randomised clinical trial. Ann Rheum Dis **77**：898-904, 2018

索　引

事 項 索 引

薬剤索引

新・違いがわかる！ 同種・同効薬（上巻）

2021 年 7 月 15 日　第 1 版第 1 刷発行	編集者　黒山政一，大谷道輝
2022 年 4 月 30 日　第 1 版第 2 刷発行	発行者　小立健太
2024 年 5 月 25 日　第 1 版第 3 刷発行	発行所　株式会社 南 江 堂

〒113-8410　東京都文京区本郷三丁目 42 番 6 号
☎（出版）03-3811-7236　（営業）03-3811-7239
ホームページ https://www.nankodo.co.jp/

印刷・製本　横山印刷
装丁　渡邊真介

New Edition : Differences of Drugs between the Same Indications ; a practical guide, volume 1
© Nankodo Co., Ltd., 2021